地方性砷中毒病区砷暴露和健康效应研究

杨林生 韦炳干 李海蓉 等 著

U0200357

科学出版社

北京

内 容 简 介

本书是基于国家自然科学基金委员会、科学技术部、地方政府、企业和国际合作等项目研究成果,结合团队多年地方性砷中毒相关研究成果总结而成的。全书分为绪论、上篇饮水型地方性砷中毒研究和下篇燃煤型地方性砷中毒研究。绪论概述了砷的性质、毒性、健康危害和地方性砷中毒的分布与环境特征等;上篇和下篇分别介绍了饮水型和燃煤型地方性砷中毒病区环境砷的分布与变化、砷从环境到人体的转化、人体砷暴露评估、人体砷甲基化能力、砷中毒流行规律、砷中毒病区血压与女性健康流行病学研究、砷暴露对生殖发育的影响机制、砷中毒对水质改善的响应、地方性砷中毒防治措施及其效果等。

本书可供环境科学、资源科学、环境毒理、流行病学、疾病预防控制部门等科技工作人员参考,也可作为高等院校、科研院所的师生和科研人员开展环境与健康研究的参考书。

图书在版编目(CIP)数据

地方性砷中毒病区砷暴露和健康效应研究/杨林生等著. —北京:科学出版社,2020.3

ISBN 978-7-03-064223-3

Ⅰ.①地⋯ Ⅱ.①杨⋯ Ⅲ.①地方病–砷中毒–防治 Ⅳ.①R595.9 ②R599.9

中国版本图书馆 CIP 数据核字(2020)第 005889 号

责任编辑:李 敏 杨逢渤 / 责任校对:樊雅琼
责任印制:吴兆东 / 封面设计:无极书装

科 学 出 版 社 出版
北京东黄城根北街 16 号
邮政编码:100717
http://www.sciencep.com

北京中石油彩色印刷有限责任公司 印刷
科学出版社发行 各地新华书店经销
*
2020 年 3 月第 一 版 开本:720×1000 B5
2020 年 3 月第一次印刷 印张:20 1/4
字数:410 000
定价:268.00 元
(如有印装质量问题,我社负责调换)

本书著者名单 （以姓氏汉语拼音为序）

第 1 章　夏雅娟　杨林生
第 2 章　侯少范　李海蓉
第 3 章　孔　畅　韦炳干
第 4 章　高健伟
第 5 章　柴园庆
第 6 章　韦炳干　杨卫红
第 7 章　崔　娜　郭宏宇　郭志伟　韩晓红　武克恭　夏雅娟
第 8 章　侯少范　韦炳干　杨林生
第 9 章　虞江萍
第 10 章　李海蓉
第 11 章　高健伟
第 12 章　唐　磊
第 13 章　虞江萍
第 14 章　韦炳干　杨林生

自　序

"生者名砒黄，鍊者名砒霜"（李时珍《本草纲目·石三·砒石》）。砒黄即雄黄（As_2S_2），雄黄和雌黄（As_2S_3）是自然界中砷的主要原生矿物，经炼烧生成三氧化二砷，即砒霜。早在公元前 3 世纪，我国的善本书——《五十二病方》中就有雄黄的记载，《神农本草经》中除记述雄黄的药用价值外，还增加了雌黄的记载。中国传统医学认为雄黄具有解毒杀虫、燥湿祛痰、截疟等功效，常用于防治痈肿疔疮、蛇虫咬伤等。因此，饮用或外涂雄黄酒是很多地方端午节的重要习俗，有"饮了雄黄酒，百病都远走"的说法。雄黄或雌黄还是古代炼丹的重要金石药物或原料，通过"五金八石三黄"（"三黄"指硫黄、雄黄、雌黄）炼制的丹药，成为无数宫廷贵族和文人名士追求益寿延年的灵丹妙药。无论是雄黄、雌黄、砒霜还是砷的其他化合物，都有毒性，关于砷化物的毒性也早有记载。《淮南万毕术》一书中就有"夜烧雄黄，水虫成列"的记载。砷化物毒性的大小与砷的形态有关，其危害程度与暴露途径和摄入剂量有关。砒霜是一种烈性剧毒物质，有"毒物之王"之称。围绕它发生的各种谋杀、自杀或误食事件，演绎出无数凄婉的历史故事。据统计，1837～1838 年整个英格兰和威尔士砷中毒导致的自杀或他杀案件数量仅次于鸦片，居第二位；在 1885 年的法国，约 1/3 的犯罪性中毒都与砷有关。

现代科学发现砷广泛存在于自然界的水、土、气和食物中，并且还被用于合金冶炼、杀虫剂、医药、陶瓷颜料、木材处理、玻璃工业、半导体等产业中，但砷不是人类或其他生命体的必需元素。因此，在自然环境或人为污染下，高浓度的砷通过食物链进入人体，引起急、慢性中毒。尽管人类很久以前就对砷的急性中毒有较深入的了解，但对慢性砷中毒的认识只有几十年的历史。慢性砷中毒临床上以皮肤损伤为特征，但慢性砷中毒是全身性疾病，对末梢神经系统、消化系统、心脑血管系统等都有影响，且具有远期致癌、致畸和致突变的作用，是国际癌症研究机构（IARC）最早确认的一类致癌物质。自然成因导致的地方性砷中毒按暴露途径可分为两种：一种为燃煤型，主要发生在我国贵州、陕西等地；另一种为饮水型，分布在印度、孟加拉国、智利、匈牙利和中国等 20 多个国家或地区，病区人口 1.5 亿，其分布之广、病情之重，堪称全球最大的环境健康灾难。

自 20 世纪 80 年代，在新疆发现了饮水型地方性砷中毒病区后，90 年代初相继在新疆、内蒙古、宁夏、山西和吉林等多个地区发现地方性砷中毒的大范围流行现象，病区人口 1000 多万，引起了中央的高度重视。在 1992 年，中央把地方性砷中毒纳入国家地方病防治管理体系，相关研究和防治工作在国家到地方的不同机构和部门逐步展开。1994 年，我国将地方性砷中毒的控制列入《中国二十一世纪议程》。"九五"期间即开始在已发现的砷中毒病区实施改水工程。"十五"期间，我国政府投入 2 亿元国债资金进行降砷改水、改灶，在全国范围开展了砷中毒调查和流行病研究工作，基本弄清了砷中毒的分布范围和危害程度。2004 年，国务院批准实施《全国重点地方病防治规划（2004—2010 年）》，目标是到 2010 年所有饮水型地方性砷中毒病区村完成改水，所有燃煤型地方性砷中毒病区完成改炉改灶。《全国农村饮水安全工程"十一五"规划》《全国农村饮水安全工程"十二五"规划》《全国地方病防治"十二五"规划》的实施，基本上解决了包括地方性砷中毒在内的全国地方病危害区的饮水安全问题，取得举世瞩目的成就。《"十三五"全国地方病防治规划》等进一步强调了地方性砷中毒病区饮水安全的提质增效和病区的改灶工作。2018 年印发的《地方病防治专项三年攻坚行动方案（2018—2020 年）》明确要求砷中毒防治目标与脱贫攻坚任务同步完成。

应国家及内蒙古等疾控部门的邀请，作者课题组自 1990 年开始，在中国科学院、科学技术部（以下简称科技部）、国家自然科学基金委员会和各级疾控部门的支持下，投身于地方性砷中毒防治研究中。本书是由作者课题组近 30 年成果汇聚而成。近 30 年来，作者课题组在地方性砷中毒病区的地理环境特征和流行规律研究，病区人口特征及不同人群环境砷暴露评估，砷中毒导致皮肤损伤规律研究，人体中砷含量、分布、代谢和累积研究，砷中毒干预效果和饮水安全工程的预防效果评估等方面，形成了一整套理论和应用体系，为我国地方性砷中毒控制提供了重要的科学支撑。

30 年，半个甲子，自己已从弱冠之年的学子，经历了博士毕业和多次晋职，成为年过半百的学者。忘不了初识地方性砷中毒患者皮肤病变的那份触目惊心，也目睹了病区患者因病致残、几乎丧失劳动力的那份艰辛，更与国家和历史共同见证了病区砷中毒控制与消除的巨大成效。饮水思源，病区社会经济的巨大变革助力了一个学者的成长，解除病区群众的疾患和贫困更应是学者持久的研究动力。

　　黄河河套地区是地方性砷中毒危害最严重的地区，也是作者课题组工作的重点地区。本书付印之际，"黄河流域生态保护和高质量发展"的号角已经吹响，"解决好人民群众饮水安全问题"已经在习近平总书记的运帷之中。可以预期，在不久的将来，病区人民将与黄河流域所有人民群众一道，迈向全民健康的新时代。

　　黄河清有日，白发黑无缘。愿新一代的地理工作者迎接这个健康、环境与发展更加和谐的新时代。

杨林生

2019 年 11 月于北京

前　言

地方性砷中毒是环境砷中毒最主要的类型，其典型特征是具有明显的地方性，病区的形成具有一定的地质、自然地理环境、水文地质条件和社会经济背景。地质背景是形成病区砷污染的物质基础，自然地理环境、水文地质条件是砷在环境中迁移、转化进入人体的暴露途径，社会经济状况则影响砷的摄入和健康危害程度。此外，不同人群砷中毒的病情还与砷在人体中的代谢和甲基化能力有关。虽然在理论上可以将地方性砷中毒发生、流行区分为以上几个基本环节，但在病区形成过程中，这些因素又是相互联系的统一的生态环境–人文因素系统，不同类型的病区有其独自的特点。

饮水型地方性砷暴露是全球最大的环境健康灾难，威胁数以亿计人口的健康。我国地方性砷中毒在 20 世纪 60 年代始见于台湾，80 年代后陆续在新疆、内蒙古、山西、宁夏、辽宁、吉林、青海等地发现也有饮水型地方性砷中毒流行。在贵州和陕西南部一些山区、半山区丘陵地带，因夏秋季阴雨连绵、冬季寒冷，历史上形成了用当地所产煤烘烤粮食、蔬菜（辣椒）及取暖的习惯，又因所用燃煤中砷含量过高，粮食、辣椒在高砷煤烘烤过程中被砷严重污染，加之室内空气、飘尘砷超标从而引起砷中毒。这一类型砷中毒被称为燃煤型砷中毒，为世界其他地区所罕见。

面对我国严峻的地方性砷中毒病情，中央和地方政府高度重视地方性砷中毒的防治工作。中国政府将地方性砷中毒纳入了国家"十五"期间重点防治疾病，投入了 2 亿元国债资金进行降砷改水、改灶，同时还投入了为数不少的经费进行了病情调查和科学研究，取得了显著成就。2004 ~ 2015 年，国务院先后批准实施《全国重点地方病防治规划（2004—2010 年）》《2005—2006 年农村饮水安全应急工程规划》《全国农村饮水安全工程"十一五"规划》《全国农村饮水安全工程"十二五"规划》等，将所有饮水型砷中毒病区纳入饮水安全计划，完成改水工程，同时针对燃煤型砷中毒开展了改炉改灶和封禁高砷燃煤的措施。2018 年 11 月，国家卫生健康委员会等 10 部门联合印发了《地方病防治专项三年攻坚行动方案（2018—2020 年）》，要求基本消除燃煤型砷中毒，有效控制饮水型砷中毒，防治目标与脱贫攻坚任务同步完成。但是砷暴露的健康危害是终身的，砷中毒对环境改善的响应仍需持续研究，且病区人群仍面临较高的砷暴露风险。

面向国家重大需求，自20世纪90年代开始，中国科学院地理科学与资源研究所和内蒙古自治区综合疾病预防控制中心地方病与慢性非传染性疾病预防控制研究所组成联合课题组，在国家自然科学基金委员会、中国科学院、科技部、地方政府、企业和国际合作项目等的支持下，开展了长达近30年的地方性砷中毒合作研究。研究内容包括病区环境砷含量与分布、砷从环境到人体的转化规律、人体砷暴露途径与暴露量评估、人体砷甲基化能力特征及其影响机制、砷中毒流行规律及其对环境砷暴露和砷从环境到人体转化过程的响应、砷中毒病区高血压和女性健康流行病学特征、砷暴露对生殖发育的影响机制、人体砷甲基化和砷中毒对水质改善的响应规律、补硒对砷中毒的治疗作用、改灶固砷对燃煤型地方性砷中毒的防治作用等。本书是这些研究成果的系统总结。

全书分为上篇和下篇两部分，上篇为饮水型地方性砷中毒研究，下篇为燃煤型地方性砷中毒研究。第1章为绪论，介绍了砷的性质和健康危害、环境砷的分布特征、人体对环境砷的暴露途径、慢性砷中毒及致病机理，以及地方性砷中毒的分布。第2章到第8章为饮水型地方性砷中毒研究，第2章介绍了饮水型地方性砷中毒的地理分布特征、病区的环境特征和成因；第3章评估了饮水型地方性砷中毒典型病区的人体对环境砷的暴露途径和暴露量；第4章分析了人体对砷暴露的生物标志物和人体对砷的甲基化能力；第5章阐明了饮水型地方性砷中毒皮肤损伤的流行特征及其影响因素；第6章阐述了饮水型地方性砷中毒病区人群对高血压和女性健康的流行病学研究成果；第7章介绍了慢性砷暴露对生殖发育影响试验研究成果；第8章揭示了人体对砷的甲基化能力和砷中毒对水质改善的响应过程，以及补硒对砷中毒治疗的作用。第9章到第13章为燃煤型地方性砷中毒研究，第9章介绍了燃煤型地方性砷中毒的地理分布、病区的环境特征和成因；第10章阐明了燃煤型地方性砷中毒病区环境砷的分布、人体对砷的暴露途径和暴露评估；第11章揭示了燃煤型地方性砷中毒病区人群的人体砷蓄积、人体砷的代谢规律；第12章分析了燃煤型地方性砷中毒皮肤损伤的流行规律及其影响机制；第13章阐述了燃煤型地方性砷中毒的防治研究。第14章则展望了地方性砷中毒研究。

本书由杨林生、韦炳干统稿、审校与定稿，书中各章作者见著者名单。

衷心感谢本书涉及的研究项目所得到的国家自然科学基金委员会（41230749、41601559）、中国科学院、科技部、地方政府、企业和国际合作项目等的资助；感谢项目研究过程中内蒙古自治区综合疾病预防控制中心，以及五原县、杭锦后旗、呼和浩特、托克托县等多个地方疾病预防控制中心和陕西省地方病研究所工作人员提供的支持与帮助；感谢中国科学院地理科学与资源研究所环境地理与人类健康课题组所有成员，尤其是谭见安研究员和王五一研究员的大力支持与指导；最后，感谢本书撰写过程中给予支持和指导的所有人员。

　　由于环境中砷的时空变化是一个极其复杂的过程，其暴露和健康效应受多种因素的影响，上述很多研究尚需进一步深化。同时，本书在总结与归纳研究成果时难免会有不周的地方，敬请读者指正。

著者

2019 年 7 月

目　　录

下篇　燃煤型地方性砷中毒研究

第1章　绪　论

1.1　砷的性质和健康危害

砷（arsenic, As）是自然界存在的类金属元素，原子序数为33，原子量为74.92。砷的化学性质较复杂，主要以化合物（包括三价砷和五价砷化合物）的形式广泛分布于自然界的岩石、土壤和水环境中。环境中的砷在自然和人为的影响下，可通过食物链、饮水、呼吸和皮肤接触等多种途径进入人体，对人体健康构成威胁。环境砷暴露引起的慢性砷中毒是世界性公共卫生问题之一。据估计，全球约有2亿人面临饮水型地方性砷中毒的威胁，而我国高砷饮水的暴露人群有接近300万。我国饮水型地方性砷中毒区域主要包括山西、内蒙古、新疆、宁夏、吉林、四川、安徽、青海、黑龙江、河南、山东、北京、台湾等多个省（自治区、直辖市）。

1.1.1　砷的毒性

砷是一种原浆毒素，对人体健康的危害是全身性的，接触过量的砷可导致皮肤、心肌、呼吸、消化、神经、生殖、造血及免疫等系统有不同程度的损伤。砷对人体的损害作用从胎儿时期就已经开始，影响儿童的生长发育，增加成年以后患砷相关疾病的风险。癌变是慢性砷中毒最严重的危害，砷是国际癌症研究机构（IARC）确认的一类致癌物质。流行病调查显示，长期接触砷与皮肤癌、肺癌的发生有明确的因果关系，而且与肝癌、膀胱癌和肾癌等多种癌症的发生密切相关。此外，砷化合物是一类环境雌激素物质，可影响内分泌系统、神经系统和生殖系统等并引发这些器官的肿瘤（Tchounwou et al., 2019）。终止砷暴露多年以后，砷中毒患者中仍有癌症发生，表明砷暴露引起的健康效应具有潜伏期长的特征。

三氧化二砷（As_2O_3），俗称砒霜，是人们熟知的剧毒物质，在古代和近代被普遍使用，其中毒剂量是10~50 mg，致死量是60 mg，被称为毒物之王。《地方性砷中毒诊断》（WS/T 211—2015）中将尿中总砷的含量明显高于当地非病区正常值作为诊断的参考指标之一。人体尿液中除无机砷 [As^{3+}(AsO_3^{3-}) 和 As^{5+} (AsO_4^{3-})] 之外，还存在有机形态的砷化合物，如一甲基砷酸 [monomethylarsonic acid, MMA, $CH_3AsO(OH)_2$]、二甲基砷酸 [dimethylarsinic acid, DMA, $(CH_3)_2AsO(OH)$] 和砷甜菜碱 [arsenobetaine, AsB, $CH_3As^+CH_2COO^-$] 等。尿中无机砷占 10%~30%，MMA 占 10%~20%，DMA 占 60%~80% (Hopenhayn-Rich et al., 1996a)，甲基砷是主要的砷代谢产物。

砷的毒性与其存在的化学形态密切相关，无机砷在众多形态砷的化合物中毒性最强，有机砷的毒性相对较低。例如，MMA 和 DMA 的毒性仅为无机砷的1/400。无机砷是公认的强致癌物质，而 MMA 和 DMA 是潜在的致癌物 (NRC, 1999)。此外，有机砷中的 AsB 和砷胆碱 [arsenocholine, AsC, $(CH_3)_3As^+CH_2CH_2OHX^-$] 是无毒的。由于甲基砷的毒性远远小于无机砷，因此生物体对砷的甲基化过程被认为是生物体自身的解毒过程 (Gebel, 2002)。但是，近年的研究认为无机砷的代谢产物甲基亚砷酸 [MMA^3, $CH_3As(OH)_2$] 对真菌和细菌的毒性远强于无机砷，砷甲基化过程中的许多代谢产物或中间代谢产物存在负面的生物学效应，其中 MMA^3 和二甲基亚砷酸 [DMA^3, $(CH_3)_2As(OH)$] 的细胞毒性和生殖毒性极强，甚至超过了三价无机砷 (iAs^3, arsenite) (Kligerman et al., 2003)。

砷毒性的高低还与其水溶性和原子价数的大小有关。元素砷和砷的硫化物由于不溶于水或者难溶于水，毒性极小。三价砷（包括无机砷和有机砷）的毒性要强于五价砷，三氧化二砷属于三价化合物，且易溶于水，所以毒性最大。砷的毒性还与其在体内排泄的速度有关，排泄越慢的砷化合物的毒性越大。三价砷化合物能与人体内蛋白质中的巯基作用，故其毒性大；而五价砷化合物与巯基的结合力较弱，故其毒性较小。在无机砷中，iAs^3 的毒性比 iAs^5 (arsenate) 的强，这与细胞对两者的吸收速率不同有关，对前者的吸收速率是后者的 4 倍。在相同浓度下，iAs^3 在不同细胞中蓄积的速度都高于 iAs^5。有机砷 MMA^3 和 DMA^3 的毒性要远远强于相对应的五价有机砷。基于砷的不同形态对小鼠的半致死剂量确定了砷化合物的毒性顺序，依次为：$H_3As > iAs^3 > MMA^3 > DMA^3 > iAs^5 > MMA^5 > DMA^5 > TMAO$（三甲基砷氧化物）$ > AsC > AsB$ (Vega et al., 2001)。

慢性砷中毒具有明确的临床特征，以着色、脱色和角化为特征的皮肤损伤是慢性砷中毒特有的临床症状（侯少范等，1999），皮肤损伤可能是砷暴露引起皮肤癌变的先兆。砷能够诱导黑色素细胞凋亡，使黑色素水平降低，这可能与皮肤色素脱失有关。饮用高砷水后身体躯干出现色素沉着（色沉）、掌趾部角化过度和癌变的最小年龄分别为 3 岁、4 岁和 24 岁。鲍恩病（Bowen disease）的潜伏期可达 10 年，侵袭性皮肤癌出现在砷暴露 20 年后。砷暴露通常先出现色素异常，后出现角化，且皮肤损伤具有地区差异性，但多数调查证实地方性砷中毒最早的皮肤损伤为掌趾部过度角化。杨林生和武克恭（2000）对内蒙古巴音毛道农场311 例慢性砷中毒患者的研究发现，皮肤角化人数最多，单体征以角化为主，双体征以角化与其他体征为主，说明皮肤损伤从角化开始，随着体内砷蓄积水平的提高先后出现脱色和着色。皮肤损伤是慢性砷中毒最突出的临床症状，指示砷中毒已经发生并有可能发展成皮肤癌，因此被作为砷中毒的主要诊断标准（WS/T 211—2015）。

砷暴露水平与皮肤损伤存在剂量-效应关系，皮肤损伤病情和患病率随着砷暴露剂量的升高逐渐加重。饮用水砷浓度>50 μg/L 是公认的危险水平，随着水中砷暴露浓度升高，发生皮肤损伤的危险增大。为了降低饮用水中砷的健康风险，世界各国都趋于制定更加严格的水砷标准。世界卫生组织（WHO）将饮用水中砷浓度的推荐值由 50 μg/L 降至 10 μg/L。我国也于 2007 年 7 月 1 日实施了新的水质标准，生活饮用水中允许砷含量的上限从 50 μg/L 调整为 10 μg/L，但对农村小型集中和分散式供水中砷的标准依然采用 50 μg/L（GB 5749—2006）。近年的一些研究指出<50 μg/L 的水砷暴露也会对皮肤造成损害。例如，孟加拉国暴露于 10 μg/L 含量的饮水砷人群皮肤损伤发生的危险程度是非暴露人群的1.22 倍，即< 10 μg/L 含量的饮水砷暴露也存在砷中毒风险（Ahsan et al.，2006）。

1.1.2　砷的赋存形态与生物有效性

砷的毒性作用与其生物有效性、摄入途径等因素有关。砷进入人体后并非完全被吸收，而被人体吸收的部分可对人体产生毒害作用，称为有效暴露剂量。人体摄入砷的途径主要有消化系统、呼吸系统和皮肤接触，消化系统和呼吸系统对砷吸收率的差异可能很大。环境中的砷可以溶解于水中，也可以固态微粒悬浮在空气中。空气中的砷化合物不溶或难溶，不容易被呼吸道吸收，较大的颗粒多在上呼吸道被阻留而难以到达肺泡，进入肺泡的气溶胶态砷也只能被部分吸收，其余随呼吸运动变成废气排出。因此，砷在呼吸道被吸收的情况可能不如消化道。经消化道进入人体的砷，一部分直接经粪便排泄可能减少了砷的有效暴露。不同暴露途径下砷作用于人体的器官不同，砷的毒性也有所差异。美国国家环境保护局（EPA）在对砷暴露进行健康风险评价时，对于无机砷的致癌风险和非癌症健康风险，都将摄入和吸入两种途径的暴露风险分开评价。无机砷是 IARC 于 2004 年确认的第一种既可以通过消化道摄入也可以通过呼吸道吸入途径引发人类肺癌的致癌物。穿过消化系统黏膜和经过呼吸系统进入人体是两种截然不同的砷毒性作用途径，因此饮水中砷的致肺癌风险低于直接吸入砷的致癌风险。然而，两种砷暴露途径下，尿砷浓度和肺癌风险之间的剂量-效应关系的致癌斜率相似，即砷致肺癌风险可能只与人体接触砷的剂量有关，而与无机砷进入人体的途径无关。因此，砷进入人体的途径是否是砷毒性作用后果的决定因素尚无定论。

环境介质中砷化合物的赋存形态和生物有效性与砷的健康效应密切相关。水体、空气和食物都是环境砷进入人体的传输介质。砷元素在生态环境中的毒性效应不仅与总砷含量有关，还受砷赋存形态的影响。自然界存在 20 多种形态的砷化合物，其毒性具有显著差异。一般三价砷的毒性比五价砷强，无机砷的毒性比有机砷强。以砷化合物的半致死量（LD_{50}，mg/kg）计，其毒性依次为：iAs^3（14）$>iAs^5$（20）$>$ MMA^5（200～1800）$>$ DMA^5（200～2600）$>$ AsC（>6500）$>$ AsB（>10 000）。因此，目前对环境中砷元素的测定已从"总量"转向"形态"。地下水中的砷形态以无机砷（iAs^3和iAs^5）为主，台湾地方性砷中毒的乌脚病地区地下水砷以iAs^3为主。饮用水中砷的形态组成可能与砷中毒的流行和癌症的高发有关。

食物链是环境砷进入人体的重要途径，这被国内外学者广泛关注。海藻是砷含量最高的水产品之一，主要以砷糖、AsB 和 AsC 等形式存在，一般认为是无毒的。与蔬菜和玉米等谷物相比，大米对砷的富集能力更强，通过食用大米摄入砷导致的健康风险是近年来的一个研究热点。大米中的无机砷含量占总砷的比例为10%～90%，平均为 50%。由于iAs^3具有很强的致癌毒性，通过食用大米的摄砷量及其引起的健康风险不容忽视。

人体通过饮食途径对砷的暴露量评估主要是基于食物原材料中的砷浓度，但是原材料在储存、清洗、去皮、烹饪等过程中，其砷含量及砷的形态可能发生了变化，可降低砷暴露量及其健康风险评估结果的准确性。用未受污染的水煮蔬菜，可以降低蔬菜中砷的含量，而用高砷水烹饪蔬菜（特别是大蒜），其总砷含量显著增加，用高砷水烹饪的大米饭中的砷含量显著提高，这可能是因为大米螯合了水中的砷。此外，食物在被烹饪过程中温度升高，也可能导致砷的形态发生改变。

1.1.3　砷的健康危害

砷对人体具有多种健康危害，美国国家环境保护局将无机砷及其化合物列为1 号毒素，而 IARC 则把砷列为Ⅰ类致癌物质。饮水无机砷摄入可引起膀胱癌、肺癌、皮肤癌、肾癌和肝癌等人体多部位癌症。另外，砷暴露可引起心脑血管疾病、呼吸系统疾病、神经系统疾病和消化系统疾病等。近年的研究日益关注低剂量的环境砷暴露引起的多种疾病和健康危害，低剂量的砷暴露具有生殖和发育毒性已得到证实。

　　砷中毒的主要临床症状为皮肤损伤，慢性砷中毒的临床危害见表1-1。孟加拉国病区7000患者中，93.5%的患者发生皮肤黑变，68.3%的患者发生角化，37.6%的患者皮肤过度角化，39.1%的患者皮肤脱色；约0.8%的患者发生癌变，3.1%的患者发生光角膜炎和鲍恩病（Karim，2000）。

表1-1　慢性砷中毒的临床危害 ［由Piamphongsant（1999）的报道简化］

1. 皮肤和黏膜	3. 中枢和末梢神经系统
（1）非特异性损伤：湿疹性接触性皮炎、结膜炎、鼻黏膜炎、鼻隔膜穿孔等	智力下降、末梢神经炎、感官神经疾病
	4. 血液异常
（2）特异性损伤：花肚皮、非膜质斑状亚黑色素、掌部色沉、角化、皮肤脱色	贫血、嗜碱性毒性颗粒
	5. 混杂疾病
2. 循环系统	消化系统疾病、脑病、肝肿大和硬化
手指苍白或有雷诺现象（Raynaud phenomenon）乌脚病	6. 其他癌症
	肝血管肉瘤、肺癌、肠癌、胃癌、神经癌、肾癌、骨癌、肝癌、膀胱癌等

1. 皮肤损伤

　　皮肤损伤是发现最早、研究最多的危害之一，目前已被世界各国列入各类慢性砷中毒的诊断标准中。皮肤损伤包括皮肤角化、皮肤脱色、皮肤色素沉着和鲍恩病，是砷中毒最常见的症状和体征。世界多个国家包括中国、孟加拉国、越南、智利、阿根廷等的研究均证实了饮水砷暴露可引起皮肤损伤，而中国台湾的饮水砷中毒体征则以乌脚病为主要症状。皮肤损伤的患病率与饮水砷含量、人体对砷的甲基化能力，以及个体的年龄和性别等因素密切相关。

　　砷暴露可引起皮肤色素沉着和（或）脱失、掌趾部皮肤角化和皮肤癌变，砷中毒症状除了皮肤色素沉着、掌趾部皮肤角化，还表现为末梢血管溃烂、坏死，尤其发生在脚部，又称乌脚病，失活、坏死、发黑的皮肤可部分自行脱落，或需手术切除，现已知多发生在我国台湾砷中毒地区。流行病学调查结果显示，砷暴露水平与皮肤损伤存在剂量–效应关系，随着砷暴露浓度的升高，人体皮肤损伤病情基本上逐渐加重（表1-2和表1-3）。皮肤癌患病率也随着水砷暴露时间和浓度的增加而升高，在水砷暴露浓度为0 μg/L、10~700 μg/L和710~1100 μg/L时，皮肤癌的患病率分别为0.9%、5.2%和8.6%（Hsueh et al.，1997）。50 μg/L的慢性饮用水砷暴露使人一生皮肤癌的患病率增加3‰~4‰（Brown et al.，1997）。

表1-2　孟加拉国皮肤损伤与水砷暴露的关系（标准化发病率）［由 Tondel 等（1999）简化］

性别	水砷浓度/（μg/L）					
	0 ~ 150	151 ~ 350	351 ~ 550	551 ~ 1000	>1000	合计
男	18.6	21.9	32.9	36.8	37.0	30.1
女	17.9	20.5	32.1	34.0	24.9	26.5

表1-3　印度西孟加拉邦皮肤损伤与水砷暴露的关系（标准化发病率）［由 Mazumder 等（1998）简化］

组别	水砷浓度/（μg/L）								
	<50	50 ~ 99	100 ~ 149	150 ~ 199	200 ~ 349	350 ~ 499	500 ~ 799	≥800	合计
角化									
男	0.2	1.5	1.6	4.7	4.9	9.0	8.9	10.7	3.0
色沉									
男	0.4	3.2	11.0	7.8	13.1	15.7	13.8	22.7	6.4
女	0.3	0.8	5.7	5.1	6.5	9.5	5.3	11.5	3.1

2. 循环系统

循环系统疾病是砷暴露危害的又一重要疾病，大量的流行病资料证实地方性饮水高砷与循环系统疾病有明显的关系。砷对循环系统的危害主要表现为与心肌损害有关的心电图异常和局部微循环障碍导致的雷诺现象、球结膜循环异常、心脑血管疾病等。慢性砷中毒患者常伴有血管损害，其中尤以动脉血管损害最为突出，可导致局部循环障碍。

台湾的乌脚病就是动脉闭塞引起的。在乌脚病进入临床成熟期之前，会出现动脉供血和微血管循环不足的现象。Navas-Acien 等（2005）经对中国台湾不同浓度砷暴露地区人群进行研究后发现，冠心病的相对危险度为1.59 ~ 4.90。因此推断台湾重度砷中毒地区的缺血性心脏病与长期砷暴露有关，随着砷累积暴露量的增加，缺血性心脏病发生的危险性也增加。日本、波兰、智利、墨西哥和阿根廷等国家均有长期饮用高砷水导致周围人群血管疾病的报告。长期砷暴露可增加高血压的患病率和心血管疾病的死亡率，孟加拉国和中国等国家饮用高砷地下水的农村居民的高血压患病率很高，而日本和智利等国家发现饮水砷暴露可增加心血管疾病的死亡率。然而，目前并没有足够的证据证明砷对心血管的毒性，仅通过流行病学说明了高砷暴露人群与高血压和心脑血管疾病的潜在联系，且低水平砷暴露的心血管毒性的科学证据也未有明确的结论。

3. 消化系统

砷主要经过肾和肝排泄，容易引起肝、肾损伤，导致肝酶、肌酐、尿素氮升高。砷暴露可引起不同程度的肝损伤、肝纤维化、肝硬化及肝癌。肝损害的临床表现为肝大、腹痛、厌食、慢性消化不良并伴有门脉高压，血清转氨酶升高（肝细胞死亡的指征）。砷可以通过甲基化过程、脂质过氧化影响脂代谢，经过直接损伤肝细胞等多种途径引起肝损伤。肝是无机砷甲基化的主要场所，甲基化过程可产生多种中间产物，其中一些具有很强的细胞毒性，离体肝细胞的实验显示无机砷（iAs^3 和 iAs^5）及代谢产物 MMA 和 DMA 均对肝细胞有毒性作用，因此砷的甲基化过程是砷中毒的途径之一。砷暴露可以导致肝抗氧化系统发生变化，如砷暴露后鼠肝组织中的磷酸葡萄糖脱氢酶、谷胱甘肽过氧化物酶（GSH-Px）和超氧化物歧化酶（SOD）活力水平明显降低，肝组织中脂质过氧化物（LPO）及代谢产物丙二醛（MDA）水平增加，同时伴随不同程度的肝细胞损伤甚至肝纤维化，提示脂质过氧化可能参与了肝损伤的肝纤维化过程。

砷进入人体以后主要经尿液排出，因此不可避免地对肾产生一定的影响。肾是砷及其代谢产物排泄的主要器官，也是砷主要的蓄积部位和毒性主要靶器官之一，慢性砷中毒可使肾产生明显的病理改变，如小管细胞空泡变性、炎性细胞渗入、肾小球肿胀、间质肾炎和小管萎缩等。人群流行病学调查和动物实验均表明砷可以引起包括肾在内的多种器官疾病及癌症，但其毒性作用机制尚不清楚。

长期砷暴露可以诱导糖尿病的发生，尤其是 2 型糖尿病。台湾地区饮用水砷暴露居民糖尿病的高发与砷浓度存在显著相关，即随着砷暴露时间和砷浓度的增加，糖尿病的发病率就会增加（Tseng et al., 2000）。砷可以诱导糖尿病，并以女性为主。目前，砷暴露引起的糖尿病研究已深入到分子水平，包括砷导致蛋白质分子的表达变化、甲基化模式的改变、激活细胞间信号调控系统、致免疫抑制、砷在代谢过程中产生活性氧自由基致胰腺损伤等研究。尽管砷作为糖尿病的危险因子已被广泛认可，但迄今为止仍无令人信服的砷暴露引起糖尿病的生物效应机制被发现。

4. 呼吸系统

地方性砷中毒病区砷暴露人群还有肺功能受损的临床表现。燃煤型砷中毒患者表现为限制性通气功能的异常。慢性砷暴露可以引起肺损伤甚至肺癌。我国台湾省的 Liao 等（2007）用不同剂量的亚砷酸钠处理肺部细胞，发现砷有致肺癌作用，特别是在 *p53* 细胞功能失活时表现更明显。Adonis 等（2005）在智利通过对高砷暴露肺癌患者肺部组织中的 *CYP450 * 1A1*（*Msp* Ⅰ）基因多态性和 *GSTM1* 空白基因型与健康人群进行比较，发现 *CYP1A1 * 2A* 基因和 *GSTM1* 基因的多态性

（除了 *DR70*）可以作为一种生物学指标，可为砷暴露地区肺癌高发人群的确定提供相关的信息。

5. 神经系统

砷具有神经毒性，可通过血脑屏障进入脑实质，损伤脑组织，破坏脑中化学物质（如神经递质）的稳定性，从而使人的思维、学习和行为发生变化。另外，砷对周围神经的损害涉及面广泛，运动神经、感觉神经都可受到不同程度的影响。砷暴露可导致神经系统功能障碍，砷暴露者大多具有头晕、头痛、失眠、手足麻木、记忆减退、感觉迟钝、听力减退、嗅觉减退、定向障碍和焦虑不安等神经系统症状，且高砷可影响儿童智商的发展。此外，砷可以经胎盘进入胚胎，经未发育完全的血脑屏障进入脑组织，影响胎儿脑组织的神经行为功能。

6. 免疫系统

长期砷暴露可损害人体的免疫系统，导致人体患传染病、慢性病及各种癌症的风险增加。砷损害免疫系统的潜在机制可能包括免疫调节器的异常表达、促进凋亡、氧化应激、循环外周血单核细胞内的炎症、淋巴细胞激活和巨噬细胞功能受损、细胞和体液免疫改变等。这种免疫变化可用于解释为何对砷长期暴露的人群的传染病和一些癌症风险较高。

7. 癌症

砷是重要致癌物质，人类对砷的长期暴露可导致一些特定的癌症，包括皮肤癌、肺癌、肝癌、膀胱癌和肾癌等。癌细胞以一组不稳定的基因组为特征，其复杂的基因组受到破坏，而砷可能引起基因组的不稳定性，进而具有致癌作用。砷则通过损害 DNA、影响 DNA 修复、端粒功能失调、有丝分裂阻滞、细胞死亡、表观遗传调解异常等机制导致基因组的不稳定。目前，基因组的不稳定性发生于致癌作用的早期阶段还是晚期阶段还不确定，但可以肯定的是基因不稳定性是癌症的标志。砷的代谢机制也是致癌作用的一个重要过程，无机砷的生物转化及其甲基化轭合物在基因水平和表观遗传水平的砷致癌性均具有重要作用。与无机砷相比，MMA^3 和 DMA^3 具有独特的生物学效应，并具有更强的细胞毒性和基因毒性。因此，无机砷的甲基化是无机砷的毒性和致癌性的活化机制。个体对砷致癌毒性的脆弱性则可能与基因代谢、DNA 修复、细胞转运、免疫反应、抗氧化防御、细胞周期调控等有关。

癌变是砷暴露最严重的危害，国际癌症研究机构将砷列入 I 类致癌物质。大量流行病学调查证实了人类皮肤癌、肺癌、肝癌、膀胱癌的发生和长期砷暴露、砷暴露剂量都有显著的相关性。Kurttio 等（1999）对芬兰的研究结果表明，随饮水砷暴露剂量的增加，膀胱癌的相对风险明显增加（表1-4）。总之，砷中毒是全身性疾病，多种疾病的死亡率和总死亡率与砷暴露有关。

表 1-4 芬兰砷暴露与膀胱癌的相对危险度

指标	短期暴露（3~9年）		长期暴露（10年及以上）	
	RR	CI	RR	CI
水砷含量/(μg/g)				
<0.1	1		1	
0.1~0.5	1.53	0.75~3.09	0.81	0.41~1.63
≥0.5	2.44	1.11~5.37	1.51	0.67~3.38
每日摄入量/(μg/d)				
<0.2	1		1	
0.2~1.0	1.34	0.66~2.69	0.76	0.38~1.52
≥1.0	1.84	0.84~4.03	1.07	0.48~2.38
累计剂量/mg				
<0.5	1		1	
0.5~2.0	1.61		0.81	0.39~1.69
≥2.0	1.50		0.53	0.25~1.10

注：RR. relative risk，相对风险；CI. confidence interval，置信区间

8. 生殖与发育毒性

1）砷对生殖细胞的影响

砷暴露可影响生殖细胞。As_2O_3 可以抑制卵母细胞第一极体的释放，影响卵母细胞的存活率并可降低体外受精的概率，对体内卵母细胞生发泡破裂无影响，但是可以显著抑制体外培养卵母细胞的生发泡破裂，妨碍卵母细胞的成熟过程，降低其生育力和生殖能力，甚至导致不孕（季全兰等，2000）。

随着砷暴露浓度的增加，精子生成量及精子运动能力明显降低（张育等，2003）；血清砷含量随砷暴露浓度的增加而明显增加，血清砷含量与精子数之间呈直线负相关，血清睾酮含量与精子数之间呈直线正相关。小剂量组形态与正常对照组相似，中剂量组曲细精管结构变化虽不明显，但精子形成有所减少，而大剂量组曲细精管出现破裂、渗出，基膜溶解，精子生成明显减少，间质出现水肿渗出，支持细胞和各级生精细胞也有所减少，因此可以说 As_2O_3 通过损伤大鼠睾丸的组织结构、抑制睾丸酶的生成及体内睾酮分泌，进而影响了睾丸精子的生成而导致雄性生殖毒性。

砷暴露可通过抑制睾丸内酶的活性和睾酮的分泌来影响精子的生成，使得精子数量和运动能力下降、异常精子增多，从而产生生殖毒性。同时长期或高剂量砷暴露可能会对睾丸及附睾等结构、质量产生影响。

2）砷对胚胎发育的影响

砷对动物致畸作用及发育毒性的研究较多，在鸡胚、仓鼠、大鼠、小鼠动物模型中都观察到砷的致畸作用及胚胎毒性。其致畸作用表现为神经管未闭，露脑畸形和脑膨出，无眼，躯体及肢芽发育不全等；砷的胚胎发育毒性主要表现为胚胎生长迟缓及发育不良，四肢短小，泌尿生殖异常，死胎率增加，子代的生存率及成活率降低。

一系列的试验研究已证实砷具有发育毒性，而该作用的强弱取决于砷化合物类型（有机砷、无机砷、三价、五价）、染毒剂量、染毒途径（摄入、吸入、腹腔内或静脉注射等）及妊娠的暴露时间。无机砷的毒性大于有机砷，三价砷（亚砷酸钠、三氧化二砷）的毒性大于五价砷（砷酸盐），不同砷化物对不同种类动物的无作用剂量水平（no-observed-adverse-effect level，NOAEL）不同（Nemec et al.，1998）。

砷的胚胎毒性的作用机制并不完全清楚，目前认为砷可以通过胎盘屏障直接攻击胚胎细胞，同时砷可以激发胚胎产生应激反应，异常应答产物诱导型一氧化氮合酶（iNOS）的大量表达可催化以 L-精氨酸为底物的 NO 生成，过量 NO 可通过若干途径干扰细胞的正常生理和生化功能，结果导致畸胎的发生。热休克蛋白也是生物体在应激条件下产生的一组应激蛋白，具有维持细胞自身稳定等多种生理功能，与胚胎的正常发育及畸形发生关系密切。

1.2　环境砷的分布和人体砷暴露途径

砷是自然界普遍存在的化学元素，地壳中砷的平均含量为 2.0 mg/kg。元素砷属于类金属，以灰、黄和黑色的异构体形式存在。元素砷由于溶解度低，毒性较小。当砷元素被氧化成为氧化砷，尤其是三氧化二砷时，具有很强的毒性。砷在自然界中的分布广泛，包括土壤、水体、作物、矿物等均有砷的分布，人体也可通过多种途径暴露于环境中的砷。

1.2.1　环境砷的分布

1. 土壤

中国自然土壤中 95% 表层土壤的砷含量为 2.5~33.5 mg/kg，不同土壤类型砷的含量具有较为明显的差异，暗棕壤砷的平均含量最低（6.4 mg/kg），而石灰土砷的平均含量最高（29.3 mg/kg），这是不同土壤类型的成壤条件、母岩类型、物理化学特征等因素造成的（翁焕新等，2000）。中国表层土壤砷的含量分布变化与中国地形变化趋势相一致，由西南向东北呈下降的趋势，海拔较高的地区土壤砷含量较高，而海拔较低的区域土壤砷含量较低。

耕作土壤由于含砷化学物质如杀虫剂、除草剂、农药及化肥和有机肥的大量使用，污水灌溉等，土壤砷含量具有不同程度的累积，中国目前受砷和重金属污染的耕地面积近 $2 \times 10^8 \ hm^2$。此外，工业生产、矿产资源开发等也引起土壤砷累积，造成区域土壤砷污染。农业土壤中的砷除了经食物链途径（土壤→植物→人体）被人体摄入，还可通过皮肤接触、手-口摄入及尘土吸入等途径暴露于人体。

2. 水砷

水砷含量异常主要发现于地下水，全世界主要大洲均有高砷地下水区域，包括美国、墨西哥、阿根廷、智利、意大利、孟加拉国、越南、印度和中国等多个国家。中国的高砷水地区包括内蒙古的河套盆地和呼和浩特地区、山西、宁夏、新疆、青海、四川、黑龙江、吉林、河南、台湾等多个省（自治区、直辖市），其中以内蒙古的河套盆地、山西的大同盆地、宁夏的银川盆地、新疆的奎屯地区的地下水砷含量最高。

表 1-5 为我国部分饮水型地方性砷中毒病区的饮水砷含量状况。内蒙古的杭锦后旗有 36.43% 的水井水砷含量超标；山西汾阳水井水砷含量超标率最高，达到了 60.94%，其次为天镇的 46.43% 和山阴的 34.66%，最低的为平遥的 6.25%；而宁夏的平罗水井水砷含量超标率为 15.17%。

表 1-5　我国饮水型砷中毒高砷水的分布情况

病区	病县（市、区）	监测水井数	超标水井数	超标率/%
内蒙古	土默特左旗、托克托县	386	73	18.91
	土默特右旗	215	0	0
	临河	3505	375	10.70
	五原	1158	128	11.05
	杭锦后旗	4968	1810	36.43
山西	山阴	2063	715	34.66
	应县	74	19	22.98
	朔城	76	13	17.11
	天镇	28	13	46.43
	汾阳	64	39	60.94
	孝义	27	4	14.81
	平遥	32	2	6.25
宁夏	平罗	211	32	15.17

地下水以无机砷为主,同时也含有少量的有机砷 MMA 和 DMA。总砷浓度相近条件下,内蒙古饮水型地方性砷中毒病区饮水中的无机三价砷(iAs^3)比例较吉林、新疆等地病区的高,前者地下水环境是典型的还原型,iAs^3 占总砷含量的比例为 26%~29%,其他两地区的地下水则主要呈有氧状态,水中以五价砷(iAs^5)为主。台湾、内蒙古、山西等饮水型地方性砷中毒病区地下水中存在毒性较低的甲基砷。饮水型地方性砷中毒病区饮水砷含量及形态分布受季节、水井深度及理化特征等因素的影响,且存在区域差异。

Guo 等(2013)分析了 2006~2010 年内蒙古河套盆地浅层地下水水位和水砷含量的动态变化,发现在以地下水作为灌溉水源的冲积扇前沿,每年 12 月至次年 4 月(非灌溉期)地下水位高于 5~9 月(灌溉期);而在以黄河支流作为灌溉水源的平原地区 5~6 月(春灌期)和 11 月(冬灌期 10~11 月)地下水位最高,该地区 11 月浅层地下水水砷含量较 7 月的高,可能与冬灌过程中农田灌溉水进入土壤空隙,阻碍了空气进入地下水含水层,从而使沉积物中的砷发生还原性解吸附有关。

高砷地下水通常呈点状分布,同一个村子不同家庭的水井有深有浅,井水中的砷含量有高有低,不同井深范围水砷含量差异显著。临河区饮水型地方性砷中毒病区水砷含量与水源深度的关系,浅水井(井深小于 10 m)水砷含量(0.02 mg/L)明显低于深水井(井深大于等于 10 m)水砷含量(0.184 mg/L),13 口浅水井水砷含量未超标,25 口深水井中有 21 口水砷含量超标。不同井深范围内,水砷含量超标率存在差异,在内蒙古杭锦后旗饮水型地方性砷中毒病区 40~59 m 深水井水砷含量超标率高达 90.1%,吉林通榆饮水型地方性砷中毒病区水砷含量超标率最高(59.0%)的水井井深为 50~99 m,井深低于或高于此范围的水井水砷含量超标率相对较低(表 1-6),而吉林高砷区包括双辽、乾安,水砷含量超标率最高的井深是 0~9 m。

表 1-6 水井井深与水砷超标率的关系

内蒙古杭锦后旗				吉林通榆			
井深/m	样本量	超标个数	超标率/%	井深/m	样本量	超标个数	超标率/%
<10	11	4	36.4	<10	1	0	0
10~19	799	414	51.8	10~19	18	2	11.1
20~29	608	452	74.3	20~29	11	3	27.3
30~39	403	292	72.5	30~39	3	1	33.3
40~59	71	64	90.1	40~49	5	2	40.0
≥60	64	38	59.4	50~99	39	23	59.0
				100~149	11	5	45.5
				≥150	4	0	0

资料来源:蒋玲等,1994;唐红艳等,2013

注:超标样水砷含量 ρ(As)>0.05 mg/L

地下水中砷的富集、迁移、形态转化与地下水的 pH、氧化还原电位（Eh）、化学需氧量（COD）、一些阴阳离子化合物、微生物等有关。水井深度可能通过影响水体氧化还原状态而影响水砷形态，相比浅层地下水或地表水而言，深层地下水的含氧量更少，更易富集还原态的三价砷。深层地下水流出接触空气后，iAs^3 逐渐被氧化成 iAs^5。

表 1-7 表明新疆、内蒙古、山西和宁夏井水水砷含量及其超标率与井深的关系具有明显的差异。新疆的井水水砷含量随着井深的增加而增加，山西井深在 0～40 m 的水砷含量也具有相同的变化趋势；内蒙古的井深在 15～34 m 的井水水砷含量超标率较高，而宁夏则在井深大于 30 m 的水井水砷含量超标率较高。

表 1-7 我国不同病区饮水砷的含量、超标率与井深的关系

新疆[1]		内蒙古[2]		山西[3]		宁夏[4]	
井深/m	砷含量/(mg/L)	井深/m	超标率/%	井深/m	砷含量/(mg/L)	井深/m	超标率/%
2～10	0.007	0～4	7.20	0～10	0.020	0～29	7.64
76	0.095	5～9	6.69	11～20	0.072	30～59	53.85
156	0.157	10～14	7.04	21～40	0.872	60～89	30.77
236	0.217	15～19	25.23	>40		90～119	33.33
316	0.251	20～24	34.28			≥120	32.00
		25～29	44.67				
		30～34	39.73				
		35～39	15.00				
		≥40	18.48				

资料来源：1. 王连方，1997；2. 马恒之等，1995；3. 王敬华等，1998；4. 胡兴中等，1999

3. 空气砷

大气中的砷及其化合物主要来源于有色金属冶炼工业、燃煤、发电厂，以及含砷农药施用和自然界的活动排放。砷在大气中主要以三氧化二砷颗粒、蒸气态及气溶胶态的形式存在，也有部分以甲基砷、砷化氢和各种氧化产物形式存在。大气砷的本底含量较低，农村为 0.001～0.01 $\mu g/m^3$，城市为 0.02 $\mu g/m^3$。

燃用高砷煤的农村地区，其室内空气的砷含量显著增加，造成室内空气砷污染。中国的陕南地区和贵州部分区域是室内燃煤砷污染较为严重的区域，如陕南地区农村石煤砷含量达到 13.77～488.00 mg/kg，其平均值为 141.50 mg/kg，超过了我国煤砷标准（100 mg/kg）。燃用高砷石煤的室内空气砷含量最高值达到 63.83 $\mu g/m^3$，平均值达到 4.76 $\mu g/m^3$，超过了国家空气砷含量标准（3.0 $\mu g/m^3$），该区域的石煤砷含量和室内空气砷含量如表 1-8 所示。这些区域的室内空气砷含量除了与煤砷含量相关，还受到房屋结构的较大影响，砖混结构房屋有助于减少

燃煤释放到空气中的砷在不同房间之间的扩散量。

表1-8　陕西南部石煤及空气样品的砷含量（浓度）（范中学, 2006）

县名	石煤		空气	
	样本量/份	含量/（mg/kg）	样本量/份	浓度/（μg/m³）
平利	50	222.40	52	6.32
紫阳	56	117.90	48	5.40
岚皋	48	115.90	46	3.31
镇平	43	95.00	36	3.81
镇巴	8	204.60	4	4.14
合计	205	141.50	186	4.76

4. 作物砷

农产品中的砷主要来自其所生长的土壤，以及所用的灌溉水及肥料、农药等农业投入品，少部分可能来自空气降尘。农作物对土壤砷的吸收累积状况与土壤类型和作物品种有关，松土、浇灌、施肥等农艺措施也会直接或通过影响土壤理化性质及砷的释放间接影响砷在农产品中的蓄积状况。

作物从土壤或水中吸收的砷主要富集在根部，仅有较少比例的砷被运移至地上部，小麦具有较强的耐砷性。在高砷地下水灌溉地区，土壤总砷含量可能增加，农作物富集砷的量也随之增加。内蒙古杭锦后旗饮水型地方性砷中毒病区的建设村玉米总砷含量为11.7 mg/kg，五星村为19.8 mg/kg，当地生产的小麦、枸杞、黄瓜等农作物的砷含量较高（图1-1）；不同村子种植的同一种作物中有机砷和无机砷含量分布情况不同，相比其他村子而言，丰产村芸豆、尖椒、黄瓜、番茄与小麦中有机砷比值较高（图1-2）（佟俊婷等, 2013）。

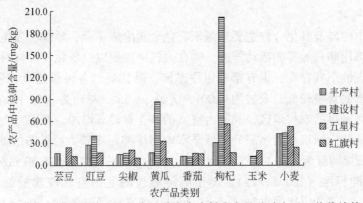

图1-1　内蒙古杭锦后旗饮水型地方性砷中毒病村农产品总砷水平（佟俊婷等, 2013）

以鲜基总砷含量（mg/kg）平均值作图

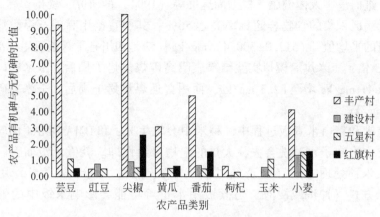

图 1-2　内蒙古杭锦后旗饮水型地方性砷中毒病村农产品有机砷与
无机砷含量的比值（佟俊婷等，2013）

燃煤型地方性砷中毒病区常使用高砷煤烘烤粮食，使得粮食受到砷污染，砷含量急剧增加。表 1-9 列出了贵州黔西南、陕西南部和云南镇雄高砷煤烘烤粮食的砷含量，烘烤的玉米和辣椒砷含量均超过国家规定的食品中砷含量限值卫生标准（GB 4810—1994）0.70 mg/kg。

表 1-9　高砷煤烘烤粮食的砷含量

区域	作物	砷含量/（mg/kg）	平均值/（mg/kg）
陕西南部	玉米		2.34
陕西南部	辣椒		285.62
云南镇雄	玉米	0.91～1.27	
云南镇雄	辣椒	2.59～13.87	
贵州黔西南	玉米	1.52～11.30	5.28
贵州黔西南	辣椒	52.10～1090.60	586.60

随着食品加工业的发展，速食食品种类日益丰富，农产品从收获到餐桌经过的环节越来越多。除了水果和部分蔬菜，大部分农产品需经人们日常烹饪后食用。在这些过程中，砷的含量和形态都有可能发生变化。

食物加工、烹饪过程所用原料、所设的温度及所采用的方式可能会影响食物中砷的形态和含量，进而影响到砷的生物可给性和生物有效性，最终影响人体实际对食物砷的暴露和受砷毒害的程度。燃煤型地方性砷中毒病区，高砷石煤燃烧过程中释放的含砷烟气有可能被食物吸收，造成烘干的食物的砷含量较烘干前显著升高，进而危害人体健康。根据周运书等（1994）的研究，贵州省燃煤型地方性砷中毒病区采集的食物样超标率高达 56%，其中直接用高砷石煤烘烤的辣椒的砷含量的平均值［（512.0±300.4）mg/kg］约是四川省干辣椒卫生标准中砷限值的 1023 倍；玉米烘烤模拟实验结果表明高砷煤烘烤 1 周后，玉米粉砷含量由原来的 0.41 mg/kg 增至 82.3 mg/kg，而用普通煤烘烤 1 周后，玉米粉砷含量增至 1.08 mg/kg。

用糙米和精白米煮饭过程中，稻米中会发生 iAs^5 和 DMA 向 iAs^3 的转化，煮饭前用二次去离子水冲洗会去除大量的生物可给性砷。就煮米饭而言，大米砷含量、大米预处理方式（是否经过预蒸煮）、烹饪（淘米与煮米）用水砷含量、洗米方式（冲洗或浸泡）与煮饭用水量等可能会影响米饭中的砷含量和形态。

Rahman 等（2006）发现用过量砷污染水（水砷含量为 0.13 mg/L）煮出的米饭（弃去米粥）砷含量明显比用少量水煮出的米饭低，用非速煮米煮出的米粥砷含量较速煮米煮出的高（表 1-10）。

表 1-10　孟加拉国饮水砷污染区烹饪过程对米饭砷含量的影响

（单位：mg/kg）

处理加工方式		食物类别	稻米品种	
煮饭用水量	所用大米类别		BRRI dhan28	BRRI hybrid dhan1
过量水	速煮米	米饭	0.40±0.03	0.58±0.12
		米粥	1.35±0.04	1.59±0.12
	非速煮米	米饭	0.39 ± 0.04	0.44 ± 0.03
		米粥	1.62 ± 0.07	1.74 ± 0.05
少量水	速煮米	米饭	0.89 ± 0.07	1.08 ± 0.06
	非速煮米	米饭	0.75 ± 0.04	1.09 ± 0.06

资料来源：Rahman et al., 2006

注：表中数据为平均值±标准差；烹饪用水砷含量为 0.13 mg/L

内蒙古河套平原饮水型地方性砷中毒病区的黄瓜、枸杞经晾晒成干后，总砷含量分别增加 8.60 倍（39.10～335.00 μg/kg）和 5.06 倍（39.90～202.00 μg/kg）；无机砷含量分别增加 14.10 倍（20.70～292.00 μg/kg）和 6.00 倍（18.70～112.00 μg/kg）；而黄瓜中有机砷含量显著下降（未检出至 9.37 μg/kg），黄瓜干中未检测到有机砷存在，枸杞干有机砷含量（10.20 μg/kg）约是新鲜枸杞（5.95 μg/kg）的 1.7 倍。病区玉米加热后总砷和有机砷含量略有升高，无机砷含量略有降低，变化均不显著（佟俊婷等，2013）。

5. 煤砷分布

矿物燃料的煤和石油一般含有一定量的砷,砷会在燃烧过程中进入环境。煤中砷的含量与煤质有较大的关系,不同地区(表1-11)和不同时代的煤的砷含量不同。

表1-11 中国部分地区煤炭中砷的含量 (单位:mg/kg)

区域	砷含量	区域	砷含量	区域	砷含量
云南	0.32 ~ 31.70	湖北	4.58 ~ 24.30	黑龙江	0.61 ~ 5.01
四川	2.63 ~ 25.80	湖南	1.68 ~ 97.80	贵州	2.49 ~ 6.20
辽宁	2.50 ~ 23.30	安徽	1.63 ~ 3.09	宁夏	0.97 ~ 8.13
山西	0.55 ~ 4.38	广西	3.84 ~ 38.90	北京	2.04 ~ 8.28
河北	0.66 ~ 6.25	江西	6.52 ~ 12.60	陕西	1.36 ~ 9.44
山东	1.18 ~ 35.40	内蒙古	0.58 ~ 4.38	新疆	0.35 ~ 5.55
江苏	1.06 ~ 3.15	甘肃	4.13 ~ 9.58	浙江	12.80
河南	1.04 ~ 27.70	吉林	2.15 ~ 119.00	福建	7.30

资料来源:王连方,1997

另一组关于各省份煤砷含量的平均值和最大值数据显示,中国大部分省份煤砷含量平均值小于5 mg/kg,且除黑龙江、吉林和湖南外,其他省份煤砷含量最大值均小于100 mg/kg(图1-3)。

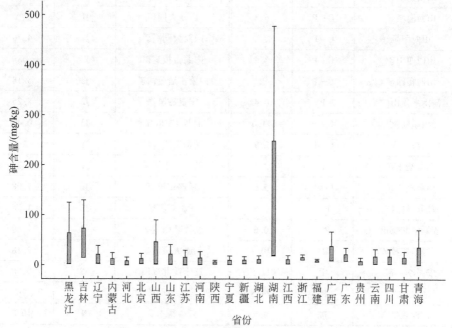

图1-3 不同省份煤砷平均含量和最高含量(崔凤海和陈怀珍,1998)

表1-12列出了我国各省主要煤田煤砷的平均含量，其中贵州的织金、兴义和交乐的煤田煤砷含量远远超过了100 mg/kg，而其他省（自治区、直辖市）的煤砷含量均较小。另外，陕西省尤其是陕南地区的石煤砷含量并未列于表中，其他数据显示陕南地区石煤砷含量为13.77～488.00 mg/kg，平均值为141.50 mg/kg，其平均值和最大值分别约是国家煤砷标准100 mg/kg的1.41倍和4.88倍（范中学，2006）。

表1-12 中国主要煤田煤砷含量 （单位：mg/kg）

煤田	时代	平均值	煤田	时代	平均值
淮北孟庄矿	P	1.95	湖南梅田矿区	P2	10
淮北孟庄矿	P	4.97	重庆东林矿	P2	2.8
山东新汶矿	C—P	41	贵州水城矿	P2	0.92
河南义马矿		65.5	贵州水城	P2	8
河南义马矿	C—P	29	贵州六盘水矿	P2	5.87
内蒙古地区		5.44	贵州织金北坡	P2	2166.7
安徽淮南煤田		4.2	贵州交乐乡	P2	876.3
山西主要煤田	C—P	2.11	贵州兴义县	P2	434.6
山西浑源		4.7	湖南杨梅山矿	T3	87
山西太堡矿	C—P	3.91	吉林营城	J1	157
山西温城矿	C—P	6.8	山西大同矿	J1	8.5
山西阳泉	C—P	1.23	山西大同一矿	J1	4.79
山西西山矿	C—P	3.4	内蒙古板亥矿	J2	38
山西霍西矿	C—P	2	内蒙古唐公沟矿	J2	5.18
河南平顶山矿	P	0.4	宁夏磁窑堡	J2	8.25
山东新汶	C—P	11.4	神府–东胜矿	J2	0.42
山东济宁煤田	C—P	2.9	新疆三道岭矿	J1	2.2
山东柴里矿	P	3.5	新疆三工河矿	J1	1.23
山东枣庄矿	C—P	5.6	新疆布拉克	J1	1.08
江苏垞城矿	P	0.5	新疆布雅矿	J2	1.76
安徽淮北煤田	P	0.6	新疆硫磺沟矿	J2	1.49
安徽新庄孜矿	P	10.7	新疆大道南矿	J2	2.18
安徽李一矿	P	11.5	辽宁沈北煤田	E3	9.88
浙江长广	P2	14.5	云南芒回矿	R	76
江西乐平	P2	9.5	云南帮卖矿	N	10.8

煤田	时代	平均值	煤田	时代	平均值
东北内蒙古东部		6.06	广西合山	P2	3.36
东北内蒙古东部		8.48	四川筠连	P2	26.5
东北内蒙古东部		3.85	贵州汪家寨矿	P2	6.26
山西故交	P	1.47	贵州六盘水矿	P2	7.6
淮北孟庄矿	P	3.35	贵州纳雍矿	P2	1.26
山西大同矿	J	90	贵州兴寨	P2	2.5
河南义马矿	J	26	贵州交乐乡	P2	10.8
河南义马矿	J	27	江西赣中地区	T3	3.1
山西垣曲	E	11.87	贵州龙头山	T3	72.48
辽宁长城窝堡		84.5	山西大同矿	J1	2.6
河北荆各庄	C—P	9.52	山西大同矿	J1	11.29
山西主要煤田	P	0.91	鄂尔多斯盆地	J2	16.3
山西安太堡矿	C—P	6.9	内蒙古黑桥沟矿	J2	0.97
山西平鲁矿	C—P	0.2	陕西水帘乡	J2	15
山西阳泉	C—P	0.7	神府–东胜矿	J2	1.77
山西西山矿	C—P	7.68	新疆三道岭矿	J1	3
山西汾西矿	C—P	0.8	新疆红星矿	J1	0.23
河南平顶山矿	C—P	1.38	新疆艾维尔沟	J1	0.58
河南平顶山矿	P	1.33	新疆东风矿	J1	0.34
山东新汶	P	1.57	新疆三塘湖矿	J2	3.86
山东淄博矿	C—P	7.9	新疆伊宁霍城	J2	1.85
山东陶庄矿	P	0.45	辽宁海州矿	K1	4.98
江苏垞城矿	C—P	2.8	辽宁西露天矿	E	2.18
江苏垞城矿	P	1.1	云南小龙潭矿	N	23.8
安徽淮北煤田	P	2.9	云南小龙潭矿	N	12
安徽新庄孜矿	P	1.8	东北内蒙古东部		4.84
安徽潘一矿	P	0.4	东北内蒙古东部		5.33
江西赣中地区	P2	11.4	东北内蒙古东部		2.95
湖南辰溪	P2	47.9	山西故交	C—P	6.73

资料来源：吕帅等，2014

1.2.2 人体砷暴露途径

人体对砷的暴露途径包括药源性暴露、职业暴露、环境暴露和饮食暴露，如表 1-13 所示。实际上各类砷的暴露远不止表 1-13 所列的内容。人体砷暴露途径主要包括通过消化系统对砷的摄入、通过呼吸系统对砷的吸入及通过皮肤表面接触对砷的吸收三种途径。本书从水砷污染和燃煤砷污染两个方面说明人体对砷的暴露途径。

表 1-13   人体砷暴露途径

暴露途径	具体种类
药源性暴露 （medicinal）	中药丸 （Chinese herbal ball）
	富乐液 （Fowler's solution）
	亚洲药丸 （Asiatic pill）
	壮阳药 （aphrodisiac）
	毒药 （poison）
职业暴露 （occupational）	采矿和冶炼 （mining and smelting）
	制酒工业 （wine-making）
	木材加工 （carpentry）
	农业 （agriculture）
	电脑芯片产业 （computer chip production）
	电镀 （electroplating）
	渔业 （fishermen）
环境暴露 （environmental）	井水污染 （contaminated well water）
	胶合板燃烧 （burning plywood）
	土壤污染 （soil pollution）
	大气污染 （air pollution）
	燃煤 （coal combustion）
饮食暴露 （dietary）	蔬菜 （vegetable）
	谷物 （cereal）
	肉类 （meat）
	饮料 （beverage）
	贝鱼类污染 （contaminated shell fish）
	月光酒 （moonshine alcohol）

1. 人体对水砷的暴露途径

人体对水砷的暴露途径主要包括直接饮水暴露、间接饮水暴露、皮肤接触暴露。直接饮水暴露是指对含砷水的直接饮用，通过消化系统对砷的直接摄入所造成的暴露。而间接饮水暴露则是指利用含砷水进行烹饪后的饮食消费，通过消化系统对砷的间接摄入所造成的暴露。另外，部分地区利用高砷水进行农业灌溉，使得水中的砷通过土壤-作物系统的迁移转化，并最终通过食物链被人体消费，也产生了人体对水砷的间接摄入。人类利用水的过程中如淋浴、洗漱等，造成人体皮肤与水接触，从而产生皮肤对水砷的吸收，即皮肤接触暴露。因此，人体对水砷的总暴露量包括直接摄入量、间接摄入量和皮肤接触吸收量。

2. 人体对燃煤砷的暴露途径

人类燃用高砷煤时常造成空气砷污染。因此，人体对燃煤砷暴露的首要途径是通过呼吸系统对空气砷进行直接吸入；其次，处于空气砷污染环境中的人体裸露皮肤与空气中的砷直接接触，造成人体对砷的直接皮肤接触吸收。此外，一些地区常燃烧高砷煤来烘烤食物，造成食物砷污染，人类对这些砷污染食物的消费造成人体对燃煤砷的间接摄入。因此，人体对燃煤砷的总暴露量主要包括直接吸入量、皮肤接触吸收量和间接摄入量。

1.2.3　人体砷暴露的生物标志物

环境砷暴露对人体造成的不良健康效应需要较长时间才能表现出来。砷中毒症状出现之前，砷暴露已在人体某些组织、器官或体液中的砷含量和其他一些生物学参数上有所反映，人体生物指标也能指示已出现的健康效应。有研究者通过使用人体生物标志物来监测人体砷暴露程度（暴露生物标志），反映早期危害效应或器官系统损伤（效应或易感性生物标志），定量分析人体砷水平与环境砷暴露水平及健康效应的关系。暴露生物标志物是对所有途径环境暴露的整合，不能用其决定环境暴露的途径。

人体摄入的砷会被吸收进入血液，并随血液循环进入人体各器官，被人体吸收代谢后，大部分砷化合物通过尿液、汗液等排到体外，还有一些砷蓄积在富含巯基化合物的头发、指甲等人体组织中，人体内的砷极易与巯基化合物上的二硫键结合。常用的人体砷暴露生物标志物主要有外周血液、尿液、唾液、头发和指/趾甲，其中外周血液、尿液、唾液中的其他一些生化指标可用作人体砷暴露的效应或易感性生物标志物。

1. 外周血液

WHO 已经证实血砷含量能可靠地评价一些地区居民的砷暴露情况。Rahbar

等（2012）通过病例对照研究发现，牙买加儿童血液中砷含量的增加与饮用水水源，食用凤梨、花椰菜等关系密切，而与自闭症（孤独症谱系障碍）程度无关。Rahman 等（2015）的研究发现，孟加拉国饮水型地方性砷中毒病区居民血管内皮生长因子与饮用水、头发、指甲砷含量呈显著正相关，前者是表征血管形成的专性标志物，而血管形成是癌症和血管类疾病病理发展的一个重要环节，说明砷暴露对人体有增生效应。

血砷含量对评价近期持续性暴露非常有用，但血液中的砷及其代谢物代表的是个体摄砷剂量，不是慢性中毒的证据，且血样采集会对人体造成一定损伤，一次性大批量采集不太现实。

2. 尿液

James 等（2013）发现美国科罗拉多州圣路易斯山谷高砷饮水暴露地区居民1984～1992 年采集的历史性尿样形态砷含量加和能很好地指示成年居民饮水砷暴露情况。

陕南秦巴山区燃煤型地方性砷中毒病区居民尿液砷含量与地方性砷中毒发病率显著相关，尿砷含量不存在性别和年龄组间差异（郑来义等，2008）。贵州燃煤型砷中毒病区和对照区人群尿液砷含量随年龄的增加而减少，并以此推测年轻人群对砷暴露的可能性更高。

在饮水型地方性砷中毒病区，高砷暴露区慢性砷中毒患者尿液中三价的MMA 含量比非慢性砷中毒患者尿液中高，研究者建议将其作为识别人体对砷易感性增加的生物标志物，来评估与饮水砷暴露有关的健康效应（Marchiset-Ferlay et al., 2012）。中国新疆饮水型地方性砷中毒病村慢性砷中毒患者尿液中 MMA、% MMA（MMA 占尿液总砷含量的百分比）和 MMA/iAs 显著高于非砷中毒患者，而 DMA、% DMA（DMA 占尿液总砷含量的百分比）和 DMA/iAs 显著低于非砷中毒患者（Fu et al., 2014）。

尿砷含量和形态能反映近期（3 d 以内）人体对砷的暴露和砷在人体内的代谢情况，比较适用于表征没有膳食砷摄入干扰下的饮水砷暴露状况。尿样无损易得及不易受到外界污染等优点使其成为多数慢性饮水砷暴露及人体砷代谢研究者的首选生物标志物。

3. 唾液

山西省山阴县饮水型地方性砷中毒病区人群唾液砷含量与饮用水砷含量、尿液砷含量呈显著正相关；唾液砷含量在慢性砷中毒症状组与无症状组间存在明显统计学差异（王大朋，2012）。唾液对于研究砷暴露和基因损伤非常有用，这已被证实并从唾液中提取出了基因物质。生活在砷污染区的儿童唾液砷含量与其他生物标志物砷含量间存在显著正相关，而暴露组儿童唾液（8-羟基脱氧鸟苷，

8-OHdG）含量约是对照组儿童的 4 倍，暴露组儿童唾液中的一种 DNA 损伤修复酶 8-羟基鸟嘌呤-DNA 糖苷酶（hOGG1）的表达量明显比对照组儿童的偏低（Hinhumpatch et al.，2013）。

4. 头发、指/趾甲

蓄积在头发中的砷不仅可以指示人体砷暴露情况，还能反映砷暴露对个体可能造成的健康危害。内蒙古饮水型地方性砷中毒病区居民指甲砷含量与皮肤损伤临床分度呈正相关（郭志伟等，2011）。内蒙古饮水型地方性砷中毒病区患者头发中无机砷、DMA 含量及总砷含量显著高于对照人群，相应含量的平均值分别是对照人群头发的 11.5 倍、8.79 倍和 10.85 倍（李昕和孙贵范，2007）。在陕南秦巴山区燃煤型地方性砷中毒病村，砷中毒病情程度与居民头发砷（简称发砷）含量存在显著正相关，60 岁以下人群中砷中毒病情随发砷含量的升高呈加重趋势。

我国人群发砷正常参考值为 0.6 mg/kg，通常将超出此值的人群看作慢性砷中毒潜在患者，内蒙古巴音毛道农场饮水型地方性砷中毒病区居民发砷大概蓄积到 2.0 mg/kg 时会出现临床皮肤损伤症状（杨林生和武克恭，2000），而陕南燃煤型地方性砷中毒病区非砷中毒患者人群发砷含量平均值高达 7.83 mg/kg（高健伟等，2011）。指/趾甲砷含量通常可以反映采样前 3~6 个月人体饮水砷暴露情况。人体指/趾甲总砷含量随自来水砷含量的升高而升高。

指/趾甲样品一次采样量较少，头发样品易受洗发用品砷污染和空气尘埃等外部污染，在对头发样品清洗时可能会造成头发内部砷的损失，除此之外，趾/指甲与头发不失为较好的生物标志物载体。

生物标志物相关研究在结论上不一致的原因包括：①生物标志物对砷暴露或砷暴露效应的指示监测作用本身受环境介质及砷暴露水平，个体因素如性别、年龄、营养状况等影响，只有在合适的砷暴露水平范围内才能指示监测某种/某些环境介质砷暴露或砷暴露效应情况，并且针对不同人群，这种指示监测作用所达到的效果也有差别；②暴露评估多利用横断面监测数据、样本量小、缺少较长时间尺度上的重复采样或历史性采样数据，使得一些生物标志物对长期砷暴露起不到相应的指示作用。生物监测能实现环境污染物与人体内污染物剂量、人体内污染物剂量与人体健康效应间的连接，但生物标志物不是监测环境污染物暴露及其健康效应的万能工具，需根据环境污染及人群状况对多种潜在生物标志物开展长期动态监测，在完善暴露评估的基础上，筛选出针对不同暴露场景或健康效应类别的生物标志物。

1.3　慢性砷中毒及致病机理

环境砷暴露水平、年龄、性别、生活习惯等因素会影响砷中毒程度。砷的毒性和致癌机制较为复杂，且没有一致认识。目前，这些机制主要包括染色体异常、氧化应激、DNA 修复改变、DNA 甲基化改变、生长因子改变、细胞增殖、基因复制和 *p53* 基因抑制等。

1.3.1 砷中毒的致病机理

1. 人体砷甲基化

砷代谢存在两种理论。Aposhian 等（2004）提出的传统砷代谢认为：iAs^5进行甲基化前需先还原成 iAs^3，iAs^3在甲基化转移酶的作用下，以硫腺苷甲硫氨酸（SAM）为甲基供体形成五价一甲基砷（MMA^5）；MMA^5在谷胱甘肽硫转移酶的作用下被还原成三价一甲基砷（MMA^3），进而受酶的催化作用发生第二次甲基化生成五价二甲基砷（DMA^5），并有可能被还原成三价二甲基砷。Hayakawa 等（2005）提出的新的砷甲基化途径为：甲基化发生在砷–谷胱甘肽复合物的基础上；iAs^5被还原成 iAs^3后，先与谷胱甘肽（GSH）形成三谷胱甘肽砷复合物，并被甲基化生成一甲基砷二谷胱甘肽复合物，后者与 MMA^3可依据谷胱甘肽浓度而处于动态平衡。生成的 MMA^3可被氧化成 MMA^5，未转化的 MMA^3的一甲基砷二谷胱甘肽复合物再次被甲基化生成二甲基砷一谷胱甘肽复合物，其可被水解生成 DMA^3，并被转化为 DMA^5。

英国的 Challenger 教授最早于 1945 年提出砷甲基化的概念，此后经过 40 多年的研究，综合大量体内外试验的结果，提出了砷甲基化途径的假说，即著名的还原氧化甲基化模式（Suzuki et al., 2004）（图 1-4）。这一理论假说认为，iAs^5进入生物体后首先在还原型谷胱甘肽的作用下还原为 iAs^3，再在甲基化转移酶 Cyt19 的作用下，以硫腺苷甲硫氨酸和还原型谷胱甘肽作为甲基供体，转化为 MMA^5，完成第一次甲基化。然后 MMA^5在还原型谷胱甘肽的作用下转化为 MMA^3，MMA^3又在 Cyt19 和硫腺苷甲硫氨酸及还原型谷胱甘肽的作用下发生第二次甲基化转化为 DMA^5。在某些啮齿类动物体内还会继续发生第三次甲基化，DMA^5转化为 DMA^3，进而转化为三甲基砷。该代谢模式是建立在实验现象基础上的推测性假说，由于与当时生物砷代谢实验所观察到的现象高度吻合，在很长时间内得到大多数学者的支持。

随着分析技术的发展，人们发现砷代谢过程中存在新的砷代谢产物，如砷谷胱甘肽结合物。经典的甲基化模式假说已经无法解释这一现象。Hayakawa 等（2005）通过大鼠肝细胞代谢试验发现，在 iAs^3、Cyt19、SAM 和还原型谷胱甘肽同时存在的情况下，iAs^3无法直接生成 MMA^5，而是生成了 DMA^5和砷的谷胱甘肽结合物；MMA^3在 Cyt19 的作用下不能直接生成 DMA^5。在非酶作用下，iAs^3可与

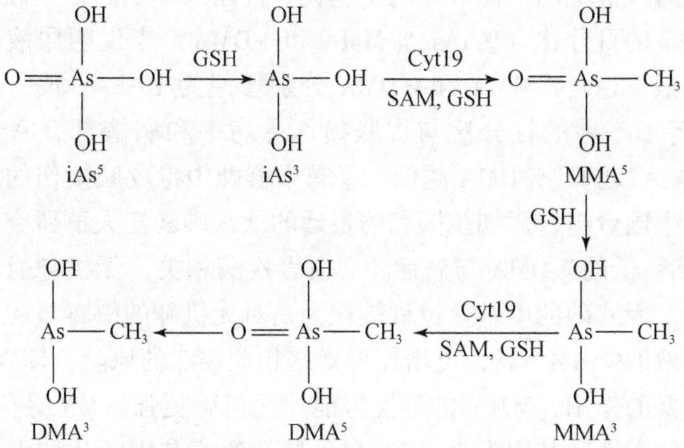

OH　　　　　　　OH　　　　　　　　OH
│　　　　　　　│　　　　　　　　　│
O══As──OH　　GSH　　As──OH　　Cyt19　　O══As──CH₃
│　──────→　│　──────→　│
OH　　　　　　　OH　　SAM, GSH　　OH
iAs⁵　　　　　　iAs³　　　　　　　　MMA⁵

GSH ↓

OH　　　　　　　OH　　　　　　　　OH
│　　　　　　　│　　　　　　　　　│
As──CH₃　←──　O══As──CH₃　Cyt19　As──CH₃
│　　　　　　　│　──────←　│
OH　　　　　　　OH　　SAM, GSH　　OH
DMA³　　　　　　DMA⁵　　　　　　　　MMA³

图 1-4　传统的砷甲基化途径的假说（Suzuki et al.，2004）

谷胱甘肽结合成三谷胱甘肽砷，只有在这种物质的存在下，无机砷的甲基化才能继续，这从根本上推翻了还原氧化甲基化模式（图 1-5）。在新的假说中，iAs³ 首先转化为三谷胱甘肽砷（arsenic triglutathione，ATG），并以该物质为甲基化起点，生成一甲基二谷胱甘肽砷（monomethylarsonic diglutathione，MADG）和二甲基谷胱甘肽砷（dimethylarsonic glutathione，DMAG）。MADG 和 DMAG 分别可以与还原型谷胱甘肽形成 MMA³ 和 MMA⁵ 及 DMA³ 和 DMA⁵。这种建立在实验数据基础上的假设成为近年来主流的砷甲基化模式。

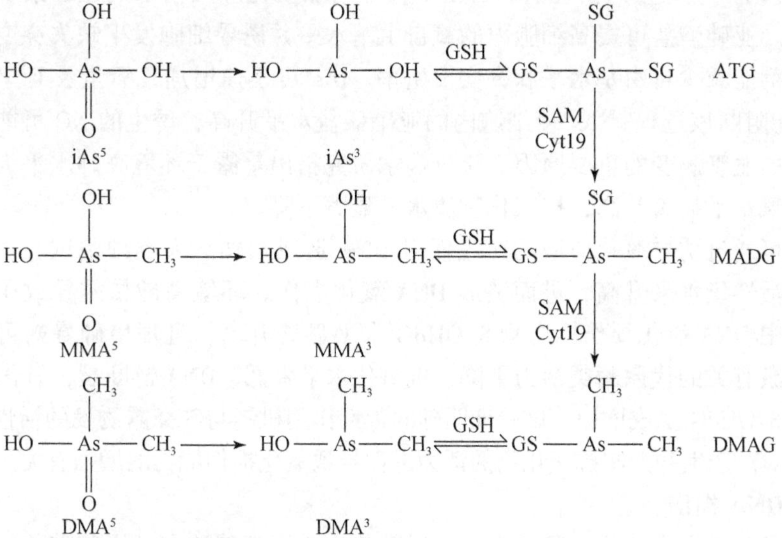

OH　　　　　　　OH　　　　　　　　SG
│　　　　　　　│　　　　　　　　　│
HO──As──OH　──→　HO──As──OH　GSH　GS──As──SG　　ATG
│　　　　　　　│　⇌　│
O　　　　　　　　　　　　　　　　　SG
iAs⁵　　　　　　iAs³

SAM Cyt19 ↓

OH　　　　　　　OH　　　　　　　　SG
│　　　　　　　│　　　　　　　　　│
HO──As──CH₃　──→　HO──As──CH₃　GSH　GS──As──CH₃　　MADG
│　　　　　　　　　　　⇌
O　　　　　　　　　　　　　　　　　SG
MMA⁵　　　　　　MMA³

SAM Cyt19 ↓

CH₃　　　　　　　CH₃　　　　　　　　CH₃
│　　　　　　　│　　　　　　　　　│
HO──As──CH₃　──→　HO──As──CH₃　GSH　GS──As──CH₃　　DMAG
│　　　　　　　　　　　⇌
O
DMA⁵　　　　　　DMA³

图 1-5　新的砷甲基化途径的假说（Hayakawa et al.，2005）

饮水砷暴露人群不同个体对砷的甲基化和代谢效率不同，用尿液中各形态砷含量占总砷含量的百分比（% iAs、% MMA 和% DMA）来说明尿液砷形态的分布状况，人群尿液% iAs、% MMA 和% DMA 分别普遍为 10%~30%、10%~20% 和 60%~80%。各形态砷的百分比与皮肤损伤患病率和病情具有密切关系，尿液的% MMA 和% iAs 越高、% DMA 越低，暴露人群砷中毒皮肤损伤的患病风险越高且病情越重；中国台湾、孟加拉国和阿根廷的饮水砷暴露人群研究结果表明，较高的% MMA 和较低的% DMA 与癌症和心血管疾病相关。无机砷通常比有机砷具有更强的毒性，因此砷的甲基化过程被认为是对无机砷的解毒过程。但是近年的研究发现，尿液的% MMA 高，可增加砷暴露相关癌症的风险，即 MMA 在砷的毒性中扮演着重要的作用，MMA^3的毒性可能比无机砷更强。MMA^3 和 DMA^3 引起酶抑制作用、细胞毒性和基因毒性，DMA^3 可导致致癌基因活化和引起膀胱癌，即 DMA^3 对人体具有致癌作用。

2. 氧化应激

氧化应激是人体的氧化和抗氧化失衡导致有机体生理过程发生异常。氧化应激是砷中毒机制的一个重要学说。砷进入人体后可转化为氧苯砷，与蛋白质的巯基和细胞酶结合，影响酶的活性、抑制人体细胞的代谢功能。砷在人体内可产生活性氧，使得活性氧产生的自由基过量，诱导细胞发生突变而导致氧化应激。超氧化物歧化酶（SOD）能够清除人体氧自由基，砷可降低人体 SOD 水平，导致人体的抗氧化调节机制失衡，引起脂质过氧化。

iAs^3可产生大量的活性氧和自由基，并增加氧化应激指示剂血红素加氧酶的产生量。亚砷酸盐可提高细胞内的氧自由基水平并诱导细胞发生缺失突变，自由基猝灭剂能减少自由基水平和突变发生率。iAs^3可迅速增加耗氧量及 O^{2-} 生成量，NO 不能阻断该过程。iAs^3使细胞内的亚硝酸盐水平升高，诱生的 NO 可能是砷暴露引起的血管病变的重要原因。流行病学研究指出暴露于环境高砷水平人群的血液活性氧水平显著升高，抗氧化物质水平显著下降。

砷可通过诱导氧化应激的产生而对 DNA 造成损伤。人类细胞试验表明，砷可导致活性氧水平升高，进而造成 DNA 氧化损伤。环境高砷暴露导致尿液或组织器官中 DNA 氧化损伤标志物 8- OHdG 水平显著升高，且环境砷暴露可引起与氧化应激有关的代谢酶类活力下降、抗氧化水平降低、DNA 链断裂，氧化性 DNA 加合物 8- OHdG 生成增加。试验证明砷的毒性作用机制与砷暴露诱发的活性氧自由基（ROS）产生并抑制抗氧化物的活力进而导致氧化损伤能力的增强有关。

3. DNA 损伤

无机砷进入人体后，经过人体的甲基化生成甲基砷酸和二甲基砷酸，并损伤体内的 DNA。人体对砷的暴露剂量与机体对砷的甲基化能力呈负相关，砷暴露剂量越高，人体砷的甲基化能力越低。相反，砷的暴露剂量越高，砷所导致的 DNA 氧化损伤越严重。人体内砷的甲基化过程需要大量的甲基供体，导致体内甲基供体不足、自由基未能得到及时清除，从而影响体内 DNA 的甲基化效率，造成 DNA 被氧化损伤。DNA 发生氧化损伤后如未能得到及时修复是氧化应激因素砷中毒和致癌、致突变的主要机理之一。砷可以改变细胞周期中的毛细血管扩张共济失调突变（ATM）通路和 *p53* 两个主要调控基因表达的途径。

无机砷可以改变染色体的完整性。砷能引起细胞 DNA 单链断裂，并且染砷量与 DNA 损伤呈显著的剂量–效应关系和时效关系，证实了砷对人类细胞的基因毒性。砷对 DNA 的损伤是通过诱导氧化应激间接产生的（孙贵范，2004）。大量动物试验结果表明砷可以导致机体内的氧化损伤，表现为谷胱甘肽含量下降，谷胱甘肽过氧化物酶活性降低、脂质过氧化产物丙二醛（MDA）增多等。无机砷及砷的甲基化过程可以诱发机体产生大量的 ROS，而 ROS 不仅可以攻击生物膜的不饱和脂肪酸发生脂质过氧化，还可以与机体的大分子，尤其是 DNA 和蛋白质发生反应，这在饮水型和燃煤型地方性砷中毒病区的人群中都得到了证实（李冰等，2001）。

1.3.2　砷中毒的致癌机理

自 Hutchinson 首次确认砷可以诱发皮肤癌以来，目前已经确认的砷可以引发的癌症种类主要包括膀胱癌、肝癌、肾癌及肺癌等。国际癌症研究机构、美国国家环境保护局等诸多权威机构早已将砷列为 Ⅰ 类致癌物质。然而砷及其化合物的致癌性尚不能在动物模型中实现，致癌机理尚不明确。研究者推测砷的致癌性可能与砷诱导 DNA 甲基化、促进细胞凋亡、抑制 DNA 自我修复等有关。

有学者提出砷诱导氧化应激可能是砷致癌的直接原因。所谓砷诱导氧化应激是指外源砷进入生物体，破坏了生物体原有的氧化与抗氧化物的平衡。具体来说，砷的甲基化过程产生的二甲基砷过氧化物或二甲基砷过氧化自由基，作为砷致癌促进剂，通过氧化应激反应导致 DNA 损伤而诱发肿瘤（图1-6）。

砷暴露的致癌机制包括 DNA 修复障碍、刺激血管生成、DNA 甲基化模式改变、细胞周期控制失调。砷暴露可引起人体的免疫抑制，活性氧的产生可能是砷毒性的机制之一。砷暴露可引起人体氧化及抗氧化系统的平衡紊乱，抗氧化能力下降；增加人体内姐妹染色单体互换、染色体畸变、微核的发生率，引起人体血细胞 DNA 单链断裂，诱导非程序 DNA 合成反应明显增强，DNA 合成效率降低。这些现象的砷暴露可致人体染色体及 DNA 损伤，抑制血细胞的 DNA 合成和修复。砷诱发染色体发生畸变、细胞恶性转化、抑制 DNA 修复。砷通过活性氧自

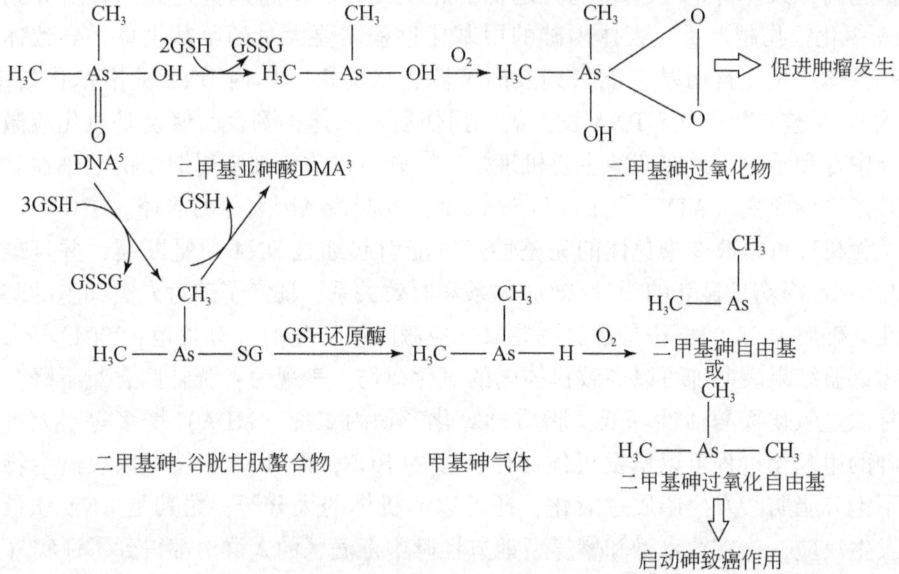

$$H_3C - \overset{CH_3}{\underset{O}{|}} As - OH \xrightarrow[\text{2GSH}]{} \xrightarrow[\text{GSSG}]{} H_3C - \overset{CH_3}{\underset{|}{As}} - OH \xrightarrow{O_2} H_3C - \overset{CH_3}{As} \big\langle \overset{O}{\underset{O}{}} \Rightarrow 促进肿瘤发生$$

DNA⁵ 二甲基亚砷酸DMA³ 二甲基砷过氧化物

3GSH GSSG GSH

$$H_3C - \overset{CH_3}{\underset{|}{As}} - SG \xrightarrow{\text{GSH还原酶}} H_3C - \overset{CH_3}{\underset{|}{As}} - H \xrightarrow{O_2} 二甲基砷自由基 或$$

二甲基砷-谷胱甘肽螯合物 甲基砷气体

$$H_3C - \overset{CH_3}{As} - CH_3$$
二甲基砷过氧化自由基

⇓ 启动砷致癌作用

图 1-6 砷甲基化诱导氧化应激和砷的致癌性过程 (Yamanaka et al., 2004)

由基里的 H_2O_2 和 O^{2-} 对人体细胞造成不同程度的 DNA 损伤。DNA 甲基化是 DNA 甲基转移酶以硫腺苷甲硫氨酸作为供体,使胞嘧啶转变为 5-甲基胞嘧啶的修饰反应,这种修饰对维持染色体结构、基因印记、肿瘤消除和 X 染色体的失活具有重要作用。

脂质过氧化进程可产生多种自由基和非自由基产物,引起细胞功能紊乱,反应活性的脂质自由基易穿透并扩散进入细胞核,直接攻击 DNA、RNA,与碱基具有加合反应,引起 DNA 突变并致细胞癌变。

1) 基因异常表达

癌基因的激活与抑癌基因的失活参与人类各种肿瘤的形成和发展,地方性砷中毒患者往往存在原癌基因或抑癌基因表达异常的现象。多种人类肿瘤中存在 *p53* 基因突变、缺失或两者兼有的异常。P53 蛋白是一种与细胞分裂周期有关的磷酸核蛋白。正常的 P53 蛋白可作为转录因子与特异的 DNA 序列相结合,调节转录过程。一定的外界刺激如 DNA 损伤、应激等均可引起细胞内 P53 蛋白水平升高,激活一系列下游靶基因的转录,从而抑制细胞周期,推进或诱导细胞凋亡。同时,*p53* 基因还能通过一种癌基因监测点的作用来监控细胞所接受的过度增殖信号,这一作用是由可变读框来实现的。

张爱华等(2003)采用 EnVisionTM+System 二步法测定燃煤型地方性砷中毒患者病损皮肤组织切片中 P53、P16、P21[WAFI/CIPI]、Cyclin D₁ 蛋白的表达情况,结果提示，P53、Cyclin D_1、$P21^{WAF1/CIP1}$ 的表达强度和密度随患者皮肤损伤程度的加重而逐渐加强；P16 则呈相反变化。P53 和 P16 作为抑癌蛋白，二者对细胞生长周期的负调控作用减少，而 Cyclin D_1 蛋白则持续强表达，导致 P16、Cyclin D_1 与 CDK4 之间的平衡结合被打破，细胞正常生长周期发生紊乱，同时 $P21^{WAF1/CIP1}$ 蛋白异常表达，使细胞生长脱离正常细胞周期，发生异常分化，最终导致肿瘤的形成。由于 P53、P16、$P21^{WAF1/CIP1}$、Cyclin D_1 蛋白在表皮增生和角化阶段就出现明显改变，是砷中毒病变过程中的一系列早期事件，并在恶性病变过程中起重要作用，因此对其表达水平进行动态监测，有助于砷中毒致皮肤癌的早期发现和及早治疗。在燃煤型地方性砷中毒患者皮肤损伤中，P16 蛋白的表达随病损的加剧而减少，并与临床分级和病理分型显著相关（符刚等，2002）；视网膜母细胞瘤蛋白（Rb）的阳性表达率与临床分级相关；P16 蛋白的阳性表达率与 Rb 蛋白呈负相关。在研究 As_2O_3 对人类胃癌细胞及 B 型淋巴瘤细胞作用的机制中也发现，As_2O_3 可上调 p53 的表达，甚至引起 p53 的过度表达。

2）DNA 损伤修复和甲基化

通过对砷中毒患者 DNA 合成、DNA-蛋白质交联物（DPC）、非程序 DNA 合成（UDS）和 DNA 损伤的研究发现，病区非砷中毒患者的 DNA 合成明显降低，UDS 反应增多，两者呈负相关；DPC 水平随病情加重而升高，尤以病情严重者明显。其机制可能是砷与 DNA 聚合酶、连接酶的巯基结合，抑制 DNA 聚合酶活性，抑制与 DNA 修复有关的 DNA 连接酶Ⅰ、DNA 连接酶Ⅱ的活性，干扰 DNA 的合成和修复。同时，砷诱导 DPC 形成，而 DPC 是一种不可逆的 DNA 损伤产物，DPC 一旦形成，将促进 DNA 损伤的恶性发展。研究表明，DNA 氧化损伤可能是一些化学致癌物导致肿瘤发生的重要机制之一。8-羟基-2′-脱氧鸟苷被认为是 DNA 氧化损伤的敏感生物标志物。Matsui 等（1999）应用免疫组织化学的方法检测病变皮肤组织中的 8-羟基-2′-脱氧鸟苷，结果发现与砷相关的皮肤肿瘤和过度角化患者的皮肤样品 8-羟基-2′-脱氧鸟苷阳性率显著高于与砷无关的鲍恩病患者的皮肤样品。

关于 DNA 异常甲基化致癌的发病机制：一方面，作为一种酶抑制剂，无机砷选择性抑制硫腺苷甲硫氨酸依赖性甲基转移酶，硫腺苷甲硫氨酸的利用率从而降低，浓度增加。未受抑制的甲基转移酶使胞嘧啶超甲基化，而启动子区的甲基化能够抑制基因表达。若肿瘤抑制基因发生超甲基化，则会导致癌症发生。另一方面，无机砷消耗硫腺苷甲硫氨酸的甲基，细胞呈缺甲基状态，从而造成甲基化模式的不稳定，导致基因去甲基化，过分表达癌基因。

3）细胞因子

Bunderson 等（2002）在研究砷暴露对牛主动脉内皮细胞的毒性作用时，将细胞暴露于 0.5 μmol/L 亚砷酸钠 30 min，应用蛋白质印迹法（Western blotting）检测到炎性调节因子环加氧酶-2（COX-2）表达上调；当亚砷酸钠暴露剂量为 20 μmol/L时，在 30 min～48 h，COX-2 表达水平随时间的延长而升高。COX-2 是血管炎性反应的关键调节因子，可以催化其他炎性调节因子如前列腺素 H_2 和前列腺素 E_2 的生成。

燃煤型地方性砷中毒患者血清白细胞介素 2（IL-2）、肿瘤坏死因子（TNF）含量明显下降（$P<0.01$），转化生长因子（TGF-α）含量明显高于对照人群，而且随着病情加重，差异也更加显著（罗永忠等，2001）。IL-2、TNF、TGF-α 均为人体免疫功能的重要指标。IL-2 可以促进 T 淋巴细胞和自然杀伤细胞（NK 细胞）增殖，促进 B 淋巴细胞分化和增殖，从而促进抗体形成。TNF 是迄今为止发现的抗肿瘤作用最强的细胞因子，具有明显的抗肿瘤作用。TGF-α 在癌基因、肿瘤细胞、肿瘤启动基因转化的细胞中表达最多，可以刺激多种细胞的 DNA 合成，因此测定 TGF-α 含量对于诊断砷中毒损害程度及恶性肿瘤发生率均有重要意义。砷还可以调节生长因子和一些促有丝分裂细胞因子的活性。长期饮用高砷水居民的皮肤细胞和用砷处理的培养人表皮细胞，其转化生长因子-α（TGF-α）和粒细胞-巨噬细胞集落刺激因子（GM-CSF）表达增加。

4) 氧化应激

砷诱发活性氧自由基的产生并导致氧化损伤的学说受到越来越多的关注。砷暴露 2 个月时，小鼠肝抗氧化系统处于被激活状态，暴露时间继续延长则导致抗氧化系统过度损耗，从而启动了肝的生物化学损伤。目前认为，组织中的氧化损伤不仅可以导致膜脂质的过氧化损伤，而且可能使细胞蛋白质降解。砷暴露导致肝抗氧化系统发生变化可能是肝损伤的重要机制（Santra et al.，2000）。

砷的毒性作用大都与砷-巯基反应有关。砷进入体内即转化为氧苯砷并与细胞酶、蛋白质的巯基结合，影响酶的活性，从而干扰包括三羧酸循环在内的细胞正常代谢。体内许多酶如谷胱甘肽过氧化物酶、过氧化物酶（POD）、过氧化物歧化酶及过氧化氢酶（CTS）是人体氧自由基的清除物。当机体清除能力下降后，体内自由基堆积，自由基反应链的平衡被破坏，从而攻击膜系统，与膜蛋白和膜结合酶发生作用，从结构和功能上破坏生物膜。这一系列影响可导致机体多器官损害，甚至改变机体 DNA 复制过程，造成组织器官的癌变。另外，在高能磷酸键的产生过程中，砷与磷酸酰竞争结合，干扰细胞线粒体的氧化磷酸化，从而影响 ATP 的产生。

5) 细胞增殖和凋亡

细胞凋亡也称为程序性细胞死亡，是指细胞在一定的生理病理条件下，按一定规律和程序进行的自己终止其生命的过程。它属于生理性的细胞死亡而不是坏死性改变，是一种由基因调控的细胞主动死亡过程，在控制细胞增殖、肿瘤的发生和发展中发挥着重要作用，现已成为生命科学和生物医学领域的热点问题之一。Fas 是当前广泛研究的一种细胞表面受体，属于肿瘤坏死因子及神经生长因子受体家族成员，其配体是 FasL，FasL 与 Fas 阳性的靶细胞结合时可诱导细胞凋亡。砷通过上调肝细胞 Fas 与 FasL 的表达水平，致使 Fas 与 FasL 结合增加，启动细胞凋亡的胞内死亡信号传递过程，引导表达 Fas 的肝细胞 DNA 碎裂和细胞凋亡（杨大平等，2005）。NO 作为泛肽信号分子调节多种细胞的凋亡，其对细胞凋亡具有双重的影响，细胞是否进行凋亡取决于促凋亡因子和抗凋亡因子之间的平衡与否，低浓度 NO 具有延缓细胞凋亡的作用，而高浓度 NO 则增强细胞凋亡。在哺乳动物细胞内，NO 作为一种细胞内生物信使或细胞毒性效应分子介导细胞凋亡，依其浓度和细胞内氧化还原状态启动细胞凋亡或细胞生存信号。有学者通过对燃煤型地方性砷中毒患者血清中 NO、内皮素（ET）等指标进行检测发现，NO 随病情发展呈下降趋势，而 ET 则呈上升趋势（张碧霞等，2004）。随着 NO 浓度的降低，一旦细胞凋亡出现延缓，则机体组织细胞增生过度，癌症的风险即会大大增加。

1.3.3 砷中毒的皮肤损伤致病机理

砷是一种亲硫元素，可以和蛋白质的巯基（—SH）结合导致酶失活，As_2O_3 可明显降低家兔心肌超氧化物歧化酶的活性。砷可以直接作用于皮肤中的酪氨酸酶，刺激其产生大量的黑色素；随着砷的蓄积，黑色素细胞在砷的毒性作用下逐渐失去正常功能，导致皮肤色素脱失。

砷化合物与各种蛋白质分子的羧基、磷酸基、酚羟基等结合，形成砷-蛋白质分子复合物，影响蛋白质的生物功能，这是砷中毒的机制之一。砷化合物的毒性与其抑制体内巯基酶有关，由于表皮角蛋白含有较多巯基，因此皮肤含砷量较高。砷与表皮内的巯基结合后形成硫醇盐，减弱了巯基对酪氨酶的抑制作用，激活酪氨酶活性，使黑色素增加，从而引起皮肤色素沉着。砷与丙酮酸氧化酶等参与细胞代谢的含巯基酶结合，使这些酶失去活性，干扰细胞代谢，影响皮肤的正常角化过程，导致角化过度。皮肤角化过度可能是癌变的先兆。

1.4　地方性砷中毒的分布

地理环境中富砷是自然界长期的风化淋溶、成土过程和生物过程，以及人类矿产资源开发和工业污染造成的。由于食物中有机砷的毒性较低，砷主要通过饮水和呼吸进入人体。除工矿业和能源燃烧产生的污染外，全球地方性砷中毒主要由饮水砷异常引起。地方性砷中毒是一种典型的环境地球化学病,其发病和流行有明显的地域性。病区富砷的矿物、岩石是饮水型地方性砷中毒形成的物质基础,而病区特定的地质水文条件和地理环境,是砷进入人类生存环境的直接原因。

1.4.1 燃煤型地方性砷中毒的分布

自 20 世纪 60 年代开始,相继在贵州黔西南和陕西南部的一些县发现燃煤所致的砷中毒。两地室内生活用煤的含砷量大于 100 mg/kg,导致室内空气砷污染和粮食砷污染。病区受影响人口有 333 905 人,高砷暴露人口有 48 438 人,调查人数 30 892 人,砷中毒病例 2402 人,总患病率为 7.78%(金银龙等,2003)。贵州砷中毒是一种十分特殊的地方性砷中毒,它是一系列环境和社会因素造成的。

首先,当地煤矿中,特别是面向当地居民的小型煤矿中砷的含量很高,最高煤砷含量高达 9600 mg/kg;其次,黔西南地区地处半山丘陵,夏秋季阴雨连绵、冬季寒冷,当地人有用煤在室内烘烤粮食(主要是玉米)和辣椒及取暖做饭的习惯;再次,用于燃煤的设备一般是没有烟囱的炉子或者直接在地板上燃火,室内空气飘尘砷严重超标,玉米和辣椒也一年四季暴露在高砷的空气环境中,其中厨房空气降尘的砷含量高达 3800 mg/kg,病区家里辣椒中砷含量为 512 mg/kg,是非病区的数百倍;最后,居民在玉米加工之前和食用辣椒之前基本上不清洗。所有这些因素造成煤中的砷通过消化系统和呼吸系统进入人体,从而引起砷中毒。

燃煤型地方性砷中毒主要流行于贵州西部兴仁、兴义、安龙、平阳、织金等县市,受威胁人口约 2 万,由于该煤烟型砷中毒病区同时也是煤烟型氟中毒病区,甚至出现氟砷联合中毒的现象,两种疾病在病因和形成机制上又完全一致。因此,在云南、湖南、四川、湖北、陕西南部等大面积燃煤型氟中毒病区是否也有砷中毒的流行,已经引起人们的注意。重庆巫山燃煤型氟中毒病区室内粮食中砷的含量和居民头发与尿中砷的含量明显高于对照区,说明这种生活方式容易造成砷的暴露。另外,湖北氟中毒病区煤中砷的含量明显偏高,并与氟的含量呈正相关,但目前在该地区还没有检查到砷中毒患者,是否是因为该地区同时也是硒中毒病区,而砷和硒在有机体内互为拮抗元素,从而降低了砷的毒性,有待深入的研究。

2017 年中国燃煤型砷中毒主要分布在贵州省和陕西省,病区分布于 12 个县的 920 个村,约 97 万人受到燃煤砷的威胁。经过改炉改灶后,已有约 48 万人受益。2017 年燃煤导致的砷中毒患者有 26 733 人,其中贵州省和陕西省的患者分别为 2848 人和 23 885 人(表 1-14)。

表 1-14 2017 年中国燃煤型地方性砷中毒概况

地区	病区县		病区村		病区户数/户	已改炉改灶		患病人数/人
	个数	人口/万人	个数/个	人口/万人		户数	受益人口/万人	
贵州	4	299.4	26	6	14 983	14 983	5.7	2 848
陕西	8	255.2	894	91	244 833	244 833	42.4	23 885
总计	12	554.6	920	97	259 816	259 816	48.1	26 733

资料来源：国家卫生健康委员会，2019

1.4.2 饮水型地方性砷中毒的分布

饮用高砷水引起的地方性人群砷中毒流行于智利、阿根廷、美国、墨西哥、加拿大、新西兰、日本、印度、孟加拉国、泰国、越南、菲律宾、匈牙利等多个国家。美洲地区是被发现得最早的砷中毒地区，而亚洲地区尤其是东亚和南亚地区的砷中毒被发现得较晚，但也是受威胁人口最多的区域，仅印度西部和孟加拉国病区人口就达 3000 万，其中有 100 万人饮用高砷地下水，20 万人发生了砷中毒皮肤损伤。

水源性砷污染是流行最广、砷中毒危害最严重的一种类型。除了我国新疆和内蒙古，自 20 世纪 80 年代开始，在孟加拉国及其比邻的印度西孟加拉邦发现了大面积由饮水高砷所致的地方性砷中毒，并随着调查的深入，病区不断扩大。该地区目前是世界上面积最大、影响人口最多的病区。印度西孟加拉邦 16 个区中有 7 个区发现了砷中毒，面积 37 493 km^2，病区人口 3400 万，其中 80 万人口处在高砷饮水（50 μg/L）的暴露之中，主要分布在恒河西岸。该区域高砷饮水真实的暴露年限不是很清楚，一般认为开始于 60 年代的打土井进行灌溉计划，许多人口自此开始饮用高砷土井水，1978 年发现了第一口高砷井，80 年代早期检查出了第一例砷中毒患者。西孟加拉邦饮水砷含量为 50～500 μg/L，最高可达 3000 μg/L。孟加拉国全国 64 个区中的 41 个区发现了砷中毒患者，病区人口有 3000 万～7000 万。孟加拉国病区与印度病区实际上是一个病区，主要分布在恒河三角洲地区。80 年代，世界卫生组织在该地区进行控制腹泻、肺炎、肝炎等的"洁净水"计划，将饮用水源由地表河流和池塘水源改用为地下水源，当时没有考虑到地下水高砷的问题。该区域水井深度为 20～100 m，井砷含量的超标率为 20%。

东南亚的泰国和菲律宾也有饮水砷中毒的报道。泰国砷中毒主要发生在南部的 Ronpiboon 地区的一个村子，估计该地区高砷暴露至少有 30 年的历史，1987

年首次检查出砷中毒患者。该村共 4 万人口，其中已检出砷中毒患者 2000 人。其饮用水源为一条小溪，小溪附近有一个废弃的锡矿。因此，饮水高砷可能与锡矿砷污染有关。

东亚的日本和我国台湾是砷中毒的又一重点区域。日本曾发生多起慢性砷中毒事件，如森永奶粉砷污染、宇部豆浆砷污染、土吕久砷矿污染等，这些地区肺癌明显高发。我国台湾地区地方性砷中毒报道于 20 世纪 60 年代，目前已知涉及台南县、嘉义县、台南市、云林县、屏东县、高雄县、高雄市等 7 县市 56 个乡镇，重病区人口约 20 万。该地区高砷饮水有近 100 年的历史，直到 60 年代发现严重的乌脚病才引起人们的重视，到 1988 年为止，该病区尚有乌脚病例 3000 余人。除地方性砷中毒和乌脚病外，该病区的另一重要特征是多种癌症都呈高发趋势。

除亚洲外，饮水型地方性砷中毒的另一重要危害区是南美洲。智利的 Antofagasta、阿根廷的 Cordoba 和墨西哥北部的 Lagunera 等都有砷中毒的报道。智利病区是世界上已知地方性砷中毒流行最早的病区，据报道生活在公元 3 ~ 12 世纪的当地印第安人木乃伊的骨骼中有高砷的蓄积。Antofagasta 是智利西海岸的一个中等城市，现有人口 22 万，20 世纪 60 年代早期，首先在儿童中检出砷中毒患者，最开始人们认为水砷污染主要是附近的铜冶炼厂引起的，后来发现其水源主要来自 Toconce 河水，水中砷的浓度在 1958 年前一直低于 50 μg/L，后来由于自然风化，砷在河水中富集。70 年代，世界卫生组织在该地区进行了大范围的改水工作，建立了一个水处理厂，直到现在仍然运转良好。墨西哥有 6 个地区发现了砷中毒患者，其中 Lagunera 患病率高达 21.6%，约 40 万人饮用高砷水。

北美洲加拿大的大不列颠哥伦比亚和美国的明尼苏达、阿拉斯加等也有高砷饮水的报道，但砷中毒的临床报道相对很少。

欧洲地区除匈牙利有饮水砷中毒的报道外，苏联和芬兰也有饮水高砷的报道。匈牙利南部平原区部分水砷的含量超标。匈牙利砷中毒最早发现于 20 世纪 70 年代末和 80 年代初，主要有 Csngrad、Szolnok、Bacs 和 Bekes 4 个县。Csngrad 有 13.5% 的饮水超标，但一般超标 1 ~ 2 倍，未见砷中毒患者；Szolnok 有 21.5% 的饮水超标，人群发砷和尿砷显著高于对照组；Bacs 饮水砷浓度为 300 ~ 780 μg/L，儿童中有砷中毒患者被检出；Bekes 有 22 万人饮用高砷水，砷中毒现象十分普遍。芬兰南部部分农村水井高砷，最高达 980 μg/L，并伴有癌症高发趋势（Kurttio et al., 1999）。1998 年世界卫生组织的专家在非洲的加纳也发现了由饮水高砷所导致的地方性砷中毒患者。

目前发现的饮水型砷中毒一般都是自然环境高砷导致的地下水（如加拿大、美国、匈牙利等）或地表水（如智利）高砷所致，也有矿区污染导致饮水中砷含量过高的地方，如泰国。此外，还有一些采矿、工厂和农业杀虫剂污染导致的土壤砷含量过高，从而污染饮水水源和通过食物链影响人体的报道。

1.4.3　矿业和工业污染砷中毒的分布

采矿和工业活动造成的砷污染及砷中毒在我国有大量的报道。工矿业的砷污染主要来自于砷矿的开采和冶炼。我国是砷矿大国，砷矿广泛分布在我国中南部和西南部的湖南、云南、广西、广东等省份。砷矿在开采过程中容易造成地表水和地下水的污染从而造成危害，而砷矿石的燃烧熔炼过程除产生废水污染外，更重要的是砷化物燃烧产生的 AsH_3 和 As_2O_3 对生产车间和附近大气造成的污染，据湖南省 1992 年对全省 15 个含砷作业单位的调查，砷作业工人表现出不同程度的临床危害、皮肤损伤和肝脾异常等（徐新云等，1994）。石门雄黄矿污染区三个村土壤砷含量为 84.17~296.19 mg/kg，河水砷含量达 0.5~14.5 mg/L，以河水为饮用水水源的居民受到严重的危害（王振刚等，1999）。

砷的另一工矿污染主要来自贵重金属和有色金属的开采和冶炼，包括金矿、锡矿、锌矿、汞矿、铜矿等，因为这些矿物中往往有砷化物的伴生。云南锡矿的矿工和冶炼工的肺癌发病率及死亡率一直很高，20 多年来其原因一直没有查清楚，因为锡矿中存在多种致癌物质，直到"七五"期间，经过大规模的流行病调查发现，矿尘中的砷是主要原因；在贵州某汞矿井下作业的工人发砷含量达 25 mg/kg，有 5% 的工人出现皮肤色素沉着或脱色，而车间冶炼工人发砷含量更高，达 102 mg/kg，有 8% 的人出现明显的皮肤损伤（王明启等，1995）；湖南冷水江一家锑冶炼厂排放的废水污染了附近居民的饮水水源，造成 867 人中 617 人砷中毒（赵为民等，1997）。

生产时使用含砷制剂是砷污染的又一原因，含砷制剂包括农药、除草剂、木材防腐剂、染料、玻璃工业的氧化剂和脱色剂等。山东某化工厂生产含砷制剂排放的废水造成附近 87.3% 的村民发生了砷中毒。

上篇

饮水型地方性砷中毒研究

第2章 | 饮水型地方性砷中毒的 地理流行规律

2.1 饮水型地方性砷中毒地理分布

饮水型砷中毒是世界上分布最广、危害最严重的地方性砷中毒。世界饮水型地方性砷中毒分布于五大洲的多个国家。美洲包括美国、阿拉斯加、智利、秘鲁、多米尼加、洪都拉斯、尼加拉瓜、阿根廷、萨尔瓦多、墨西哥；非洲有南非、加纳、津巴布韦；亚洲包括印度、孟加拉国、日本、中国、柬埔寨、伊朗、巴基斯坦、缅甸、越南、尼泊尔、泰国；欧洲包括英国、奥地利、芬兰、罗马尼亚、法国、希腊、意大利、匈牙利、俄罗斯、克罗地亚、塞尔维亚、德国；大洋洲包括新西兰、澳大利亚（表2-1）。

表2-1 世界饮水型地方性砷中毒分布

大洲	国家
美洲	美国、阿拉斯加、智利、秘鲁、多米尼加、洪都拉斯、尼加拉瓜、阿根廷、萨尔瓦多、墨西哥
非洲	南非、加纳、津巴布韦
亚洲	印度、孟加拉国、日本、中国、柬埔寨、伊朗、巴基斯坦、缅甸、越南、尼泊尔、泰国
欧洲	英国、奥地利、芬兰、罗马尼亚、法国、希腊、意大利、匈牙利、俄罗斯、克罗地亚、塞尔维亚、德国
大洋洲	新西兰、澳大利亚

饮水型地方性砷中毒在我国除台湾地区以外，基本查明主要分布在北方的山西、内蒙古、宁夏和新疆等省（自治区、直辖市）。目前已检查出患者8000多例，病区人口近数十万（表2-2）。

表 2-2　我国饮水型地方性砷中毒的流行病调查结果

病区		病县（市、区）	乡（镇）数	自然村数	检查人数	患病人数	检出率/%
内蒙古	赤峰	克什克腾	1	3	145	97	66.90
	呼和浩特	土默特左旗、托克托县	15	62	3 409	197	5.78
	包头	土默特右旗	8	19	274	33	12.04
	巴彦淖尔	临河	9	158	1 281	167	13.04
		五原	6	20	1 108	237	21.39
		杭锦后旗	19	362	1 639	729	44.48
		乌拉特前旗	1				
		乌拉特后旗	3	3	300	8	2.67
		磴口	1				
	阿拉善	阿拉善左旗	1		2 002	306	15.28
新疆		奎屯	2	2	31 141	523	1.68
山西	大同	山阴	4	42	24 137	4 723	19.57
		应县	4	18	16 440	146	0.89
		朔城	2	3	1 655	218	13.17
	晋中	汾阳	3	9	2 720	363	13.35
		孝义	2	4	4 250	114	2.68
		平遥	1	2	2 055	40	1.95
宁夏		平罗		2	5 363	628	11.71

　　资料来源：孙天志，1995；王连方，1994；胡兴中等，1999；张青喜和赵亮怀，2000

　　我国饮水型地方性砷中毒的主要病区明显地分布在新疆—宁夏—内蒙古—山西的一个狭长的不连续地带内。目前的病区包括新疆准噶尔盆地的西南部，宁夏—内蒙古的河套盆地、山西大同盆地和大兴安岭余脉西侧的一个山间谷地等地貌单元。新疆病区分布在准噶尔盆地西南部西起艾比湖、东到玛纳斯河的约250 km地带；宁夏病区分布在贺兰山东麓和黄河冲积平原间；内蒙古河套病区北部是狼山和大青山山地，南部为黄河河道。河套平原自北向南分成山前倾斜平原，东西向条状分布的地势低洼地带和黄河冲湖积平原，微地貌景观可见到废弃的古河道或积水洼坑；山西病区主要分布在桑干河，特别是其支流黄水河两岸。

我国是世界上受地方性砷中毒危害最严重的国家之一。台湾西南沿海地区的地方性砷中毒发现于 20 世纪 60 年代，病区约有 20 万人受砷中毒的威胁，由于地下水同时存在高砷和腐殖酸，加剧了砷对血管的损害，导致暴露人群发生四肢末梢血液循环障碍，引起乌脚病。新疆的地方性砷中毒发现于 20 世纪 70 年代末80 年代初，受危害人口约 10 万。内蒙古和山西病区分布范围较广，东西向长达250 km，该病区仅内蒙古受到威胁的人口就达 30 万，而山西大同盆地病区涉及 5个县，受威胁人口约 100 万。这些病区均为饮用高砷地下水引起的饮水型地方性砷中毒病区。

2017 年，全国饮水型砷中毒病区县有 117 个，分布于山西、内蒙古、吉林、江苏、安徽、河南、湖北、云南、陕西、甘肃、青海、宁夏和新疆等省（自治区、直辖市）。病区涵盖 2642 个村，受威胁人口 155.6 万人，经过多年的饮水安全工程实施后，多数病村已改水。2017 年全国仍有近万名砷中毒患者（表2-3）。

表 2-3　2017 年中国饮水型地方性砷中毒概况

地区	病区县		病区村		已改水		患病人数
	个数	人口/万人	个数	人口/万人	村数	受益人口/万人	
山西	16	637.6	157	22.3	148	14.5	4004
内蒙古	28	523.6	1191	38.2	1146	34.4	3594
吉林	7	331.8	361	15.3	331	8.9	297
江苏	5	393.9	37	7.3	37	7.3	40
安徽	13	1072.2	95	13.1	89	11.6	71
河南	6	531.6	26	3.3	26	3.3	
湖北	1	120.2	53	7.7	53	7.7	4
云南	9	308.2	42	5.1	42	5.1	31
陕西	3	109.2	15	1.4	15	1.4	539
甘肃	8	157.1	58	4.6	16	1.9	279
青海	4	37.3	22	0.1	3	0.1	324
宁夏	6	213.6	156	3.7	156	3.7	209
新疆	11	295.2	429	33.5	429	30.5	49
总计	117	4731.5	2642	155.6	2491	130.4	9441

资料来源：国家卫生健康委员会，2019

2.2 饮水型地方性砷中毒病区环境特征和成因

2.2.1 饮水型地方性砷中毒病区环境特征

中国饮水型地方性砷中毒病区的分布具有明显的地方性，其地下水的沉积环境具有一定的共性特征。林年丰和汤洁（1999）根据各病区的地下水沉积环境划分为中新生代断陷盆地型、新生代滨海平原型和第四纪冲积平原型。中新生代断陷盆地型以内蒙古、山西、宁夏和吉林等为代表，该类型病区分布广、影响范围大；新生代滨海平原型以台湾、江汉平原和珠江三角洲为代表；第四纪冲积平原型则以新疆奎屯病区为代表（表2-4）。

表2-4 中国部分饮水型地方性砷中毒病区环境概况

指标	台湾	新疆	内蒙古	山西	吉林
地形地貌	滨海平原	山前冲积倾斜平原	黄河冲湖积平原	内陆型湖盆	松嫩平原内陆盆地核心区
沉积环境	新生代滨海相沉积，为青灰色砂质泥岩，Q4 以来沉积了海陆交互相的粉砂、有机淤泥	第四纪冲、洪积物发育，多为亚黏土、亚砂土及粉细砂地层，局部有黏土夹层	断陷盆地，沉积了巨厚的中生代内陆湖相地层，Q3 ~ Q4 河湖相地层发育，为粉细砂、黏砂土和黏土，夹有灰黑色淤泥质	断陷盆地，为中、下更新世厚层灰绿、灰黑色湖积物和由黏土、粉砂土组成的淤泥层湖滨相沉积物	中、新生代松辽巨型断陷盆地的一部分，区内沉积了巨厚的内陆河湖相沉积物。受构造和断裂控制，在局部形成高砷富集区
气候水文	亚热带湿润区，年均降水量1650 mm	干旱区，年均降水量177 mm，蒸发量1758 mm	干旱区，年均降水量 180 ~ 220 mm，蒸发量 2000 ~ 2500 mm	半干旱区，年均降水量400 mm，蒸发量1880 mm	半干旱区，年均降水量400 mm，蒸发量1800 mm
饮水源	地下水	地下水	地下水	地下水	地下水
水化学特点	水中 Na^+、Cl^-、As、CO_2、CH_4、NH_4^+ 等较高，为富含有机质和发荧光物质的还原环境	矿化度（TDS）、Na^+、Cl^-、F^-、As 较高，As（III）占总 As 比值小于10%，为氧化环境	TDS、Na^+、Cl^-、F^-、As、腐殖酸等较高，为富含有机质、H_2S、CH_4 气体的还原环境	为富含腐殖质的还原环境，以 HCO_3^- 型为主，TDS 小于1 g/L	TDS 小于 1.0 g/L，pH 为 7 ~ 8.8，HCO_3^- Na 型水；As（III）/总 As 小于18%，为氧化环境

续表

指标	台湾	新疆	内蒙古	山西	吉林
砷中毒流行特点	20 世纪二三十年代主要饮用地表水或浅井水，砷中毒罕见；1946年以后改用深井水，砷中毒严重流行	20 世纪 50 年代末饮高氟（F）浅井水，氟中毒流行；60 年代中逐渐开始打防氟深井；80 年代初调查氟中毒时发现砷中毒现象	20 世纪 80 年代饮用地表水或浅井水，砷中毒少见；80 年代以后改用深层水（15 ~ 20 m），砷中毒流行	20 世纪 80 年代中期至 90 年代初，因干旱河道断流、地下水位下降等原因，浅井水改为深 30 m 左右的井，1994年确定为饮水型地方性砷中毒区	1995 年首次报道地方性砷中毒；由于浅水氟高，80 年代末开展大规模的防氟改水工程，开采第四纪下更新统承压水，部分地区承压水中水砷含量超标
砷中毒症状	乌脚病，皮肤溃烂，皮肤色素沉着，掌趾部角化	皮肤色素沉着，掌趾角化	皮肤色素沉着，掌趾角化和皮肤癌	皮肤色素脱失、色素沉着、皮肤角化和皮肤癌	掌趾部角化、皲裂、皮肤色素沉着
砷中毒类型	循环障碍型	神经系统型	神经系统型	神经系统型	神经系统型
患病率/%	27.37	0.30 ~ 46.40	2.67 ~ 71.60	0.57 ~ 13.85	2.34

资料来源：汤洁等，2013

1. 河套平原

河套平原位于内蒙古自治区的西部，平原北部是阴山山脉的主体狼山，西为乌兰布和沙漠，南临黄河，东依乌梁素海，中部为广阔的冲湖积平原。地理坐标北纬 40°10′ ~ 41°20′，东经 106°10′ ~ 109°30′。本区辖临河区、杭锦后旗、五原县、磴口县、乌拉特前旗 5 旗县及乌拉特中旗、乌拉特后旗 2 旗山前部分。总面积约 1.3 万 km²，人口约 153 万。河套平原的地貌特征分为北部的狼山和乌拉山山前冲洪积倾斜平原，往南的黄河冲湖积平原也称后套平原，西部为乌兰布和近代风积沙地及位于东部乌拉山和包头市之间的三湖河地区（杨素珍，2008）。山前冲洪积倾斜平原呈东西向条带状分布于狼山和乌拉山山前，总面积约 950 km²，占平原区总面积的 7.3%。地形由北向南倾斜，岩性逐渐变细，在南部扇缘地区由于地势较低，地下水埋藏浅，构成地下水溢出带，形成由地下水补给的湖泊和下湿地景观。黄河冲湖积平原为平原的主体，面积约 9550 km²，占总面积的 73.5%。地势西南高东北低，平坦开阔。后套平原以东部的乌梁素海为界，乌梁素海是后套灌区退排水的容泄区和浅层地下水的排泄区。平原上古河道、牛轭湖、碟形洼地、带状沙丘、残留湖泊和湖沼地等微地貌地形广布。乌兰布和近代风积沙地位于河套平原西部，面积约 2500 km²，占全区的 19.2%。

河套平原的地质结构属于华北地台鄂尔多斯台向斜的一部分，形成于侏罗纪晚期的中新生代断陷盆地（表2-5）。前古生代，造山运动使阴山山脉逐渐褶皱隆起。侏罗纪末期燕山运动使北部蒙古地台向华北地台挤压，由于鄂尔多斯地台的阻挡而褶皱形成阴山山脉，沿狼山山前产生东西向大断裂。受喜马拉雅运动影响，阴山山脉再度强烈上升，形成海拔1500~2100 m的山原地貌，南部盆地继续沉降，形成自东南向西北阶梯状加深的拗陷带，由泥质和碎屑物堆积成海拔超过1000 m的河套平原。河套平原构造封闭，长期下沉，自侏罗纪（中生代晚期）以来，形成以内陆湖相为主的细粒碎屑沉积。沉积厚度由东南部500~1500 m向西北部增至7000~8000 m。第四系最大厚底1200~1500 m，以厚层湖相沉积层为主湖相泥砂质沉积物。河套平原北侧狼山、乌拉山主要由震旦系变质岩和华力西期的辉长岩和闪长岩组成。

表2-5　河套平原地层系统简表

界	系	统	岩性特征	代号	厚度/m
新生界	第四系	全新统	冲湖积、冲积层为主，岩性为黄色黏土与粉细砂互层	Q4	>50
		上更新统	黄灰色细砂、粉砂夹黏土，下部含盐量较高	Q3	>200
		中更新统	黄灰色中细砂、细粉砂与灰褐色砂黏土、黏砂土互层，富含有机质和石灰质，含盐量较高	Q2	350~650
		下更新统	淤泥质土与粉砂、细砂互层	Q1	222
	第三系	上新统	红色砂页岩、泥岩沉积，并有石膏、岩盐等化学沉积	N	>2000
中生界	白垩系	下统	灰、红色交替的砂泥岩与砾岩互层	K	
	侏罗系	中下统	以杂色含煤碎屑岩为主	J	

河套平原地下水主要赋存于第四系冲洪积–冲湖积相含水层中。沉积物主要由冲洪积砂、砂质淤泥及富含有机质的湖相–冲湖积相砂质淤泥、淤泥质黏土组成。浅层地下水砷的迁移富集机制包括沉积物提供直接的砷源、地下水有机质还原条件的诱发作用、地下水化学过程的影响及地质环境条件与气候的作用。沉积物中的活性砷包括可交换态砷、碳酸吸附态砷、有机物和硫化物吸附态砷，以及铁/锰氧化物吸附砷是地下水中砷的直接来源。铁/锰氧化物吸附60%~86%的活性态砷，在还原条件下，铁/锰氧化物的还原性溶解导致吸附态砷转化为溶解态砷，进入地下水，造成地下水砷含量增加（杨素珍，2008）。河套平原第四系沉

积物的空间分布与浅部含水层中总砷含量分布具有很好的相关性，浅部含水层主要为冲湖积成因，有机质含量较高，因上部弱透水岩层覆盖阻碍地表 O_2 向含水层输入，使含水层的还原性增强，从而促进 As 的释放。沉积物中砷的赋存形态以铁/锰吸附态为主，可交换态砷含量较低，但经过水-岩长期作用后，砷极易进入地下水，为地下水中砷的富集提供来源。在还原环境中，铁/锰氧化物发生还原性溶解，生成高溶解性的 Fe^{2+}、Mn^{2+}，吸附在其表面的砷也被释放并进入地下水，且由 iAs^5 还原为 iAs^3。

河套平原北部分布有狼山、乌拉山震旦系变质岩（片麻岩、大理岩、碳质板岩）及华力西期的辉长岩和闪长岩，其含砷量较高，一般为 10~60 mg/kg，且狼山分布有大型富砷硫铁矿床，平原北部高砷盐城和矿产成为地下水砷的原生源，即河套平原是一个富砷的地质环境。河套平原的干旱和半干旱气候条件使得岩石和矿物中的砷经过风化、淋溶和地下水渗透、搬运作用被搬运到山前低洼地带，经蒸发浓缩富集于含水层，形成高砷地下水。此外，地下水水力梯度小、含水层渗透性弱，地下水径流非常缓慢，地下水交替极弱。这些水文条件限制地下水中溶解砷在含水系统中迁移，增加水-岩石之间的相互作用时间，造成砷在地下水中富集。

2. 银川平原

银川平原位于宁夏回族自治区北部，南起青铜峡，北至石嘴山，西依贺兰山，东靠鄂尔多斯台地，南北长 165 km，东西宽 42~60 km，面积约 7790 km^2，海拔 1100~1400 m，属黄河冲积和贺兰山洪积平原，地势平坦。银川平原被围限在贺兰山、牛首山和鄂尔多斯台地之间，成为一个盆地式的平原。在漫长的地质历史时期，经地壳升降运动、断裂运动和流水、风化等内外地质营力的综合作用，总体地势西南高东北低；中部为广阔平原，由山前洪积倾斜平原、冲洪积平原和河湖积平原组成，地势开阔平坦。按地貌成因、形态划分为堆积剥蚀地形、堆积地形和风积地形三种（韩双宝，2013）。

银川平原的地层自上而下依次为第四系、新近系、古近系。根据钻孔资料第四系厚度为 144~1605 m，新近系厚度大于 2540 m，古近系厚度大于 1090 m。新近系地层出露于盆地东部边缘，埋深 8~40 m，可见厚度 122 m，岩性以褐红色、黄褐色、橘黄色砂质泥岩、泥质砂岩、泥岩为主，其次为土黄色、灰白色砂岩及少量砾岩。胶结程度不等，由松散至胶结均有。岩性以灰白色、土黄色中细砂、粉细砂为主，夹有棕红色、土黄色黏质砂土、砂质黏土。第四系广布于整个平原，成因类型多样，沉积厚度逾千米。据物探资料和钻孔资料分析，盆地在横剖面上呈地堑式的断阶状下落。盆地中心位于平罗、贺兰、银川、永宁一带，盆地最深部位大体位于平罗—姚伏—银川一线以西及永宁、灵武之间的断陷处，在纵剖面上由平罗往北和由永宁向南又呈断阶状的抬升。整个盆地为东缓西陡的"向斜盆地"。基地起伏决定了第四系的沉积轮廓,从盆地中心向盆地边缘沉积厚度迅速减薄。

3. 大同盆地

大同盆地位于干旱半干旱区的山西省。大同盆地是一个三面环山、中间低凹的狭长形盆地,山区多基岩裸露,盆地内为松散沉积物。地层从老至新有太古宇的桑干群和五台山群,中新元古界的长城系和蓟县系,古生界的寒武系、奥陶系、石炭系和二叠系,中生界的侏罗系和白垩系,新生界的第三系和第四系。盆地经历了盆地雏形形成(上新世晚期 N32)—湖泊形成期(更新世早期 Q11)—湖泊全盛期(更新世早期 Q21—31)—湖泊收缩期(更新世中晚期 Q2—Q1—Q23)—湖泊消亡期(更新世晚期 Q33)—河流发育期(全新世 Q4)(韩颖等,2017)。

大同盆地山前地带发育为古洪积扇群和现代洪积扇群,扇群的下缘沉积物颗粒显著变细,形成地下水溢出带。盆地富水性较好的含水层分布于山前洪积扇群带及古河道。山前地带在湖相环境期是作为湖滨三角洲接受沉积的,这种粗粒物质的沉积物多直接与基岩接触,形成环状巨厚含水层,赋存丰富的地下水。

4. 新疆奎屯

奎屯位于新疆奎屯河流域,天山以北,库尔班通古特沙漠以南。奎屯从东到西为奎屯河、四棵树河、古尔图河,均为内陆河。奎屯河水系及其各支流发源于北天山北坡,其他河流则发源于准噶尔西部山地,各河流均流入准噶尔盆地或山间封闭盆地的低洼处。各河流的水源主要来自于山区冰川和积雪融化及降雨。奎屯地区纵贯准噶尔盆地,地形沿三河河势南高北低,绝大部分在河流的洪积冲积平原上。奎屯地区在第四纪时期各个阶段一直处于沉积地带的中心区域,形成了以泥质、黏土质为主的深厚沉积层。

5. 松嫩平原

松嫩平原位于吉林省的西部和黑龙江省的西南部,面积 18.3 万 km²,其为四周高、中间低,由周边向中部缓慢倾斜的半封闭式、不对称盆地。西、北、东三面分别为大兴安岭、小兴安岭、张广才岭及长白山丘陵山地,南部由微隆起的松辽分水岭与西辽河平原相连。松嫩平原的潜水含水层分布普遍,承压含水层主要为古近系依安组,以及新近系大安组、泰康组和第四系下更新统,按照区域地貌特征分为东部高平原、中部低平原、西部山前倾斜平原及河谷平原 4 个水文地质区(朱巍等,2015)。东部高平原和西部山前倾斜平原既是山区基岩裂隙水的排泄区,又是松嫩平原中部承压水盆地的主要补给区。含水层以湖积相沉积的粉细砂为主,各含水层之间有黏土、亚黏土隔水层,地下水径流不畅,水位埋深变浅,导致地下水中砷和氟的富集。

6. 江汉平原

江汉平原位于湖北省中南部,是由长江和汉江形成的冲积平原,地形平坦开阔、河网密布、湖泊发育,是河湖共同作用区。江汉平原地层以第四系全新统为主,前第四纪地层少有出露。区域内地下水包括浅层 (Q4) 孔隙潜水含水岩组、上部 (Q2+Q3) 孔隙承压水含水岩组和下部 (N2+Q1) 裂隙孔隙承压水含水岩组三个含水岩组。浅层孔隙潜水含水层分布广泛,以全新统的粉土、粉砂为主,局部地段有砂砾石层,厚度主要为 3~10 m。该层水受江汉平原原生环境影响,铁、锰含量较高,水位埋深浅。上部孔隙承压水含水岩组岩性以淤泥质粉砂、砂、砂砾石为主,普遍含有淤泥,且夹有黏土透镜体,含水层厚度为 90~100 m。下部裂隙孔隙承压水含水岩组岩性以粉砂 (岩)、泥质粉砂 (岩)、细砂 (岩)、中砂 (岩)、中粗砂 (岩) 为主,普遍含有淤泥,局部含有砾石 (甘义群等,2014)。

江汉平原的高砷地下水集中分布在东荆河和通顺河两河的南北两岸,包括仙桃沙湖原种场、沙湖镇、洪湖市黄家口镇姚河村和大同湖农场六分场潭子湖村等区域,高砷水主要分布于 15~40 m 含水层中。浅层承压地下水层中富集砷和铁,地下水中砷形态以 iAs^3 为主。地下水砷的含量为 50~400 μg/L,局部地区水砷含量最高达 2320 μg/L (高杰等,2017)。

7. 珠江三角洲

珠江三角洲地区地层隶属华南地层东南地层区,从震旦系至第四系均有出露,以泥盆系、石炭系、二叠系、侏罗系、第四系为主。珠江三角洲的平原地区主要以第四系海陆交互相堆积物分布为主。珠江三角洲在构造单元上属华南褶皱系粤北、粤中拗陷带,主要坳陷为三水坳陷盆地。该地区的地下水包括松散岩类孔隙水、碳酸盐岩类裂隙岩溶水、基岩裂隙水 (张昌延等,2018)。

综上所述,我国北部饮水型地方性砷中毒分布在天山—贺兰山—阴山—大兴安岭的山前平原和盆地的低洼处,地下水排泄不畅,病区以细颗粒沉积物为主,气候干燥。上述山地都有丰富的含砷量高的矿物,为病区提供了丰富的砷源,溶解了含砷矿物中砷的降雨或冰雪融水 (新疆) 通过地下水径流,作为病区地下水的补给;在低洼处汇集的含砷地下水因地表组成颗粒变细而蓄积,在地表的强烈蒸发下,砷被截留在一定的地下层位而形成富集,这可能是我国饮水型地方性砷中毒的环境成因。我国台湾、珠江三角洲等地区则处在滨海平原或三角洲地带,可能与古海相沉积物中丰富的含砷生物有关。

2.2.2 饮水型地方性砷中毒病区地下水砷富集成因

我国内蒙古、新疆是饮水型地方性砷中毒的主要分布区,其成因可从地质、地貌、古生物环境变化等几方面探讨。内蒙古病区北部分布有狼山、大青山古老变质岩系。其成矿性好，含砷量高，含砷量为 10 ~ 60 μg/g，为地壳砷丰度值的 5 ~ 30 倍，是高砷环境的物质来源。山区的含砷岩石和矿物经风化作用、流水搬运作用，使大气降水和地下水溶滤了岩石和矿物中的砷，将砷携带到山前倾斜平原前缘的低洼地带，经蒸发浓缩后在含水层中富集。病区所处地貌单元为山前冲积洪积倾斜平原与黄河、大黑河冲积湖积平原交界的低洼地带，村落附近分布有废弃的古河道或积水洼坑。在第四纪中下更新世，河套地区是一个大湖盆，通过湖中植物、鱼、虾的生物积累，经过漫长的历史时期，形成含高砷的淤泥质。到上更新世，湖水逐渐退缩，大部分沉积层出露地表。到全新世，大部分地区由黄河及大黑河冲积物所覆盖，形成现今病区饮用水的弱还原环境下的高砷地下水层位。病区碱蓬草地及农田中砷含量高达（5.81±11.7）mg/kg，说明已受到砷污染。对 44 个病村进行饮水、井水的分析测试表明，水中砷含量为 0.1 ~ 2.0 mg/L，超过生活饮用水卫生标准 2 ~ 40 倍，且毒性大的三价态砷含量占水总砷含量的 50% ~ 90%，另外，有机质严重污染了饮用水。新疆砷中毒的地质与环境条件和内蒙古类似，深层地下水富集了大量的砷，饮水砷含量达 0.2 ~ 0.6 mg/L，超过生活饮用水卫生标准 4 ~ 6 倍，砷中毒患病率为 10% 左右。

1. 岩石与矿物风化

地下水砷的首要来源是岩石和矿物风化，而进入地下水的砷量主要取决于含砷矿物的风化作用程度及砷含量和稳定性等矿物性质。含砷硫化物和硫盐矿物的氧化可向地下水释放砷，硫盐矿物可被水中的 O_2、Fe^{3+}、NO_3^{2-} 或矿物晶体如 MnO_2 氧化。硫化物的氧化速率取决于矿物的晶体化学性质、氧化剂浓度、微生物的催化作用及 pH 和温度。自然界 300 多种砷矿物中，约有 20% 是硫化物和硫盐，其中最常见、储量也最多的是砷黄铁矿（FeAsS）和黄铁矿（FeS_2），这些矿物均是地下水砷的潜在来源。

二次砷矿物的组成和行为受到地球化学条件的影响，地下水砷的含量取决于二次含砷矿物的组成和行为，并决定地下水砷的移动性，二次砷矿物由砷、氧气和各种金属组成。在稳定氧气来源的环境中形成氧化物并在厌氧环境中溶解，因此含水层还原环境的形成可抑制二次氢氧化物的形成并促进其溶解，导致地下水砷含量增加。

2. 水文地球化学

地下水流可通过稀释过程和水化学性质影响地下水砷含量的时空变化。地下水砷含量沿着水流路径即相对应的地下水地球化学演化而发生变化，更长的地球化学演化地下水即更老的地下水可溶解砷含量可能更高，因为砷矿物与水的反应时间越长，硅酸盐和碳酸盐风化作用相关的 pH 升高，以及硫化物氧化等对氧气的消耗导致了氧化还原能力降低。相反，较短的地球化学演化地下水砷含量通常较低，因为较强的地下水补给比例可伴随有低 pH 和氧化条件（Ayotte et al.，2015）。因此，地下水砷含量可能随水砷的增加而增加，从补给区到排泄区呈增加趋势。此外，地下水砷含量可能因地下水流条件而发生时间变化。

地下水的氧化还原条件是地下水砷富集的一个重要因素。地下水的氧化还原电位越低，水砷浓度越高，即还原条件有利于含水层中砷的释放（郭华明等，2013）。还原环境中，铁/锰氧化物矿物的还原性溶解是地下水中砷富集的主要原因。含水介质中铁/锰氧化物矿物吸附大量的砷，是地下水系统中砷的主要载体，还原条件下吸附的砷被还原溶解为可溶性的砷，并进入地下水造成地下水砷的积累。

3. 地下水水文条件

地球成因的地下水砷污染主要来源于含砷矿脉的风化和侵蚀作用、铁氢氧化物的还原溶解等。地下水砷的赋存形态以无机砷包括五价无机砷（iAs^5）和三价无机砷（iAs^3）为主，iAs^3 主要存在于还原性质的水体中，而 iAs^5 主要存在于氧化性质的水体中。地下水文条件可使地下水砷含量和赋存形态发生变化。地下水流可影响地下水的稀释过程和水文地球化学性质，改变含水层系统的氧化还原条件，造成地下水砷含量的时空变化（O'Shea et al.，2015）。地下水流速降低可延长地下水的滞留时间，增强水与岩石之间的相互反应强度，地下水砷含量增加（Smedley et al.，2007）。地下水温升高可降低溶解氧浓度和减少氧化反应，提高砷的释放量，使得水砷含量增加。此外，地下水位的变化可使地下水砷含量发生变化。地下水位升高，可通过低 pH 水补给来稀释、降低水砷的含量；地下水位下降，水体受到补给水的稀释有限，水砷含量增加。然而，也有研究指出地下水位上升导致含水层的溶解氧含量降低，还原性增强，促进砷的还原性溶解，使得地下水砷含量上升。由此可见，地下水砷含量的时间变化受到地下水位、水流和水文地球化学性质等水文条件的影响。

4. 气候变化

地下水砷含量和赋存形态具有明显的季节差异。地下水砷含量的季节差异与降水量变化相关，降水量大的季节地下水砷含量较低，而降水量小的季节地下水砷含量较高（Rodríguez et al.，2004）。地下水砷的形态也具有季节变化，雨季可迅速抬升地下水位，含水层还原性增强，有利于 iAs^5 转化成 iAs^3；雨季过后地下水位逐渐降低，地下水中 iAs^3 所占比例也随之降低（邓娅敏等，2015）。内蒙古呼和浩特地区地下水总砷和 iAs^3 含量在枯水期和丰水期之间差异明显（韦炳干等，2016）。地下水砷含量和赋存形态的季节变化除了受到区域地质背景、基岩特性和水文地质等自然因素的影响，还受到降水特征、水位波动、地下水补给和水文地球化学性质等气候变化相关因子的影响。

气候变化可改变地下水的补给特征，引起地下水位波动、水温变化等，进而影响地下水砷的时间变化。极端气候事件对地下水砷的含量和赋存形态产生影响，如长期干旱使地下水位急剧下降，还原溶解和碱性解吸增强，导致地下水砷的含量增加；而极端降水使地下水受富氧水的快速稀释，导致地下水砷含量降低。另外，气候变化可驱动土地利用方式发生变化，进而间接影响地下水砷的含量。

5. 人类活动

地下水补给特征是影响地下水砷含量的一个重要因素。例如，地下水的快速补给可以为地下水提供氧气、硝酸盐或硫酸盐等，促进砷的释放。土地利用方式的变化可以改变地表水水文、土壤和植被覆盖等，影响地下水的补给，从而影响地下水砷含量和赋存形态的时间变化。土地利用方式对地下水砷的行为也具有影响，研究表明灌溉方式和施肥方式的不同是导致地下水砷含量区域差异化的重要原因（曹永生等，2017）。农业灌溉可引起地下水砷的含量发生周期性变化。在地下水作为灌溉水的区域，灌溉期由于地下水被抽取，含水层的包气带变厚、还原强度降低，砷的还原释放量减小，地下水砷含量也随之降低；非灌溉期，地下水位恢复，含水层逐渐恢复到饱和状态、还原强度增强，有利于砷还原性释放，地下水砷含量也随之升高（张扬等，2017）。此外，地下水的过度开采则可能限制砷的空间可移动性。可见，地下水砷含量和赋存形态的时间变化均受到人类活动的影响，这些人类活动可以改变地下水位、水流、水文地球化学性质等，从而增加或降低地下水砷的含量，造成地下水砷含量和赋存形态的时间变化。

第3章 | 饮水型地方性砷中毒病区环境砷暴露

本章将以内蒙古饮水型地方性砷中毒病区杭锦后旗、五原县为例，对照区选取无高砷水暴露的和林格尔县，结合多途径介质暴露模型探讨饮水型地方性砷中毒病区的环境砷暴露。

3.1 环 境 砷

3.1.1 饮水砷

1. 饮水砷含量特征

表 3-1 为饮水型地方性砷中毒病区和对照区饮水砷含量。病区饮用水总砷含量为 92.38~202.54 μg/L，平均值为 147.39 μg/L，显著高于对照区的饮用水总砷含量（其含量为 1.68~11.99 μg/L，平均值为 4.93 μg/L），表明饮水型地方性砷中毒病区中饮水仍然是砷的主要暴露途径。病区水样 100% 超出我国制定的《生活饮用水卫生标准》（GB 5749—2006）关于农村小型集中供水和分散供水中砷含量应低于 50 μg/L 的规定，对照区的饮水砷含量均低于我国的生活饮用水卫生标准，但约有 15% 的饮水砷含量高于 WHO 制定的饮水砷含量标准（10 μg/L）。

表 3-1 饮水型地方性砷中毒病区和对照区饮水砷含量（单位：μg/L）

区域类型	统计指标	样本数	平均值	标准差	最小值	百分位数			最大值
						25	50	75	
病区	iAs^3	53	58.83	56.93	0.00	0.00	43.37	112.57	172.59
	iAs^5	53	86.18	44.61	21.88	45.05	79.47	130.10	193.73
	iAs	53	145.01	30.19	88.21	126.67	144.48	156.98	231.15
	$\%iAs^3$	53	40.57	33.96	0.00	0.00	31.88	72.46	85.44
	$\%iAs^5$	53	59.43	33.96	14.56	27.54	68.13	100.00	100.00
	总砷	53	147.39	26.65	92.38	127.44	148.02	166.95	202.54
对照区	总砷	46	4.93**	3.40	1.68	2.60	2.96	8.21	11.99

注："**" 表示显著值 $P<0.01$

病区饮水以无机砷包括三价无机砷（iAs^3）和五价无机砷（iAs^5）为主，未检测出有机砷如一甲基砷（MMA）与二甲基砷（DMA）。其中 iAs^3 的平均含量为 58.83 $\mu g/L$，占饮用水总无机砷含量（$iAs^3 + iAs^5$）的百分比平均值为 40.57%，最高含量百分比达 85.44%；iAs^5 的平均含量为 86.18 $\mu g/L$，占总无机砷含量的百分比为 14.56%~100.00%，平均值为 59.43%（表 3-1）。

2. 饮水砷季节变化

根据地下水补给量的季节差异性，在春季（平水期）、夏季（丰水期）和冬季（枯水期）分别采集饮用井水样品，并测定其总砷和各形态砷含量，结果如图 3-1 所示。由图 3-1 可知，夏季人群饮用水 iAs^3 含量最小，在春季和冬季间无显著差异；冬季饮用水 iAs^5 含量显著高于夏季，而春季和夏季饮用水中 iAs^5 含量无显著差异；就总无机砷含量而言，夏季饮用水总无机砷含量显著低于春季和冬季，而饮用水总无机砷含量在春季和冬季间的差异不显著。

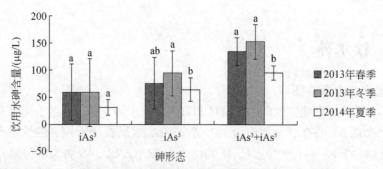

图 3-1　病区饮用水无机砷含量的季节间变化

小写字母 "a" "b" 表示病区饮水砷含量在两季节间存在 0.05 水平上的显著差异

根据前人的研究结果，美国内华达州西部井水砷浓度季节性变化不显著，在所调查的 365 眼水井中，水砷含量雨季高于旱季的井数约占 22%，旱季高于雨季的井数约占 21%，其余水井的水砷含量季节差异较小（Thundiyil et al., 2007）。印度西孟加拉邦饮水型地方性砷中毒病区夏季人群饮水砷含量平均值（694 $\mu g/L$）最低，雨季（906 $\mu g/L$）最高；在不考虑井深条件下，水砷含量从 2002 年冬天的 464 $\mu g/L$ 升高到 2003 年冬天的 820 $\mu g/L$（Savarimuthu et al., 2006）。内蒙古饮水型地方性砷中毒病区地下水砷季节性变化较为明显，枯水期（2013 年 12 月）地下水 iAs^3 和 iAs^5 含量显著高于丰水期（2013 年 5 月）。病区人群所饮用的高砷水为浅层地下水，其受到地表水补给的影响较为敏感。病区灌溉高峰期为 4~6 月，且处于雨季，因此病区的浅层地下水在丰水期受到灌溉水和地表水补给的影响，导致丰水期地下水总砷含量降低，而枯水期浅层地下水得不到补给，地下水位下降，使得地下水总砷含量升高。地下水 iAs^3 含量的季节性变化则可能受地下水与空气的接触性影响，浅层地下水与空气接触的减少可能造成沉积物中的砷发生还原性解吸附。病区枯水期常处于土壤上层冻结时期，影响地面空气进入浅层地下水，这可能是导致枯水期地下水 iAs^3 升高的重要原因。

3. 饮水砷日际变化

分析病区连续多日饮用井水总无机砷和各种形态无机砷含量，其结果如图 3-2 所示。连续三日的饮用井水总无机砷含量的日际差异不显著，而 iAs^3 和 iAs^5 含量则存在较显著的差异。该结果显示在同一季节中饮用井水总无机砷含量日际无显著差异，而 iAs^3 和 iAs^5 含量则具有较明显的波动现象。

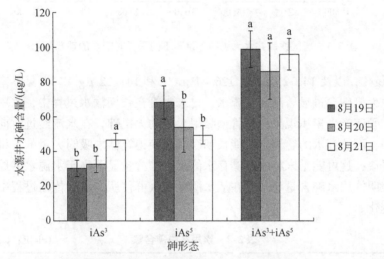

图 3-2　病区水源井水中无机砷含量的日际变化（小写字母 "a" "b" 表示病区饮水砷含量在两天间存在 0.05 水平上的显著差异）

4. 饮水砷日内变化

图 3-3 展示的是病区饮用井水无机砷含量在日内不同时段的变化特征。由图 3-3 可知，iAs^3 的含量在日内不同时间段无显著变化，而 iAs^5 和 iAs 含量从上午到下午具有明显的下降趋势，至 18:00 水源水中 iAs^5 和 iAs 的含量具有明显的下降趋势。另外，不同季节饮用井水的砷含量也存在明显的差异（韦炳干等，2016）。从饮用井水 iAs^3 和 iAs^5 含量的变化趋势看，其可能受气温、水温、气压等气象因素和地下水文因素等的影响，也可能受到人群用水规律的影响。

5. 经水管传输后水砷含量的变化

病区饮用的水源水、末梢水和储存水的无机砷含量如表 3-2 所示。水源水 iAs^3、iAs^5 和 iAs 的平均含量分别为 32.19 μg/L、64.58 μg/L 和 96.77 μg/L，末梢水和储存水 iAs^3、iAs^5 和 iAs 的平均含量分别为 100.11 μg/L、63.09 μg/L 和

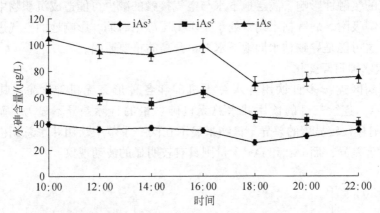

图 3-3　病区饮用井水无机砷含量随不同采样时间点的动态变化

163.21 μg/L，以及 14.72 μg/L、126.41 μg/L 和 141.12 μg/L。可见，末梢水和
储存水中无机砷含量显著高于水源水，自来水管在长期输水过程中，水中的无机
砷可能在管壁产生累积现象，使管壁吸附大量的无机砷，在水流经过时向水中释
放无机砷，而储存水的容器也可能长期存水而使得容器内吸附大量的无机砷，并
向水中释放，这可能是末梢水和储存水的无机砷含量显著高于水源水的原因。这
些结果表明饮用水砷含量与形态在从水源地到人群住所的水管传输过程中产生了
明显的变化。

表 3-2　饮用水中砷含量　　　　　　　　（单位：μg/L）

砷形态	水源水		末梢水		储存水		P_1	P_2
	平均值	标准差	平均值	标准差	平均值	标准差		
iAs³	32.19	4.48	100.11	48.96	14.72	38.77	0.000	0.034
iAs⁵	64.58	10.12	63.09	25.04	126.41	29.65	0.346	0.000
iAs	96.77	8.86	163.21	38.10	141.12	16.11	0.000	0.000

注：P_1 为水源水和末梢水间的 t 检验显著值；P_2 为水源水和储存水间的 t 检验显著值

水源水、末梢水和储存水三种类型水 iAs³ 和 iAs⁵ 含量的百分比如图 3-4 所示。
水源水、末梢水和储存水的 iAs³ 占总无机砷的比例分别为 61.33%、33.26% 和
10.43%，而 iAs⁵ 占总无机砷的比例分别为 38.67%、66.74% 和 89.57%。自然环
境条件下，iAs³ 向 iAs⁵ 的转化是一个缓慢的过程，酸性和碱性条件可促进 iAs³ 向
iAs⁵ 转化，而温度、可见光和紫外光均对 iAs³ 向 iAs⁵ 转化有影响。本研究中不同
类型水中 iAs³ 和 iAs⁵ 所占比例存在较大差异，其中储存水的 iAs⁵ 所占比例最大，

末梢水次之,而水源水最小。储存水是接末梢水存储于水缸中,因其与空气接触时间较长,iAs³易于氧化,导致绝大部分iAs³转化成为iAs⁵。末梢水是通过水管从水源水引进人群住所的,水源水在接触空气之前已进入水管,且在水管内流动的过程中也未与空气接触,iAs³难以转化成为iAs⁵,导致水源水中iAs³所占的比例最高。此外,末梢水中的iAs³和iAs⁵所占的比例均介于储存水和水源水之间,这是由于水源水属于自流井,在水到达地表后与空气产生接触,导致水源水中的部分iAs³转化成为iAs⁵。

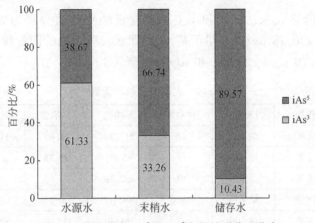

图3-4 各类型水iAs³和iAs⁵含量的百分比分布

不同的砷形态具有不同的毒性,iAs³的毒性普遍比iAs⁵强。以往的饮用水砷中毒研究主要关注水源水的砷含量及其与砷中毒的关系,且砷的暴露评估方面以饮用水总砷暴露量为主,较少关注不同无机砷形态即iAs³和iAs⁵的暴露量。饮用水中iAs³的增加可导致皮肤损伤程度加重。结果表明,饮水型地方性砷中毒病区人群对砷的暴露评估不仅需要关注总无机砷的暴露,还应在此基础上分别对iAs³和iAs⁵进行暴露评估。另外,水源水、末梢水和储存水在总无机砷含量、iAs³和iAs⁵的含量及其所占的比例方面均具有较为明显的差异,因此砷的暴露评估应关注人群的饮用水类型及饮水方式,提高砷暴露评估的准确性。

3.1.2 土壤砷

饮水型地方性砷中毒病区土壤砷含量的平均值为10.19 mg/kg,最大值为16.43 mg/kg,而对照区土壤砷含量的平均值为7.99 mg/kg,最大值为8.33 mg/kg,如表3-3所示。病区土壤总砷含量显著高于对照区。

表 3-3　农田土壤总砷含量　　　　　　　　　（单位：mg/kg）

区域类型	样本量	平均值	标准差	最小值	最大值
病区	28	10.19	2.28	7.24	16.43
对照区	20	7.99	0.40	7.42	8.33

3.1.3　粮食砷

病区人群所食大米、玉米和小麦总砷含量的平均值分别为 211.40 μg/kg、95.80 μg/kg、230.78 μg/kg（烘干基），对照区人群食用的面粉和玉米总砷含量的平均值为 64.10 μg/kg 和 161.40 μg/kg（表 3-4）。

表 3-4　人群粮食总砷含量　　　　　　　　　（单位：μg/kg）

区域类型	作物	处理方式	样本量	平均值	标准差	最小值	最大值
病区	大米	烘干后	18	211.40	58.03	116.46	360.00
	玉米	烘干后	19	95.80	45.78	23.16	180.00
	小麦	烘干后	10	230.78	—	—	—
对照区	面粉	烘干后	36	64.10	60.77	4.45	310.00
	玉米	烘干后	43	161.40	117.11	46.87	751.60

注：以小麦、玉米水分含量为12%（闫李慧，2012；白静，2012），大米水分含量为15%（冯华刚和高蕙文，2008）进行烘干粮食样品砷含量与正常粮食砷含量的校正

病区主要茄果类蔬菜烘干后总砷含量大小顺序为黄瓜>茄子>豆角>柿子椒=辣椒>番茄，按实测含水量折算成新鲜蔬菜的总砷含量，其大小顺序为茄子>黄瓜>豆角>辣椒>柿子椒>番茄（图 3-5）。

病区大米以外的粮食、蔬菜总砷含量均未超出我国卫生部（现为国家卫生健康委员会）修订的《食品安全国家标准　食品中污染物限量》（GB 2762—2017）相关限值，大米总砷含量最高达 0.36 mg/kg（烘干基），其潜在的健康风险不容忽视；对照区有一份玉米样品总砷含量（0.75 mg/kg）超了 0.5 mg/kg 的限值，其余样品均未超标。

3.1.4　空气砷

通过对饮水型地方性砷中毒病区的室内空气砷含量进行测定，结果表明病区室内空气砷的平均含量为 0.005 μg/m³，小于空气砷含量最大限值的 0.006 μg/m³ [《环境空气质量标准》（GB 3095—2012）]。室内空气砷最高含量也仅为

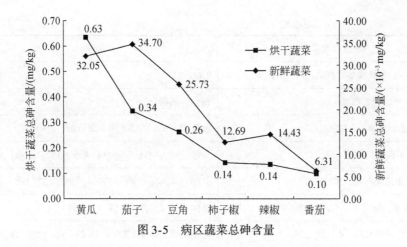

图 3-5　病区蔬菜总砷含量

$0.008\ \mu g/m^3$，与空气砷含量最大限值接近。

3.2　环境砷暴露途径和暴露评估

3.2.1　饮水砷暴露量

1. 饮水砷暴露评估方法

高砷井水既用作饮用水也用作其他生活用水，使得水中的砷可通过对水的直接饮用、对水的间接消费（如通过饮食间接摄入）及皮肤接触吸收等途径进入人体，不同暴露途径下砷作用于人体的器官不同，砷的毒性也可能有所差异。因此，对砷的摄入量（包括直接摄入量和间接摄入量）和皮肤接触吸收量分别进行评估。砷的直接摄入量和间接摄入量计算公式相同，但参数不同，经口摄入暴露量、经皮肤接触吸收量的计算公式（段小丽等，2011）为

$$ADD_{oral} = \frac{CW \times IR \times EF \times ED}{BW \times AT} \tag{3-1}$$

$$ADD_{dermal} = \frac{CW \times SA \times PC \times ET \times EF \times ED \times CF}{BW \times AT} \tag{3-2}$$

式中各变量的含义及参考值如表 3-5 和表 3-6 所示。

表 3-5　水砷暴露及有关参数参考值

暴露参数项目	参考值
ADD_{oral}：经口摄入暴露量，mg/(kg·d)	0.000 3[a]

暴露参数项目	参考值
ADD$_{dermal}$：皮肤接触吸收量，mg/（kg·d）	0.000 123[a]
CW：水中污染物浓度，mg/L	根据实测值
IR：饮水摄入率，L/d	参考表3-6中的饮水摄入量数据
EF：暴露频率，d/年	全年：365；春秋季：73；夏季：157；冬季：135[c]
ED：暴露持续时间，年	总体：74.44；男性：72.04；女性：77.27[b]
BW：体重，kg	总体：65.2；男性：68.6；女性：61.2[b]
AT：平均暴露时间，d	总体：27 170.6；男性：26 294.6；女性：28 203.55
SA：皮肤暴露面积，cm^2	男性：17 000；女性：16 000[b]
PC：化学物质皮肤渗透常数，cm/h	0.001 8[a]
ET：暴露时间，h/d	参考表3-6中的日均洗澡时间
CF：体积转换因子，L/cm	0.001[a]

资料来源：a. 段小丽等，2010；b. 环境保护部，2013；c. 王大川，2012

表3-6 内蒙古自治区农村成年人群日均饮水摄入量与洗澡时间参考值

暴露参数	性别	平均值	春秋季	夏季	冬季
总饮水摄入量/（mL/d）	男	2672	2445	3398	2400
	女	2452	2193	3198	2226
直接饮水摄入量/（mL/d）	男	2003	1822	2611	1759
	女	1861	1659	2476	1651
间接饮水摄入量/（mL/d）	男	679	633	800	650
	女	613	554	749	596
日均洗澡时间/（min/d）	男	2	2	5	1
	女	3	2	5	2

资料来源：环境保护部，2013

2. 饮水砷暴露评估

1）饮水砷摄入量评估

通过饮水对砷的摄入可分为直接饮水摄入和作为饮食的间接饮水摄入。病区男性和女性饮水砷摄入量分别为1.80 μg/（kg·d）和1.89 μg/（kg·d），其中直接摄入量分别为1.35 μg/（kg·d）和1.42 μg/（kg·d），间接摄入量分别为

0.45 μg/(kg·d)和 0.47 μg/(kg·d);病区不同性别人群饮水砷摄入量存在季节间的差异,砷的总摄入量及直接摄入量季节间的变化顺序为夏季>冬季>春季,间接摄入量为冬季>夏季>春季。对照区男性、女性饮水砷摄入总量均为 0.08 μg/(kg·d),直接与间接摄入量均为 0.06 μg/(kg·d)、0.02 μg/(kg·d)。对照区不同性别人群对砷的总摄入量、直接摄入量和间接摄入量季节间呈现为夏季>冬季>春季的规律。

分析结果显示,病区男性和女性饮水砷摄入量显著高于对照区。病区男性和女性饮水砷摄入量的平均值分别是 EPA 制定无机砷经口暴露引起非致癌风险参考剂量[RfD=0.3 μg/(kg·d)]的 6 倍、6.3 倍,但低于 WHO(2011)以皮肤损伤为健康效应终点推算的全膳食暴露(饮水和食物)无机砷基准剂量[BMLD$_{0.5}$ = 5.4 μg/(kg·d)]。病区男性饮水砷摄入量低于女性;对照区性别间差异不明显(表 3-7)。

表 3-7 男性和女性不同季节砷摄入量 [单位:μg/(kg·d)]

摄入途径	季节	性别	对照区				病区			
			平均值	标准差	最小值	最大值	平均值	标准差	最小值	最大值
直接摄入	春季	男	0.03	0.02	0.01	0.06	0.71	0.14	0.47	1.03
		女	0.03	0.02	0.01	0.07	0.73	0.14	0.48	1.05
	冬季	男	0.05	0.03	0.02	0.11	1.45	0.30	0.85	2.19
		女	0.05	0.03	0.02	0.12	1.52	0.31	0.90	2.31
	夏季	男	0.08	0.06	0.03	0.20	1.56	0.23	0.92	1.94
		女	0.09	0.06	0.03	0.21	1.66	0.24	0.98	2.06
	合计	男	0.06				1.35			
		女	0.06				1.42			
间接摄入	春季	男	0.01	0.01	0.00	0.02	0.25	0.05	0.16	0.36
		女	0.01	0.01	0.00	0.02	0.24	0.05	0.16	0.35
	冬季	男	0.02	0.01	0.01	0.04	0.53	0.11	0.31	0.81
		女	0.02	0.01	0.01	0.04	0.55	0.11	0.32	0.83
	夏季	男	0.02	0.02	0.01	0.06	0.48	0.07	0.28	0.59
		女	0.03	0.02	0.01	0.06	0.50	0.07	0.30	0.62
	合计	男	0.02				0.45			
		女	0.02				0.47			

摄入途径	季节	性别	对照区				病区			
			平均值	标准差	最小值	最大值	平均值	标准差	最小值	最大值
总摄入量	春季	男	0.04	0.03	0.01	0.08	0.96	0.18	0.63	1.39
		女	0.04	0.02	0.01	0.09	0.97	0.19	0.64	1.40
	冬季	男	0.06	0.05	0.03	0.15	1.98	0.41	1.17	3.00
		女	0.07	0.04	0.02	0.16	2.07	0.42	1.22	3.14
	夏季	男	0.11	0.08	0.04	0.24	2.04	0.30	1.21	2.54
		女	0.11	0.07	0.04	0.27	2.16	0.31	1.28	2.69
	合计	男	0.08				1.80			
		女	0.08				1.89			

2）砷皮肤接触吸收量评估

病区人群通过洗澡等皮肤接触途径的砷吸收量比摄入剂量低 2~4 个数量级，男性和女性皮肤接触吸收量分别为 0.89×10^{-3} μg/(kg·d) 和 1.10×10^{-3} μg/(kg·d)，对照区男性和女性皮肤接触吸收量分别为 0.04×10^{-3} μg/(kg·d) 和 0.05×10^{-3} μg/(kg·d)（表3-8）。病区人群砷皮肤接触吸收量在季节间的变化顺序为夏季>冬季>春季，与总摄入量的季节变化一致。

表 3-8 男性和女性不同季节砷皮肤接触吸收量

[单位：$\times 10^{-3}$ μg/(kg·d)]

季节	性别	对照区				病区			
		平均值	标准差	最小值	最大值	平均值	标准差	最小值	最大值
春季	男	0.01	0.01	0.00	0.04	0.40	0.08	0.26	0.58
	女	0.02	0.01	0.01	0.04	0.42	0.08	0.28	0.61
冬季	男	0.01	0.01	0.00	0.03	0.42	0.09	0.25	0.64
	女	0.03	0.02	0.01	0.07	0.88	0.18	0.52	1.34
夏季	男	0.08	0.05	0.03	0.19	1.52	0.22	0.90	1.90
	女	0.08	0.06	0.03	0.20	1.61	0.23	0.95	2.00
合计	男	0.04				0.89			
	女	0.05				1.10			

3. 饮水砷暴露量的季节差异

病区人群通过皮肤接触途径的砷吸收量占水砷暴露量的比例不足 0.1%。季节间存在微小差异，采样区人群饮水砷直接摄入量约占水砷总摄入量的 3/4，饮水砷总摄入量占水砷总摄入量的99.93%以上（表3-9）。

表3-9 不同暴露途径的贡献率 （%）

季节	性别	对照区			病区		
		直接摄入	间接摄入	皮肤接触	直接摄入	间接摄入	皮肤接触
春季	男	74.19	25.77	0.04	74.19	25.77	0.04
	女	74.93	25.02	0.04	74.93	25.02	0.04
冬季	男	73.00	26.98	0.02	73.00	26.98	0.02
	女	73.44	26.51	0.04	73.44	26.51	0.04
夏季	男	76.49	23.44	0.07	76.49	23.44	0.07
	女	76.72	23.21	0.07	76.72	23.21	0.07
合计	男	75.19	24.75	0.05	74.82	25.13	0.05
	女	75.55	24.39	0.06	75.21	24.74	0.06

无论是病区还是对照区，人群夏季对砷的暴露量均最高，冬季次之，夏冬两季饮水砷暴露量之和占全年饮水砷暴露量的89.04%以上。饮水砷暴露量不仅与饮水中砷的含量水平有关，还与饮水摄入量和季节长短有关。饮水砷含量较低的夏季反而具有更高的砷摄入量是因为夏季人体新陈代谢较快，且人群普遍从事农耕活动，导致其在夏季对水的日摄入量较高；另外，病区夏季持续时间较长，人群对水的摄入总量也相应增加。

3.2.2 土壤砷暴露量

1. 土壤砷暴露量评估方法

人体对土壤砷的暴露也分为经口摄入和皮肤接触两种途径。因此，对砷的摄入量和皮肤接触吸收量分别进行评估。土壤砷摄入量、经皮肤接触吸收量的计算公式（环境保护部，2013）为

$$ADD_{\pm oral} = \frac{CS \times IR \times EF \times ED \times 10^{-6}}{BW \times AT}$$

$$ADD_{\pm dermal} = \frac{CS \times SA \times AF \times ABS \times EF \times ED}{BW \times AT}$$

式中，$ADD_{\pm oral}$ 表示经口途径土壤砷日均暴露量，mg/（kg·d）；CS表示土壤中砷浓度，mg/kg；IR表示土壤/尘日均摄入量，mg/d；EF表示土壤/尘的暴露频

率，d/a［参考《中国人群暴露参数手册（成人卷）》中关于内蒙古农村人群（分性别）每天与土壤务农性接触时间（表3-10）］；ED 表示暴露持续时间，a；AT 表示平均暴露时间，d；BW 表示体重，kg；EF、ED、AT 和 BW 参考值同饮水暴露途径。$ADD_{\pm dermal}$ 表示皮肤接触途径土壤砷日均暴露量，mg/(kg·d)；SA 表示皮肤暴露面积，cm^2［参考表3-10 中的内蒙古人群各部位皮肤表面积参考值，假设夏季田间工作时穿中裤、短袖和凉鞋，手、脸（假设占头部面积的33%）、胳膊前臂（占整个手臂表面积的45%）、小腿（占整个腿部面积的40%）及脚部的一半暴露在外；其他季节穿长裤、长袖和鞋袜，只有手、脸暴露在外］；AF 表示土壤/尘-皮肤黏附系数，mg/cm^2（表3-10）；ABS 表示皮肤对无机化学品的吸收系数，取值0.001。

表3-10　内蒙古自治区成年人群土壤污染物暴露相关参数

暴露参数项目	性别	参考值	部位					
			头部	躯干（含颈部）	手臂	手部	腿	脚
土壤/尘摄入量[a]/(mg/d)		50						
土壤务农性接触时间[b]/(min/d)	男	294						
	女	281						
皮肤表面积[b]/cm²	男		1300	6500	2600	800	5000	1100
	女		1200	5900	2400	800	4600	1000
土壤/尘-皮肤黏附系数[a,d]/(mg/cm²)			0.024[c]		0.0379	0.1595	0.0189	0.1393

注：a. 数据来源于 US EPA（2011）；b. 数据主要来源于中国人群环境暴露行为模式研究，针对内蒙古农村人群的调查；c. 指脸部的皮肤黏附系数；d. 针对涉土活动中的皮肤黏附吸收

2. 土壤砷暴露量评估

1）土壤砷摄入量评估

病区男性及女性土壤砷经口摄入量的平均值分别为 7.43×10^{-3} μg/(kg·d) 和 8.33×10^{-3} μg/(kg·d)，对照区分别为 5.82×10^{-3} μg/(kg·d) 和 6.53×10^{-3} μg/(kg·d)。病区人群土壤砷摄入量远远低于饮水砷摄入量和膳食砷暴露量。

2）土壤砷皮肤接触吸收量评估

病区男性和女性土壤砷皮肤接触吸收量分别为 0.0063×10^{-3} μg/(kg·d) 和 0.0054×10^{-3} μg/(kg·d)，对照区的男性和女性分别为 0.0049×10^{-3} μg/(kg·d) 和 0.0042×10^{-3} μg/(kg·d)（表3-11）。病区人群夏季对土壤砷的皮肤接触吸收量明显高于其他三季。

表 3-11　男性和女性不同季节土壤砷暴露量

[单位：×10^{-3} μg/(kg·d)]

暴露途径	季节	性别	对照区				病区			
			平均值	标准差	最小值	最大值	平均值	标准差	最小值	最大值
经口摄入		男	5.823	0.291	5.411	6.073	7.429	1.659	5.276	11.975
		女	6.528	0.326	6.066	6.807	8.327	1.859	5.914	13.423
皮肤接触	夏季	男	0.0030	0.0002	0.0028	0.0032	0.0039	0.0009	0.0028	0.0062
		女	0.0023	0.0001	0.0021	0.0024	0.0029	0.0006	0.0020	0.0046
	其他季节	男	0.0019	0.0001	0.0017	0.0020	0.0024	0.0005	0.0017	0.0038
		女	0.0020	0.0001	0.0019	0.0021	0.0025	0.0006	0.0018	0.0041
	全年	男	0.0049	0.0002	0.0046	0.0051	0.0063	0.0014	0.0044	0.0101
		女	0.0042	0.0002	0.0040	0.0044	0.0054	0.0012	0.0039	0.0087
总计		男	5.828	0.291	5.416	6.078	7.435	1.660	5.281	11.985
		女	6.532	0.326	6.070	6.812	8.332	1.860	5.918	13.431

3.2.3　环境砷总暴露量

根据多环境介质、多途径暴露量估算结果，病区男性和女性环境砷总暴露量的平均值分别为 1.81 μg/(kg·d) 和 1.90 μg/(kg·d)，而对照区则分别为 0.08 μg/(kg·d) 和 0.09 μg/(kg·d)。

1. 多环境介质总砷暴露

病区男性对饮用水和土壤两类环境介质砷的暴露量分别为 1801.3×10^{-3} μg/(kg·d) 和 7.4×10^{-3} μg/(kg·d)，女性分别为 1889.3×10^{-3} μg/(kg·d) 和 8.3×10^{-3} μg/(kg·d)；男性对各类环境介质砷的暴露剂量均低于女性。对照区男性对饮用水和土壤两类环境介质砷的暴露量分别为 76.0×10^{-3} μg/(kg·d) 和 5.8×10^{-3} μg/(kg·d)，女性分别为 79.8×10^{-3} μg/(kg·d) 和 6.5×10^{-3} μg/(kg·d)；对照区男性对饮水砷和土壤砷的暴露量均低于女性。

总之，饮水砷暴露对病区人群环境砷的总暴露量的贡献最大，女性和男性分别为 99.56% 和 99.59%，土壤砷暴露对总暴露的贡献率则分别为 0.44% 和 0.41%；对照区人群土壤砷暴露剂量分别占女性和男性总砷暴露量的 7.53% 和

7.09%（表3-12）。

表3-12 环境介质砷暴露及其对人群砷全暴露的贡献率

人群及环境介质类别		暴露剂量/[×10⁻³ μg/(kg·d)]		贡献率/%	
		对照区	病区	对照区	病区
男性	饮用水	76.0	1801.3	92.91	99.59
	土壤	5.8	7.4	7.09	0.41
	合计	81.8	1808.7		
女性	饮用水	79.8	1889.3	92.47	99.56
	土壤	6.5	8.3	7.53	0.44
	合计	86.3	1897.6		

2. 多途径总砷暴露

摄入量占采样区人群环境砷总暴露量的99.9%以上（表3-13），为当地人群环境砷暴露最主要的途径。饮用水及土壤的皮肤接触砷暴露量较低，占环境砷的总暴露量还不足0.1%。

表3-13 各暴露途径下的砷暴露剂量及其对采样区人群砷全暴露的贡献率

人群及暴露途径		暴露剂量/[×10⁻³ μg/(kg·d)]		贡献率/%	
		对照区	病区	对照区	病区
男性	摄入	81.76	1807.89	99.94	99.95
	皮肤吸收	0.05	0.90	0.06	0.05
	合计	81.81	1808.79		
女性	摄入	86.33	1896.50	99.94	99.94
	皮肤吸收	0.05	1.11	0.06	0.06
	合计	86.38	1897.61		

第4章 | 饮水型地方性砷中毒人体砷转化

4.1 砷暴露的生物标志物

4.1.1 头发和指甲砷蓄积

1. 头发和指甲砷含量

头发和指甲富含带巯基的角蛋白，人体内的砷易与巯基中的二硫键结合，进而在头发和指甲中蓄积。发砷含量水平通常可反映近 3 个月人体对环境砷的暴露情况，而指甲砷含量水平则可反映 6 个月前人体对环境砷的暴露情况。结果显示，病区人群头发样和指甲样的总砷含量的平均值分别为 2.33 mg/kg 和 3.15 mg/kg，显著高于对照区人群的 0.41 mg/kg 和 1.51 mg/kg（表 4-1）。病区男性发砷含量显著高于女性，男性指甲砷含量稍高于女性；对照区男性发砷和指甲砷含量低于女性（表 4-2）。此外，病区人群发砷含量的性别间差异显著性受季节因素影响，2013 年冬季男性发砷含量虽然比女性高，但两者之间的差异并未达到显著水平。病区和对照区人群砷蓄积的性别差异与砷暴露量的性别差异正好相反，无论是饮水砷暴露量还是膳食砷暴露量，病区男性均低于女性。

表 4-1 人群体内砷蓄积量 （单位：mg/kg）

区域类型	生物标志物	样本量	平均值	标准差	最小值	最大值
病区	头发	203	2.33**	2.63	0.05	16.75
	指甲	225	3.15**	1.22	0.90	7.66
对照区	头发	58	0.41	0.32	0.03	1.42
	指甲	62	1.51	1.51	0.29	9.80

注："＊＊"表示病区与对照区间的差异水平为 0.01；砷蓄积量以头发/指甲砷含量计

表4-2　人群砷蓄积的性别差异

区域类型	性别	生物样	样本量	平均值	标准差	P 值	
						性别间[a]	区域间[b]
病区	男性	发砷	74	3.36	2.52		0.000
		指甲砷	102	3.31	1.27		0.000
	女性	发砷	128	2.14	2.60	0.001	0.000
		指甲砷	121	3.18	1.19	0.429	0.000
对照区	男性	发砷	14	0.37	0.22		
		指甲砷	23	1.24	1.93		
	女性	发砷	42	0.42	0.34	0.577	
		指甲砷	38	1.69	1.21	0.259	

注："a"表示发砷/指甲砷含量在男性和女性间的比较；"b"表示发砷/指甲砷含量在病区与对照区间的比较

2. 头发和指甲砷含量季节变化

平水期、丰水期及枯水期病区人群的发砷含量及差异显著性检验结果如表4-3所示。平水期、丰水期和枯水期发砷含量的平均值分别为 2.08 μg/g、1.43 μg/g、3.60 μg/g，呈现出枯水期>平水期>丰水期的规律，平水期、丰水期及枯水期发砷含量差异显著，男性和女性发砷含量在相同季节均有显著差异，男性高于女性，这可能是男性日常砷摄入量高于女性导致的。

表4-3　病区男性及女性各季节发砷含量　　（单位：μg/g）

季节	男性		女性		P 值	合计	
	平均值	范围	平均值	范围		平均值	范围
平水期	3.31	1.69~6.50	1.74	0.05~5.37	0.017	2.08	0.05~6.50
丰水期	1.97	1.65~2.42	1.29	0.32~3.62	0.039	1.43	0.32~3.62
枯水期	4.97	1.58~8.80	3.20	0.28~13.85	0.042	3.60	0.28~13.86
合计	3.42	1.58~8.80	3.34	0.05~13.85	<0.001	2.33	0.05~13.85
P 值	0.022		0.007			<0.001	

病区人群平水期、丰水期及枯水期的指甲砷含量及差异显著性检验结果如表4-4所示。平水期、丰水期和枯水期指甲砷含量的平均值分别为 3.21 μg/g、2.84 μg/g、3.40 μg/g。平水期、丰水期及枯水期指甲砷含量没有显著差异，男性和女性指甲砷含量在相同季节没有显著差异。

| 66 |

表 4-4　病区男性及女性各季节指甲砷含量　　　（单位：μg/g）

季节	男性		女性		P 值	合计	
	平均值	范围	平均值	范围		平均值	范围
平水期	3.09	0.90~6.20	3.22	1.16~6.09	0.532	3.21	0.90~6.20
丰水期	2.81	1.52~3.71	2.87	1.68~6.62	0.445	2.84	1.52~6.62
枯水期	3.43	2.08~4.68	3.32	2.00~6.77	0.303	3.40	2.00~6.77
合计	3.10	0.90~4.68	3.14	1.16~6.77	0.791	3.15	0.90~6.77
P 值	0.409		0.376			0.099	

发砷含量季节差异性显著，而指甲砷含量没有显著的季节差异，表明病区水砷含量的季节差异可导致对环境砷暴露响应较快、较敏感的发砷也具有季节差异性。头发的生长速度比指甲的生长速度快，导致两种生物标志物对水砷含量及摄砷量的季节变化响应速度不同，顺序为发砷>指甲砷，这可能是导致指甲砷含量没有显著季节差异的重要原因。

改水后终止饮用高砷水 3 个月后，25% 的人群的发砷含量降低到正常水平，一年后绝大部分人群正常（李永平等，2008）。然而改换水源一年内，改水前后人群指甲砷含量无显著差异（Slotnick et al.，2007）。这些研究结果表明饮用水源由高砷水改为低砷水后，人群发砷含量最先发生变化，其次是指甲砷，与本例中随着水砷含量的季节变化，发砷和指甲砷响应顺序一致。

不论男性还是女性，发砷和尿砷含量均有显著季节差异且差异特征一致，而指甲砷季节差异不显著，因此在研究生物标志物砷含量季节差异时研究人群男女占比对结果不造成影响。另外，发砷含量既具有显著季节差异，又具有显著性别差异，而指甲砷的季节和性别差异均不显著。

病区人群发砷含量与指甲砷含量变化趋势一致，即发砷含量较高的人群指甲砷含量往往也会较高，但春季病区人群发砷含量与指甲砷含量无显著相关性，夏季男性发砷含量与指甲砷含量存在负相关，而对照区人群男性发砷与指甲砷含量无显著相关性（表 4-5）。

表 4-5　发砷与指甲砷蓄积的相关性

区域类型	采样季[a]	男性	女性	总体
病区	春季	0.359	0.152	0.188
	样本量	24	38	63
	冬季	0.481**	0.323*	0.418**

续表

区域类型	采样季a	男性	女性	总体
	样本量	29	44	73
	夏季	−0.143	0.407*	0.357*
病区	样本量	7	24	31
	各季	0.255*	0.135	0.183*
	样本量	60	107	168
对照区		0.497	−0.052	0.049
	样本量	12	38	51

注："a"针对病区而言；"*"与"**"分别代表0.05与0.01水平的显著相关性

3. 人体砷蓄积与饮水砷的关系

春季病区人群发砷含量受当季水砷含量及形态砷分布的影响不明显，不同人群发砷含量与水砷含量及形态分布相关性未达到显著水平；冬季人群发砷含量与末梢水 iAs^3 和 iAs 含量均呈显著负相关，与末梢水 iAs^5 含量的正相关性不显著；冬季病区人群总体和女性发砷含量随储存水 iAs 含量的升高而降低，冬季病区男性发砷含量受储存水砷含量及形态分布的影响不明显。对照区人群发砷含量与水砷含量的相关性不显著。

与发砷相似，春季病区人群指甲砷含量受当季水砷含量及形态砷分布的影响较小；冬季病区人群指甲砷含量随末梢水 iAs^3、iAs 含量及% iAs^3 的升高而降低，但女性指甲砷含量与末梢水 iAs^3、iAs 含量及% iAs^3 的负相关性不显著，冬季病区人群指甲砷含量与当季末梢水 iAs^5 含量的正相关性不显著；冬季储存水砷含量及形态分布对当季人群指甲砷蓄积的作用不明显。对照区男性指甲砷含量与饮水砷含量呈显著正相关，男性发砷含量与饮水砷含量无显著相关性（表4-6）。

表4-6 饮水砷含量及形态砷分布对不同人群体内砷蓄积的影响

区域类型	季节	水样类型	饮水砷	男性		女性		总体	
				发砷	指甲砷	发砷	指甲砷	发砷	指甲砷
病区	春季	末梢水	iAs^3	0.600	0.483	0.023	−0.073	0.281	0.166
			iAs^5	−0.100	−0.583	0.345	−0.018	−0.084	−0.241
			iAs	0.500	0.100	0.427	0.164	0.397	0.103
			% iAs^3	0.400	0.500	−0.077	−0.097	0.198	0.174
	冬季	末梢水	iAs^3	−0.912**	−0.754**	−0.591*	−0.550	−0.711**	−0.649**
			iAs^5	0.462	0.314	0.256	0.263	0.329	0.317
			iAs	−0.888**	−0.627*	−0.657*	−0.452	−0.731**	−0.535**
			% iAs^3	−0.790**	−0.561*	−0.476	−0.452	−0.591**	−0.528**

区域类型	季节	水样类型	饮水砷	男性		女性		总体	
				发砷	指甲砷	发砷	指甲砷	发砷	指甲砷
病区	冬季	储存水	iAs^3	—	−0.100	−0.472	−0.351	−0.385	−0.253
			iAs^5	−0.635	−0.355	−0.005	0.282	−0.178	−0.008
			iAs	−0.635	−0.456	−0.606*	−0.191	−0.581**	−0.316
			$\%iAs^3$	—	−0.100	−0.472	−0.351	−0.385	−0.253
对照区		末梢水	TAs	0.500	0.762*	−0.081	−0.310	−0.015	−0.060

注:"*"与"**"分别代表0.05与0.01水平的显著相关性;"—"表示数据缺失

冬季病区人群发砷和指甲砷含量随末梢水中iAs^3、iAs含量及$\%iAs^3$的升高而降低,该结论与多数前人的研究结果相悖。可能有以下原因:第一,病区人群头发/指甲中的砷来自饮水以外的其他砷暴露源;第二,与病区饮水砷含量及形态分布的季节性变化有关,头发/指甲中的砷来自数月之前的砷暴露,在病区饮水砷含量变化较大的情况下不能对发样采集时的饮水砷含量起到指示作用;第三,饮水iAs^3、iAs含量及$\%iAs^3$的升高有可能会造成砷向头发、指甲等组织运移的生物媒介的活性降低或数量减少,砷在人发、指甲中的蓄积量下降。

4.1.2 尿砷含量与分布

1. 尿液各形态砷含量

人体摄入的无机砷经过代谢后,少部分被人体吸收,大部分以砷代谢产物和未参与代谢的无机砷形式随尿液排出,尿液形态砷含量及总砷含量通常能反映最近3 d左右的饮水砷暴露。病区人群尿液总砷(TAs)含量平均值为227.65 μg/L,显著高于对照区人群的24.41 μg/L;其中尿液iAs、DMA 和 MMA 的含量平均值分别为36.90 μg/L、155.77 μg/L、34.98 μg/L,均显著高于对照区(表4-7)。病区男性和女性尿液 iAs 和 MMA 含量具有显著的差异,且男性均高于女性。对照区人群iAs、DMA、MMA 和 TAs 含量在性别间无明显差异(表4-8)。

表4-7 人群尿样总砷及各形态砷含量 (单位:μg/L)

区域类型	砷形态	样本量	平均值	标准差	最小值	最大值	差异显著性[a] (P 值)
病区	iAs	310	36.90	31.18	0.16	151.35	0.000
	DMA	310	155.77	96.23	11.43	681.76	0.000
	MMA	310	34.98	25.36	0.07	148.25	0.000
	TAs	310	227.65	137.67	15.60	899.10	0.000

区域类型	砷形态	样本量	平均值	标准差	最小值	最大值	差异显著性[a]（P值）
对照区	iAs	75	3.86	5.57	0.25	33.91	
	DMA	75	17.37	12.76	0.07	71.74	
	MMA	75	3.18	2.58	0.07	9.76	
	TAs	75	24.41	15.95	4.14	81.78	

注："a"表示尿中各形态砷含量在病区与对照区间的比较

表4-8　不同性别人群尿砷及各形态砷含量　　（单位：µg/L）

区域类型	性别	砷形态	样本量	平均值	标准差	最小值	最大值	差异显著性（P值）	
								性别间	采样区间
病区	男性	iAs	146	45.93	34.31	0.16	151.35	0.000	0.000
		DMA	146	155.78	81.10	33.87	496.07	0.946	0.000
		MMA	146	40.73	27.26	4.35	148.25	0.000	0.000
		TAs	146	242.44	127.96	43.16	767.89	0.086	0.000
	女性	iAs	163	29.01	25.65	0.16	144.21		0.000
		DMA	163	156.52	108.08	11.43	681.76		0.000
		MMA	163	30.03	22.38	0.07	115.54		0.000
		TAs	163	215.56	144.67	15.60	899.10		0.000
对照区	男性	iAs	32	3.60	3.36	0.25	16.54	0.693	
		DMA	32	14.24	9.71	0.07	41.64	0.055	
		MMA	32	3.32	2.35	0.07	8.41	0.665	
		TAs	32	21.16	11.41	10.01	56.21	0.090	
	女性	iAs	42	4.12	6.88	0.25	33.91		
		DMA	42	19.98	14.33	3.69	71.74		
		MMA	42	3.05	2.79	0.07	9.76		
		TAs	42	27.16	18.49	4.14	81.78		

2. 尿液各形态砷含量季节差异

在水中污染物浓度准确定量的情况下，饮水暴露参数的取值越接近于目标人群的实际暴露状况，对暴露量的估算越准确。根据《中国人群暴露参数手册（成人卷）》，内蒙古自治区农村地区人群的总饮水量（包括了直接饮水和通过食物的间接饮水），春秋季和冬季分别为2329 mL/d和2320 mL/d。丰水期和枯水期的日摄砷（iAs）量分别为313.1 µg/d和378.6 µg/d，枯水期明显高于丰水期（表4-9）；其中丰水期日摄砷量包括137.2 µg/d的iAs[3]摄入剂量和175.9 µg/d

的 iAs⁵ 摄入剂量，枯水期日摄砷量包括 232.2 μg/d 的 iAs³ 摄入剂量和 146.4 μg/d 的 iAs⁵ 摄入剂量。WHO 制定的人体摄入砷安全剂量参考值为 3 μg/(kg·d)，按照人群平均体重 60 kg 计算，人体摄入砷安全剂量为 180 μg/d，丰水期和枯水期的日摄砷量均超过安全剂量，枯水期病区人群摄入的无机三价砷剂量也超过了该安全剂量。

表 4-9 丰水期和枯水期暴露人群的饮水日摄砷量

	砷形态	饮水量/(mL/d)	砷含量/(μg/L)	饮水日摄砷量/(μg/d)
丰水期	iAs³	2329	58.9	137.2
	iAs⁵	2329	75.5	175.9
	iAs	2329	134.4	313.1
枯水期	iAs³	2320	100.1	232.2
	iAs⁵	2320	63.1	146.4
	iAs	2320	163.2	378.6

注：丰水期、枯水期饮用水水样分别采集于 2013 年 5 月、2013 年 12 月

根据《中国人群暴露参数手册（成人卷）》，内蒙古农村地区人群丰水期和枯水期日常总饮水量参考值，男性为 2445 mL/d 和 2400 mL/d，女性为 2193 mL/d 和 2226 mL/d，推算出的丰水期和枯水期男性饮水砷日摄量显著高于女性（图 4-1）。丰水期男性饮水砷日摄入量比女性高 11.5%，枯水期男性饮水砷日摄入量比女性高 7.8%。

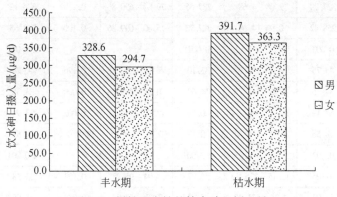

图 4-1 男性和女性的饮水砷日摄入量

病区人群平水期、丰水期及枯水期的尿砷含量及差异显著性检验结果如表 4-10 所示。平水期、丰水期和枯水期的尿砷含量平均值分别为 236.63 μg/L、184.29 μg/L、306.72 μg/L，呈现出枯水期>平水期>丰水期的规律，与发砷含量变化规律一致。平水期、丰水期及枯水期尿砷含量差异显著，男性和女性尿砷含

量仅在丰水期有显著差异，在平水期及枯水期没有显著的季节差异。

平水期、丰水期及枯水期尿液中无机砷的含量平均值分别为 40.24 μg/L、24.35 μg/L 和 53.94 μg/L；MMA 含量平均值分别为 33.58 μg/L、25.95 μg/L 和 46.77 μg/L；DMA 含量平均值分别为 160.55 μg/L、134.00 μg/L 和 206.01 μg/L。且尿液样品中无机砷、MMA、DMA 含量也均有显著的季节性差异。另外，尿液总砷和 DMA 含量在男性与女性之间无显著差异；而无机砷和 MMA 含量则具有显著的性别差异，且男性均高于女性。

研究结果表明，病区人群发砷及尿砷含量季节差异显著，且发砷、尿砷含量枯水期高于丰水期的规律，与水砷含量枯水期高于丰水期的规律相同。尿砷含量冬季与夏季具有明显的季节差异，且生物标志物尿液砷含量与水砷含量变化规律相同（Biswas et al., 2014）。但是该研究结果显示，水砷含量及尿砷含量的季节变化规律均为冬季高于夏季，这是因为生物标志物尿液砷含量与水砷含量呈正相关（韦炳干等，2016），这与本例中水砷含量的季节变化规律相反，因此造成了两者的尿砷季节变化规律不一致。

表 4-10　病区男性及女性各季节尿液总砷及各形态砷含量（单位：μg/L）

各形态砷及季节		男性		女性		P 值	合计	
		平均值	范围	平均值	范围		平均值	范围
总砷	平水期	238.23	0.90~6.20	235.14	92.72~516.10	0.876	236.63	74.61~516.10
	丰水期	209.24	1.52~3.71	161.02	15.60~500.82	0.034	184.29	15.60~500.82
	枯水期	327.79	2.08~4.68	287.05	79.84~699.86	0.219	306.72	73.06~767.89
	合计	258.42	0.90~4.68	227.73	15.60~699.86	0.100	242.55	15.60~767.89
	P 值	0.003		0.001			< 0.001	
无机砷	平水期	45.75	1.02~133.93	35.10	5.72~136.50	0.176	40.24	1.02~136.50
	丰水期	34.75	2.36~143.75	14.63	0.38~48.61	0.000	24.35	0.38~143.75
	枯水期	68.19	17.40~150.34	40.64	12.30~144.21	0.002	53.94	12.30~150.34
	合计	49.56	1.02~150.34	30.13	0.38~144.21	< 0.001	39.51	0.38~150.34
	P 值	0.002		< 0.001			< 0.001	
MMA	平水期	41.05	12.15~135.70	30.97	4.94~95.27	0.123	33.58	4.94~135.70
	丰水期	33.03	4.34~131.42	19.34	BDL~57.34	0.008	25.95	BDL~131.42
	枯水期	54.34	6.06~148.25	39.71	11.91~98.92	0.043	46.77	6.06~148.25
	合计	42.81	4.34~148.25	30.00	BDL~98.92	0.001	36.18	4.34~148.25
	P 值	0.023		0.001			< 0.001	

续表

各形态砷及季节		男性		女性		P 值	合计	
		平均值	范围	平均值	范围		平均值	范围
DMA	平水期	148.20	33.87~350.88	171.30	57.70~432.37	0.330	160.55	33.87~432.37
	丰水期	137.75	36.34~292.16	130.74	13.10~394.86	0.265	134.00	13.10~394.86
	枯水期	204.02	37.64~496.07	207.74	50.90~537.65	0.932	206.01	37.64~537.65
	合计	163.33	33.87~496.07	169.93	13.10~537.65	0.999	166.85	13.10~537.65
	P 值	0.007		0.012			<0.001	

注：BDL 为低于检测限

图 4-2 显示病区人群尿液各形态砷含量具有明显的季节性，不同人群 4 种尿液形态砷含量指标均以冬季最高、春季次之、夏季最低。除尿液 DMA 含量在春季和夏季间差异不显著外，尿液中各形态砷含量及总砷含量的季节间差异均达到显著水平。病区人群尿液各形态砷含量与饮用水 iAs^5 及 iAs 含量、人发砷蓄积的季节性变化规律相似，但与饮用水砷摄入量季节性变化规律不一致，夏季病区人群摄砷量最高，冬季稍低于夏季，春季最低。

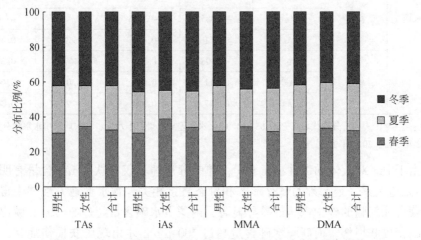

图 4-2　病区人群尿液各形态砷及总砷含量的季节性分布规律

3. 尿液形态砷含量与饮水砷的关系

表 4-11 表明丰水期女性尿液 iAs 含量随饮水 iAs^3 的升高而显著升高，随 iAs^5 的升高而显著降低，女性尿液 MMA、总砷含量也与饮水 iAs^5 含量呈显著水平的负相关；枯水期人群尿液 MMA 含量总体随饮水 iAs^3 与 iAs 含量的升高而显著升高。此外，枯水期女性尿液 MMA 含量与饮水 iAs^3、iAs 含量，尿液 DMA 含量与饮水 iAs^3 含量具有显著的正相关性。

表 4-11　饮用水砷与尿液各形态砷含量的相关性

饮用水砷			尿液各形态砷			
			iAs	DMA	MMA	总砷
丰水期	男性	iAs³	0.103	−0.323	0.093	−0.036
		iAs⁵	−0.026	0.245	−0.117	0.006
		iAs	0.050	−0.290	0.207	−0.001
	女性	iAs³	0.552*	0.164	0.500	0.416
		iAs⁵	−0.571*	−0.346	−0.618*	−0.550*
		iAs	0.243	−0.014	0.371	0.182
	总计	iAs³	0.299	−0.101	0.261	0.104
		iAs⁵	−0.281	0.030	−0.277	−0.145
		iAs	0.148	−0.170	0.264	0.031
枯水期	男性	iAs³	−0.195	0.245	0.253	0.160
		iAs⁵	0.437	0.135	0.193	0.165
		iAs	0.014	0.360	0.457	0.297
	女性	iAs³	0.300	0.567*	0.795**	0.547
		iAs⁵	−0.085	−0.165	−0.404	−0.146
		iAs	0.151	0.451	0.669*	0.437
	总计	iAs³	−0.008	0.337	0.467*	0.314
		iAs⁵	0.211	0.040	−0.058	0.040
		iAs	0.047	0.364	0.522**	0.347

注:"*""**"分别代表在 $P<0.05$、$P<0.01$ 水平差异显著;丰水期、枯水期饮用水水样分别采集于 2013 年 5 月、2013 年 12 月

由于 iAs⁵ 对人体的毒性小于 iAs³,砷中毒病情不仅与饮水 iAs 含量有明显的剂量–效应关系,还与砷的赋存形态和价态直接相关。饮水型地方性砷中毒病区的内蒙古和新疆的砷中毒病情差异显著,内蒙古水砷含量超过 50 μg/L 就出现砷中毒临床皮肤损伤,而新疆水砷含量超过 200 μg/L 才出现皮肤损伤症状,且内蒙古的病情比新疆重。内蒙古病区的地下水化学环境中总溶解性固体物质(TDS)、Na^+、Cl^-、F^-、As、腐殖酸等含量较高,为富含有机质、H_2S、CH_4 气体的还原环境,促使 iAs⁵ 向毒性更强的 iAs³ 转化。新疆病区地下水是以 iAs⁵ 为主的氧化环境,这可能是其患病率低于内蒙古的主要原因。本研究中枯水期水样中 iAs³ 含量显著高于丰水期,表明枯水期砷暴露人群受到更强的毒性危害,在暴露评估中应重视砷形态的季节性变化。

饮水量是客观评价水中各种污染物(致癌、非致癌物)经饮水途径所致人

群健康危害的关键指标之一。内蒙古农村地区春秋季和冬季的饮水量差异不大，均高于世界卫生组织建议的成人日均饮水量 2000 mL/d，摄砷量的差异主要来自水砷含量的变化。性别也是影响饮水量的重要因素。男性基础代谢通常高于女性，能量消耗也多于女性，故体内需水量往往比女性多，而相同身体活动形式下体重大的个体消耗的能量高于体重轻的个体，因此男性的饮水量大于女性，摄砷量的差异可能是我国地方性砷中毒病区普遍存在的男性砷中毒病情比女性严重的原因之一。

内蒙古饮水型地方性砷中毒病区枯水期饮用水的总砷和 iAs³ 含量、人群日摄砷量、尿液各形态砷含量均显著高于丰水期，因此在饮水砷的健康风险评估中砷暴露的季节性不容忽视。

4.2 人体砷甲基化

4.2.1 人体砷甲基化能力

1. 人体砷甲基化指数计算方法

甲基化能力可由尿中各形态砷占总砷的比例、一次甲基化指数（PMI）和二次甲基化指数（SMI）表征，计算公式如下。

$$\% \text{iAs} = \frac{\text{iAs}}{\text{TAs}}$$

$$\% \text{MMA} = \frac{\text{MMA}}{\text{TAs}}$$

$$\% \text{DMA} = \frac{\text{DMA}}{\text{TAs}}$$

$$\text{PMI} = \frac{\text{MMA+DMA}}{\text{TAs}} \text{或} \frac{\text{MMA}}{\text{iAs}}$$

$$\text{SMI} = \frac{\text{DMA}}{\text{MMA+DMA}} \text{或} \frac{\text{DMA}}{\text{MMA}}$$

2. 人体砷甲基化能力特征

1）尿液各形态砷分布与砷甲基化指数

如表 4-12 所示，病区人群尿样中无机砷所占百分比（% iAs）平均值为 15.98%，五价一甲基砷与五价二甲基砷所占百分比（% MMA 与 % DMA）平均值分别为 14.29% 与 69.72%。对照区人群尿样 % iAs、% MMA 与 % DMA 平均值分别为 15.02%、14.01% 与 70.97%。人群对砷的一次甲基化指数（PMI）和二次甲基化指数（SMI）分别是 0.84 和 0.83。在不同性别间，男性尿液中的 MMA、iAs 和 TAs 普遍比女性高，且男性尿液中%iAs 和%MMA 也比较高。然而，男性尿液中的%DMA 则低于女性。该结果表明男性可能摄入砷的量更多，且男性的砷甲基化能力普遍低于女性。

表4-12　病区及对照区人群砷甲基化能力

统计值		%iAs/%	%DMA/%	%MMA/%	PMI	SMI
病区合计	平均值	15.98	69.72	14.29	0.84	0.83
	中值	14.48	71.05	13.73	0.85	0.84
	最小值	2.56	25.64	0.95	0.40	0.54
	最大值	59.50	89.73	29.67	0.97	0.99
	标准差	7.65	9.38	4.44	0.08	0.06
病区女性	平均值	14.77	71.61	13.62	0.85	0.84
	中值	13.27	72.74	13.21	0.87	0.85
	最小值	7.18	8.69	4.16	0.07	0.05
	最大值	2.56	25.64	0.95	0.40	0.60
	标准差	59.50	89.73	26.11	0.97	0.99
病区男性	平均值	18.92	65.16	15.92	0.81	0.80
	中值	17.71	64.67	15.98	0.82	0.81
	最小值	7.96	9.47	4.71	0.08	0.06
	最大值	4.06	34.31	5.97	0.50	0.54
	标准差	49.83	82.70	29.67	0.96	0.93
对照区	平均值	15.02	70.97	14.01		
	中值					
	最小值	0.60	0.40	0.10		
	最大值	99.20	99.20	30.90		
	标准差	16.05	16.43	9.05		

　　尿液中砷形态与百分比之间的内在相关性及其与饮水中总砷含量（WAs）之间的相关性：尿液中 DMA、MMA、iAs 和 TAs 含量与 WAs 具有显著的正相关性，尿液中的%iAs 和%MMA 也与 DMA、MMA、iAs 和 TAs 含量存在显著正相关性，说明饮水中砷含量对尿液中各形态砷含量产生直接的影响。尿液中各形态砷的百分比之间，%iAs 和%MMA 存在显著正相关性，而%iAs 和%DMA、%iAs 和%MMA 之间则存在显著的负相关性。另外，%iAs 和%MMA 与 WAs 具有显著的正相关性，而%DMA 与 WAs 则具有显著的负相关性。就人体对砷的甲基化指数而

言，PMI 和 SMI 均与 WAs 存在显著的负相关性。这些结果表明人体暴露于饮水砷的含量越高，其砷甲基化能力则普遍越低。

2）尿液形态砷分布季节差异

病区人群尿样各形态砷分布存在季节性差异（表 4-13）。不同季节人群尿液 %iAs 平均值的大小顺序为冬季>春季>夏季，尿液 %DMA 的平均值为夏季>春季>冬季，尿液 %MMA 的平均值为春季>冬季>夏季。病区人群尿液各形态砷分布的季节性差异可能与饮用水 iAs^3 的季节性变化有关。尿液 %DMA 的高低能体现个体尿砷甲基化能力的强弱，个体饮水砷暴露水平的提高会抑制其甲基化，表现为较高饮水砷暴露水平下个体尿样 %iAs 及 %MMA 较高，%DMA 较低。

表 4-13　采样区人群尿液各形态砷分布的季节性变化

尿液各形态砷分布		平均值			性别间差异（P值）	季节间差异（P值）		
		男性	女性	总体	（P值）	男性	女性	总体
春季	%iAs	18.25	14.12	16.04	0.010	春 vs 冬	0.060	0.880	0.480
	%DMA	63.79	70.28	67.27	0.000	春 vs 冬	0.330	0.720	0.970
	%MMA	17.96	15.61	16.68	0.060	春 vs 冬	0.430	0.490	0.700
冬季	%iAs	20.96	14.30	17.39	0.000	春 vs 夏	0.030	0.000	0.000
	%DMA	61.98	70.89	66.76	0.000	春 vs 夏	0.000	0.000	0.000
	%MMA	17.06	14.81	15.85	0.060	春 vs 夏	0.020	0.000	0.000
夏季	%iAs	14.97	9.56	12.08	0.000	冬 vs 夏	0.000	0.000	0.000
	%DMA	69.90	78.71	74.62	0.000	冬 vs 夏	0.000	0.000	0.000
	%MMA	15.13	11.74	13.31	0.000	冬 vs 夏	0.130	0.020	0.010

3）砷甲基化能力季节差异

病区人群 PMI 为 3.60，SMI 为 15.11；对照区人群的 PMI 和 SMI 分别为 2.21 和 56.06；病区与对照区人群 PMI 无显著差异，而对照区人群 SMI 显著高于病区（表 4-14）。病区与对照区相同性别人群 PMI 和 SMI 均无显著差异（表 4-15）。分季节来看，夏季女性甲基化能力高于男性（表 4-16）。

表 4-14　病区及对照区人群的砷甲基化指数

砷甲基化指数		样本量	平均值	标准差	最小值	最大值	差异显著性[a]（P值）
病区	PMI	310	3.60	21.37	0.00	261.31	0.575
	SMI	310	15.11	151.35	1.12	2659.73	0.019

砷甲基化指数		样本量	平均值	标准差	最小值	最大值	差异显著性ᵃ（P值）
对照区	PMI	75	2.21	3.56	0.00	26.02	
	SMI	75	56.06	129.93	1.00	573.85	

注："a"表示两种砷甲基化指标在病区与对照区间的比较

表4-15　病区及对照区男性及女性的砷甲基化指数

砷甲基化指数			样本量	平均值	标准差	最小值	最大值	差异显著性（P值）	
								性别间	采样区间
病区	男性	PMI	146	3.00	21.58	0.04	261.31	0.634	0.742
		SMI	146	4.77	4.05	1.25	43.96	0.257	0.111
	女性	PMI	163	4.16	21.30	0.00	245.15		0.632
		SMI	163	24.40	208.56	1.12	2659.73		0.078
对照区	男性	PMI	32	1.74	2.24	0.00	12.49	0.286	
		SMI	32	32.95	97.04	1.00	511.96	0.149	
	女性	PMI	42	2.57	4.33	0.00	26.02		
		SMI	42	74.96	149.98	1.32	573.85		

表4-16　病区不同季节人群的砷甲基化指数

砷甲基化指数		平均值			性别间差异（P值）	季节间差异（P值）			
		男性	女性	总体			男性	女性	总体
PMI	春季	5.74	8.00	6.86	0.700	春 vs 冬	0.600	0.120	0.180
	冬季	0.92	1.74	1.36	0.260	春 vs 夏	0.640	0.110	0.170
	夏季	1.15	1.48	1.33	0.050	冬 vs 夏	0.090	0.950	1.000
SMI	春季	4.13	46.58	25.90	0.300	春 vs 冬	0.280	0.290	0.310
	冬季	5.00	5.45	5.24	0.630	春 vs 夏	0.100	0.430	0.460
	夏季	5.50	14.47	10.30	0.090	冬 vs 夏	0.570	0.830	0.820

甲基化能力存在一定的季节性变化，PMI在春季最高，冬季和夏季水平无明显差异，SMI在春季最高，夏季居中，冬季最低；病区男性、女性及总体砷甲基化能力的季节性差异均不显著。

4.2.2　人体砷甲基化的影响因素

1. 砷蓄积与砷代谢的关系

1）生物标志物砷含量的关系

  各生物标志物砷含量之间的相关系数如表 4-17 所示。其中发砷与尿液 TAs 含量、DMA 含量均显著正相关；尿液 TAs 含量及各形态砷含量之间均呈极显著正相关。

表 4-17 各生物标志物砷含量之间的相关系数

指标	发砷	指甲砷	尿液总砷	尿液无机砷	尿液 MMA	尿液 DMA
发砷	1					
指甲砷	0.161	1				
尿液总砷	0.201*	−0.074	1			
尿液无机砷	0.178	0.018	0.787**	1		
尿液 MMA	0.075	−0.008	0.819**	0.705**	1	
尿液 DMA	0.202*	−0.114	0.957**	0.602**	0.672**	1

  注："*"代表 $P<0.05$；"**"代表 $P<0.01$。下同

  指甲砷含量与尿砷含量无显著相关性，发砷含量与尿砷含量的相关性显著，而指甲砷含量与尿砷、发砷含量均没有显著相关性。各生物标志物砷含量的相关性与前述季节差异特征相一致，发砷含量与尿砷含量有显著相关性，两者的季节间差异显著；指甲砷含量与发砷、尿砷含量相关性均不显著，且指甲砷含量也没有显著的季节差异。发砷及尿砷含量与水砷含量的季节变化趋势相一致，说明指甲砷比发砷与尿砷更能反映较长期砷暴露情况。

  病区及对照区人群尿液各形态砷分布与发砷含量的相关性如表 4-18 所示。病区人群发砷含量与尿液%iAs 呈显著正相关，与尿液%DMA 呈极显著负相关。病区和对照区不同性别人群发砷含量与尿液各形态砷分布变化无明显相关性。

表 4-18 病区及对照区人群尿液各形态砷分布与发砷含量的相关性

尿液各形态砷分布		男性		女性		合计	
		发砷含量	样本量	发砷含量	样本量	发砷含量	样本量
病区	春季 %iAs	0.000	29	−0.152	49	0.019	79
	春季 %DMA	−0.002	29	0.116	49	−0.031	79
	春季 %MMA	0.086	29	−0.121	49	0.005	79
	冬季 %iAs	0.119	31	0.069	46	0.167	77
	冬季 %DMA	−0.064	31	−0.148	46	−0.194	77
	冬季 %MMA	−0.123	31	0.084	46	0.059	77

尿液各形态砷分布		男性		女性		合计	
		发砷含量	样本量	发砷含量	样本量	发砷含量	样本量
病区	夏季 %iAs	−0.218	11	−0.176	29	0.110	40
	夏季 %DMA	0.273	11	0.002	29	−0.215	40
	夏季 %MMA	−0.236	11	0.058	29	0.174	40
	合计 %iAs	0.057	72	0.043	125	0.179*	198
	合计 %DMA	−0.056	72	−0.110	125	−0.206**	198
	合计 %MMA	0.000	72	0.042	125	0.099	198
对照区	%iAs	0.154	15	−0.150	41	−0.102	56
	%DMA	−0.186	15	−0.046	41	−0.046	56
	%MMA	−0.136	15	0.215	41	0.131	56

尿液各形态砷含量与发砷含量的相关性如表4-19所示。冬季病区人群发砷含量随尿液DMA含量的增加而显著减少；对照区人群发砷含量与尿液各形态砷含量的相关性不显著。

表4-19　尿液各形态砷含量与发砷含量的相关性

尿砷含量		男性		女性		总体	
		发砷含量	样本量	发砷含量	样本量	发砷含量	样本量
病区	春季 iAs	0.046	29	−0.106	49	0.019	79
	春季 DMA	−0.020	29	0.090	49	−0.016	79
	春季 MMA	0.083	29	−0.021	49	0.017	79
	春季 TAs	0.026	29	0.041	49	0.013	79
	冬季 iAs	−0.082	31	−0.109	46	−0.006	77
	冬季 DMA	−0.228	31	−0.261	46	−0.254*	77
	冬季 MMA	−0.373*	31	−0.229	46	−0.196	77
	冬季 TAs	−0.238	31	−0.243	46	−0.214	77
	夏季 iAs	−0.709*	11	0.092	29	0.186	40
	夏季 DMA	−0.755**	11	0.267	29	0.155	40
	夏季 MMA	−0.755**	11	0.327	29	0.288	40
	夏季 TAs	−0.755**	11	0.287	29	0.187	40

续表

尿砷含量		男性		女性		总体	
		发砷含量	样本量	发砷含量	样本量	发砷含量	样本量
病区	合计 iAs	−0.004	72	0.043	125	0.135	198
	DMA	−0.141	72	0.063	125	−0.011	198
	MMA	−0.122	72	0.081	125	0.085	198
	TAs	−0.116	72	0.067	125	0.037	198
对照区	iAs	0.575 *	15	−0.119	41	−0.014	56
	DMA	0.307	15	−0.031	41	0.054	56
	MMA	0.054	15	0.121	41	0.101	56
	TAs	0.414	15	−0.017	41	0.081	56

春季病区男性发砷含量受尿液各形态砷含量的影响较小，冬季男性发砷含量与尿液 MMA 含量呈显著负相关，夏季男性发砷含量与尿液各形态砷含量及总砷含量呈显著负相关；对照区男性发砷含量与尿液无机砷含量呈显著正相关，发砷含量受尿液其他形态砷含量及总砷含量变化的影响较小。病区及对照区女性发砷含量与尿液各形态砷含量的相关性不显著。

人群尿液各形态砷含量与指甲砷含量的相关性如表 4-20 所示。夏季病区人群指甲砷含量与尿液各形态砷及总砷含量呈显著正相关，其中男性指甲砷含量与尿液 TAs 含量呈显著正相关，女性人群指甲砷含量与尿液 MMA 含量呈显著正相关。春、冬季病区人群指甲砷含量与尿液各形态砷及总砷含量的相关性不显著，但春季病区男性指甲砷含量与尿液 DMA 含量的负相关性显著。

表 4-20　人群尿液各形态砷含量与指甲砷含量的相关性

尿砷含量		男性		女性		总体	
		指甲砷含量	样本量	指甲砷含量	样本量	指甲砷含量	样本量
病区	春季 iAs	−0.101	39	−0.012	41	−0.047	82
	DMA	−0.368 *	39	0.113	41	−0.119	82
	MMA	0.066	39	0.089	41	0.119	82
	TAs	−0.213	39	0.107	41	−0.041	82
	冬季 iAs	0.178	42	−0.023	48	0.106	90
	DMA	−0.035	42	−0.114	48	−0.073	90
	MMA	0.023	42	0.059	48	0.067	90
	TAs	−0.007	42	−0.077	48	−0.015	90

尿砷含量		男性		女性		总体	
		指甲砷含量	样本量	指甲砷含量	样本量	指甲砷含量	样本量
病区	夏季 iAs	0.296	20	0.273	30	0.335 *	50
	DMA	0.395	20	0.333	30	0.386 * *	50
	MMA	0.444	20	0.439 *	30	0.491 * *	50
	TAs	0.469 *	20	0.342	30	0.409 * *	50
	合计 iAs	−0.106	101	−0.069	119	−0.049	222
	DMA	−0.195	101	−0.040	119	−0.088	222
	MMA	−0.031	101	0.015	119	0.044	222
	TAs	−0.148	101	−0.026	119	−0.051	222
对照区	iAs	0.481 *	22	0.062	38	0.065	60
	DMA	0.362	22	0.067	38	0.298 *	60
	MMA	−0.049	22	0.239	38	0.015	60
	TAs	0.575 * *	22	0.115	38	0.295 *	60

2）砷甲基化指数与发砷和指甲砷含量的关系

相同季节下，病区人群发砷含量与砷甲基化能力无显著相关性（表4-21）。指甲砷含量与SMI呈显著负相关，与PMI呈显著正相关，而对照区人群指甲砷含量与SMI呈显著正相关关系。春季病区男性指甲砷含量与SMI呈显著负相关，对照区男性指甲砷含量与PMI呈显著负相关；病区及对照区女性指甲砷含量受PMI、SMI的影响不明显（表4-22）。根据前面分析结果，病区人群指甲砷含量显著高于对照区，而SMI显著低于对照区，这可能是影响病区和对照区人群指甲砷蓄积与SMI间关系的原因。

表4-21 人群砷甲基化指数与发砷含量的相关性

甲基化指数		男性		女性		总体	
		发砷含量	样本量	发砷含量	样本量	发砷含量	样本量
病区	春季 PMI	0.084	29	0.121	49	0.050	79
	SMI	−0.051	29	0.143	49	0.015	79
	冬季 PMI	−0.137	31	0.026	46	−0.080	77
	SMI	0.161	31	−0.082	46	−0.076	77

续表

甲基化指数		男性		女性		总体	
		发砷含量	样本量	发砷含量	样本量	发砷含量	样本量
病区	夏季 PMI	0.027	11	0.218	29	0.073	40
	夏季 SMI	0.255	11	−0.060	29	−0.202	40
	合计 PMI	−0.064	72	0.056	125	−0.047	198
	合计 SMI	0.007	72	−0.050	125	−0.118	198
对照区	PMI	−0.300	15	0.240	41	0.126	56
	SMI	−0.075	15	−0.173	41	−0.166	56

表 4-22　人群砷甲基化指数与指甲砷含量的相关性

甲基化指数		男性		女性		总体	
		指甲砷含量	样本量	指甲砷含量	样本量	指甲砷含量	样本量
病区	春季 PMI	0.167	39	0.153	41	0.178	82
	春季 SMI	−0.354 *	39	−0.106	41	−0.277 *	82
	冬季 PMI	−0.054	42	0.115	48	0.033	90
	冬季 SMI	−0.033	42	−0.204	48	−0.140	90
	夏季 PMI	0.316	20	0.166	30	0.198	50
	夏季 SMI	−0.170	20	−0.059	30	−0.166	50
	合计 PMI	0.160	101	0.144	119	0.150 *	222
	合计 SMI	−0.153	101	−0.053	119	−0.149 *	222
对照区	PMI	−0.564 * *	22	0.117	38	−0.080	60
	SMI	0.291	22	−0.186	38	0.254 *	60

3）砷甲基化指数与尿砷含量的关系

由表 4-23 可知，病区人群 iAs、DMA、TAs 随着 PMI 的升高显著降低，对照区人群 iAs 随着 PMI 的升高显著降低，MMA 随着 PMI 的升高而显著升高。病区人群 iAs 随着 SMI 的升高而显著降低，病区及对照区人群 MMA 均随着 SMI 的升高而显著降低，DMA 均随着 SMI 的升高而显著升高。不同季节 PMI、SMI 与尿液各形态砷相关性不尽相同。不同季节病区人群 iAs 与 PMI 均呈负相关；春季 DMA 与 PMI 呈极显著负相关，其他季节相关性不显著；冬季 MMA 与 PMI 呈极显著正相关，其他季节相关性不显著；病区人群 SMI 对尿液各形态砷含量的影响存在季节差异，而病区人群 TAs 含量受 SMI 的影响不显著。

| 83 |

表 4-23　病区与对照区人群砷甲基化指数与尿液各形态砷含量的相关性

尿液各形态砷			男性		女性		总体	
			PMI	SMI	PMI	SMI	PMI	SMI
病区	春季	iAs	-0.686**	-0.049	-0.700**	-0.150	-0.706**	-0.158
		DMA	-0.316*	0.320*	-0.245	0.423**	-0.275**	0.333**
		MMA	-0.010	-0.474**	0.101	-0.627**	0.034	-0.587**
		TAs	-0.392**	0.077	-0.337**	0.141	-0.359**	0.053
	冬季	iAs	-0.287	0.122	-0.186	0.007	-0.278**	-0.055
		DMA	0.157	0.307*	0.131	0.242	0.125	0.239*
		MMA	0.573**	-0.404**	0.320*	-0.272	0.403**	-0.405**
		TAs	0.131	0.172	0.138	0.102	0.108	0.073
	夏季	iAs	-0.391	-0.203	-0.315*	-0.035	-0.425**	-0.276*
		DMA	-0.020	0.170	0.034	0.161	-0.004	0.081
		MMA	0.263	-0.500**	0.219	-0.245	0.148	-0.444**
		TAs	-0.025	-0.039	0.020	0.084	-0.043	-0.043
	合计	iAs	-0.537**	-0.089	-0.516**	-0.173	-0.542**	-0.221*
		DMA	-0.139	0.236**	-0.107	0.211**	-0.123*	0.184**
		MMA	0.182	-0.502**	0.095	-0.464**	0.105	-0.533**
		TAs	-0.183*	0.028	-0.162*	0.037	-0.181**	-0.019
对照区		iAs	-0.594**	-0.017	-0.534**	-0.008	-0.551**	-0.087
		DMA	0.025	0.305	-0.174	0.372*	-0.111	0.369**
		MMA	0.613**	-0.555**	0.474**	-0.652**	0.497**	-0.632**
		TAs	-0.065	0.075	-0.211	0.153	-0.190	0.164

砷甲基化指数对尿液各形态砷含量的影响还与性别因素有关。冬季病区男性尿液 MMA 含量受 SMI 的影响显著，随 SMI 的升高而显著降低，而女性 SMI 对其尿液 MMA 含量的影响并不明显。

2. 人体砷甲基化能力的影响因素

1）砷甲基化能力与饮水砷含量的关系

表 4-24 列出了尿液中砷形态与百分比之间的相关性及其与饮水中总砷含量（WAs）之间的相关性。由表 4-24 可以看出，尿液中 DMA、MMA、iAs 和 TAs 含量与 WAs 具有显著的正相关性，尿液中的 %iAs 和 %MMA 也与 DMA、MMA、iAs 和 TAs 含量存在显著的正相关性，说明饮水中砷含量对尿液中砷形态含量产生直接的影响。尿液中各种砷形态的百分比之间,%iAs 和 %MMA 存在极显著的正相

关性，而%iAs 和%DMA、%MMA 之间则存在显著的负相关性。另外，%iAs 和%MMA 与 WAs 具有极显著的正相关性，而%DMA 与 WAs 则具有极显著的负相关性。就人体的砷甲基化指数看，PMI 和 SMI 均与 WAs 存在极显著的负相关性。这些结果表明人体暴露于饮水砷的含量越高，其砷甲基化能力则普遍越低。

表 4-24 尿液中各形态砷含量与分布和饮水中总砷含量之间的相关系数

指标	DMA	MMA	iAs	TAs	%iAs	%DMA	%MMA	PMI	SMI	WAs
DMA	1	0.898**	0.793**	0.983**	0.079	-0.148**	0.177**	-0.079	-0.178**	0.698**
MMA		1	0.867**	0.949**	0.200**	-0.365**	0.426**	-0.200**	-0.450**	0.684**
iAs			1	0.884**	0.485**	-0.521**	0.265**	-0.485**	-0.401**	0.715**
TAs				1	0.189**	-0.271**	0.247**	-0.189**	-0.281**	0.730**
%iAs					1	-0.883**	0.144**	-1.000**	-0.442**	0.315**
%DMA						1	-0.591**	0.883**	0.807**	-0.370**
%MMA							1	-0.144**	-0.943**	0.239**
PMI								1	0.442**	-0.315**
SMI									1	-0.315**
WAs										1

为探讨饮水砷含量对人体内各形态砷含量与分布及砷甲基化能力所产生的影响，把饮水砷含量分为 ≤10 μg/L、11 ~ 50 μg/L、51 ~ 100 μg/L、101 ~ 150 μg/L、151 ~ 200 μg/L、201 ~ 250 μg/L、251 ~ 300 μg/L、301 ~ 350 μg/L、351 ~ 400 μg/L、401 ~ 500 μg/L 和 >500 μg/L（表 4-25）。通常情况下，尿液中 DMA、MMA、iAs 和 TAs 的含量随着饮水砷含量的提高而显著增加，回归分析也表明尿液中 TAs 的含量与饮水砷含量具有显著的正相关性（图 4-3）。尿液中%iAs 和%MMA 也普遍随着饮水砷含量的增加而增加，而%DMA 则呈显著的下降趋势，表明饮水中砷含量与%iAs 和%MMA 具有正相关性，而与%DMA 存在负相关性。就性别而言，男性和女性尿液中各形态砷的含量变化趋势与总的变化趋势相似，男性尿液中的 DMA、MMA、iAs 和 TAs，以及%iAs 和%MMA 普遍比女性高，%DMA 则比女性低。

表 4-25 尿液各形态砷含量和分布与饮水砷含量之间的关系

	区间	DMA/（μg/L)	MMA/（μg/L)	iAs/（μg/L)	TAs/（μg/L)	%iAs/%	%DMA/%	%MMA/%
合计	≤10	37.76	7.19	9.03	53.98	14.05	73.46	12.49
	10～50	60.96	11.58	11.75	84.30	14.16	72.24	13.60
	51～100	112.74	21.27	19.78	153.79	13.23	73.18	13.59
	101～150	143.58	31.00	35.21	209.81	16.46	68.65	14.89
	151～200	192.81	43.25	43.88	279.93	15.83	69.12	15.06
	201～250	280.46	61.23	65.35	407.04	15.88	68.99	15.13
	251～300	306.42	69.77	82.35	458.55	17.72	67.69	14.58
	301～350	405.07	98.23	112.22	615.53	18.34	65.77	15.88
	351～400	527.51	129.17	147.75	804.41	17.45	66.97	15.57
	401～500	447.67	114.63	127.44	689.75	20.73	63.12	16.16
	>500	508.58	135.84	172.35	816.74	22.68	61.48	15.83
女性	≤10	35.92	6.53	7.28	49.74	12.34	75.38	12.28
	11～50	61.69	11.14	11.15	83.99	13.53	73.30	13.17
	51～100	112.15	20.04	18.91	151.10	13.16	73.56	13.28
	101～150	146.87	30.92	32.81	210.61	15.55	69.43	15.02
	151～200	196.58	36.79	40.26	273.62	14.75	71.83	13.43
	201～250	268.89	52.66	61.24	382.78	15.29	70.65	14.05
	251～300	302.02	61.34	73.29	436.65	16.48	70.16	13.34
	301～350	415.38	90.41	98.13	603.92	16.91	68.40	14.69
	351～400	470.74	102.86	119.24	692.83	16.15	68.70	15.14
	401～500	493.22	110.66	105.92	709.81	16.31	68.27	15.42
	>500	514.00	123.57	169.50	807.06	22.33	62.64	15.03
男性	≤10	42.03	8.74	13.09	63.84	18.02	69.02	12.96
	11～50	59.90	14.41	15.39	89.72	17.41	66.82	15.77
	51～100	114.87	25.66	22.87	163.42	13.49	71.83	14.68
	101～150	137.64	31.16	39.55	208.38	18.10	67.24	14.66
	151～200	187.16	52.93	49.32	289.40	17.45	65.05	17.50
	201～250	302.55	77.60	73.18	453.35	16.98	65.82	17.20
	251～300	317.62	91.24	105.42	514.28	20.88	61.41	17.71
	301～350	380.31	117.00	146.03	643.39	21.79	59.47	18.74

续表

	区间	DMA/(μg/L)	MMA/(μg/L)	iAs/(μg/L)	TAs/(μg/L)	%iAs/%	%DMA/%	%MMA/%
	351~400	657.26	189.29	212.91	1059.4	20.42	63.03	16.55
男性	401~500	357.71	116.47	160.63	634.84	28.02	54.90	17.08
	>500	498.63	158.32	177.58	834.48	23.33	59.36	17.31

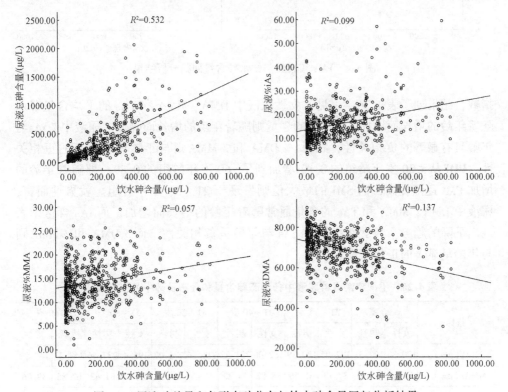

图 4-3　尿液砷总量和各形态砷分布与饮水砷含量回归分析结果

　　通过回归分析发现 PMI 和 SMI 均与饮水砷含量存在显著的负相关性（图 4-4），表明人体的砷一次甲基化能力与二次甲基化能力均受到饮水砷含量的严重影响，人体暴露于高砷饮用水可降低人体的砷甲基化能力。

　　2）砷甲基化能力与年龄的关系

　　尿液中各形态砷的含量及其百分比和砷甲基化能力可能受年龄的直接影响，因此把所有研究人群分为≤20 岁、21~30 岁、31~40 岁、41~50 岁、51~60 岁和>60 岁 6 个年龄组，分别统计各组尿液各形态砷的含量及其百分比和砷甲基化

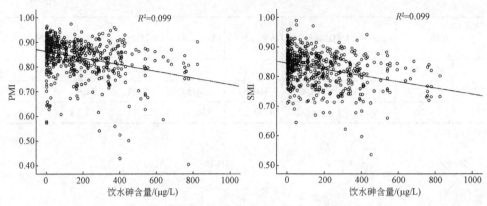

图 4-4　PMI 和 SMI 与饮水砷含量回归分析结果

指数，结果列于表 4-26。可见，女性尿液中 DMA、MMA 和 TAs 的平均含量普遍随着年龄的增长而增加，而 iAs 的含量则随着年龄的增长而降低。尿液中 % iAs 与年龄具有显著的负相关性，相反，% DMA 和 % MMA 则与年龄具有显著的正相关性。PMI 从 ≤20 岁年龄组的 0.82 增加到了 >60 岁年龄组的 0.89，即随着年龄的增加 PMI 逐渐提高，而 SMI 的最大值则发现于 21～30 岁年龄组。就男性而言，尿液中 DMA、MMA 和 TAs 的含量通常随着年龄的增长而增加，而 iAs 含量则表现出下降的趋势。与女性相似，% iAs 与年龄呈负相关性，而 % DMA 和 % MMA 则与年龄呈显著的正相关性。

表 4-26　不同年龄人群尿液中各形态砷含量和分布及砷甲基化指数特征

指标	≤20 岁		21～30 岁		31～40 岁		41～50 岁		51～60 岁		>60 岁	
	女性	男性	女性	男性	女性	男性	女性	男性	女性	男性	女性	男性
DMA/(μg/L)	170.33	127.33	172.95	180.39	182.06	221.32	211.96	276.07	195.4	277.46	348.23	147.94
MMA/(μg/L)	33.83	32.92	37.13	61.56	38.82	54.22	45.47	81.04	39.43	81.43	67.85	39.06
iAs/(μg/L)	52.92	50.91	47.55	63.94	45.08	59.51	49.93	92.66	31.18	84.04	46.50	32.62
TAs/(μg/L)	257.80	211.16	257.63	305.89	265.96	335.05	307.37	449.76	266.01	442.93	462.56	219.62
% iAs/%	17.66	21.97	16.60	18.64	15.13	16.32	13.67	19.32	12.09	18.59	10.77	14.85
% DMA/%	69.46	63.25	70.89	65.20	71.01	67.93	72.61	64.12	73.35	65.11	75.05	67.36
% MMA/%	12.88	14.77	12.51	16.15	13.87	15.74	13.72	16.56	14.56	16.30	14.18	17.79
PMI	0.82	0.78	0.83	0.81	0.85	0.84	0.86	0.81	0.88	0.81	0.89	0.85
SMI	0.84	0.81	0.85	0.80	0.84	0.81	0.84	0.79	0.83	0.80	0.84	0.79

此外，在 ≤20 岁年龄组中女性尿液中 DMA、MMA、iAs 和 TAs 含量显著高

于男性。然而，在别的年龄组中男性尿液中 DMA、MMA、iAs 和 TAs 含量则普遍比女性高。女性尿液%iAs 和%MMA 在所有年龄段中均比男性低，而%DMA 则普遍高于男性。女性的 PMI 和 SMI 也普遍较男性高。

3）砷甲基化能力与皮肤损伤的关系

通过将皮肤损伤人群与非皮肤损伤人群体内各形态砷含量与分布进行比较分析发现，两者之间存在显著差异。非皮肤损伤人群尿液中 iAs、MMA、DMA 和 TAs 分别是43.07 μg/L、37.11 μg/L、172.65 μg/L 和252.84 μg/L，而它们在皮肤损伤人群尿液中的平均含量则分别是 75.65 μg/L、68.78 μg/L、265.81 μg/L 和410.24 μg/L（表4-27）。男性和女性皮肤损伤人群尿液中 iAs、MMA、DMA 和 TAs 的含量均高于非皮肤损伤人群。另外，皮肤损伤人群尿液中%iAs 和%MMA普遍比非皮肤损伤人群高。皮肤损伤人群的 SMI 通常低于非皮肤损伤人群，而 PMI 在皮肤损伤人群和非皮肤损伤人群之间的变化不显著。

表4-27　不同人群尿液各形态砷含量与分布特征

指标	合计		女性		男性	
	非	是	非	是	非	是
DMA/（μg/L）	172.65	265.81	175.54	239.56	164.78	316.93
MMA/（μg/L）	37.11	68.78	35.02	54.25	42.82	97.06
iAs/（μg/L）	43.07	75.65	39.04	62.83	54.07	100.60
TAs/（μg/L）	252.84	410.24	249.59	356.65	261.69	514.59
%iAs/%	15.92	16.10	14.72	14.89	19.19	18.45
%DMA/%	70.34	68.39	72.12	70.34	65.48	64.57
%MMA/%	13.75	15.51	13.17	14.76	15.33	16.98
PMI	0.84	0.84	0.85	0.85	0.81	0.82
SMI	0.83	0.81	0.84	0.82	0.81	0.79

注：非=非皮肤损伤者；是=皮肤损伤者

女性皮肤损伤人群和非皮肤损伤人群尿液中 iAs、MMA、DMA 和 TAs 的含量均随着饮水砷含量的增加而增加。在饮水砷含量为201～400 μg/L 时，女性非皮肤损伤人群尿液的 iAs、MMA、DMA 和 TAs 的含量比皮肤损伤人群低（表4-28）。通常情况下，尿液中%iAs 和%MMA 随着饮水砷含量的增加而增加，而%DMA、PMI 和 SMI 则呈下降的趋势。在不同的饮水砷含量水平下，女性皮肤损伤人群的 SMI 与非皮肤损伤人群无显著差异。然而，%iAs、%MMA、%DMA 和PMI 在皮肤损伤人群和非皮肤损伤人群之间并没有显示出明显的变化趋势。

男性尿液各形态砷含量和分布与饮水砷含量的关系列于表4-29。与女性尿各形态砷含量和分布与饮水砷含量关系的变化趋势相似，尿砷 iAs、MMA、DMA 和 TAs 含量与饮水砷含量具有显著的正相关性。PMI 和 SMI 均随着饮水砷含量的增加而降低。此外，皮肤损伤人群的 PMI 和 %MMA 较低，而 SMI 在皮肤损伤人群和非皮肤损伤人群之间没有显著差异。

表 4-28　女性尿液砷含量和分布与饮水砷含量的关系

指标	≤10 μg/L		11～100 μg/L		101～200 μg/L		201～300 μg/L		301～400 μg/L		>400 μg/L	
	非	是	非	是	非	是	非	是	非	是	非	是
DMA/(μg/L)	22.49	39.17	71.71	85.05	153.52	181.22	299.66	280.33	494.92	385.60	447.73	540.71
MMA/(μg/L)	4.21	7.09	14.37	14.84	31.50	35.04	75.02	46.59	110.85	81.41	101.70	128.09
iAs/(μg/L)	5.26	7.77	11.38	15.12	23.79	41.22	84.02	58.06	122.95	91.75	151.27	135.85
TAs/(μg/L)	31.94	54.03	97.46	115.01	208.82	257.49	458.69	384.99	728.71	558.76	700.70	804.65
%iAs/%	12.83	12.22	12.07	13.76	11.77	16.20	16.57	15.59	16.51	16.69	21.25	18.74
%DMA/%	73.95	75.72	73.79	73.30	72.74	70.11	67.56	72.15	68.22	68.79	64.21	65.65
%MMA/%	13.21	12.06	14.14	12.94	15.49	13.69	15.86	12.26	15.27	14.51	14.55	15.61
PMI	0.87	0.88	0.88	0.86	0.88	0.84	0.83	0.84	0.83	0.83	0.79	0.81
SMI	0.85	0.86	0.84	0.85	0.82	0.84	0.81	0.85	0.82	0.82	0.81	0.80

注：非＝非皮肤损伤者；是＝皮肤损伤者

表 4-29　男性尿液砷含量和分布与饮水砷含量的关系

指标	≤10 μg/L		11～100 μg/L		101～200 μg/L		201～300 μg/L		301～400 μg/L		>400 μg/L	
	非	是	非	是	非	是	非	是	非	是	非	是
DMA/(μg/L)	37.98	42.99	97.94	83.89	197.76	149.11	451.87	243.92	560.81	419.59	459.59	403.53
MMA/(μg/L)	8.04	8.89	21.19	19.64	54.41	38.11	114.03	70.61	184.29	104.55	158.68	110.61
iAs/(μg/L)	7.79	14.37	17.54	19.67	51.34	41.85	119.14	75.38	187.00	158.46	175.20	162.37
TAs/(μg/L)	53.81	66.25	136.67	123.20	303.51	229.08	685.05	389.91	932.10	682.61	793.47	676.52
%iAs/%	16.02	18.50	12.11	16.56	17.06	18.10	16.79	19.93	19.74	22.90	24.60	26.55
DMA/%	68.95	69.03	73.29	68.00	66.49	65.59	65.39	62.79	60.82	61.06	57.77	56.93
%MMA/%	15.03	12.47	14.60	15.43	16.45	16.31	17.82	17.28	19.43	16.05	17.63	16.53
PMI	0.84	0.82	0.88	0.83	0.83	0.82	0.83	0.80	0.80	0.77	0.75	0.73
SMI	0.82	0.84	0.83	0.81	0.80	0.80	0.79	0.78	0.76	0.79	0.76	0.77

注：非＝非皮肤损伤者；是＝皮肤损伤者

此外，皮肤损伤人群表现出单体征和多体征现象，因此本研究把皮肤损伤人群分为单一皮肤损伤人群和多种皮肤损伤人群，比较非皮肤损伤人群、单一皮肤损伤人群和多种皮肤损伤人群尿液中各形态砷的含量和分布及砷代谢能力，探讨它们之间的关系。图 4-5 表明单一皮肤损伤人群和多种皮肤损伤人群尿液中 iAs、MMA、DMA 和 TAs 的含量普遍比非皮肤损伤人群高。iAs（43.07 μg/L）、MMA（37.11 μg/L）、DMA（172.65 μg/L）和 TAs（252.84 μg/L）的最小值发现于非皮肤损伤人群的尿液中，而它们的最大值则均发现于多种皮肤损伤人群的尿液中。

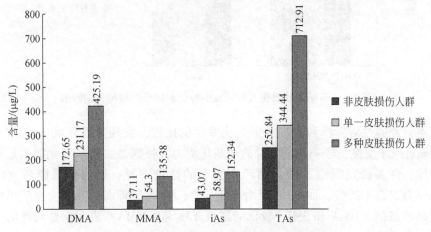

图 4-5　不同皮肤损伤人群尿液中各形态砷的比例

由图 4-6 可以发现多种皮肤损伤人群尿液中的 % iAs 和 % MMA 最高，而非皮肤损伤人群尿液中的 % DMA 最高。相反，% iAs、% MMA 和 % DMA 的最低值则分别发现于单一皮肤损伤人群、非皮肤损伤人群和多种皮肤损伤人群的尿液中。单一皮肤损伤人群、非皮肤损伤人群和多种皮肤损伤人群的 PMI 分别是 0.85、0.84 和 0.80，而非皮肤损伤人群的 SMI 值最大。此外，SMI 在单一皮肤损伤人群和多种皮肤损伤人群之间没有显著的差异性。

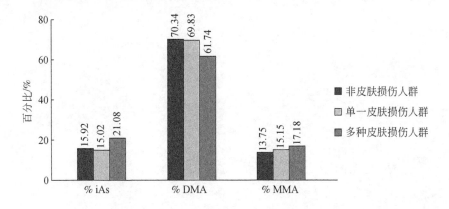

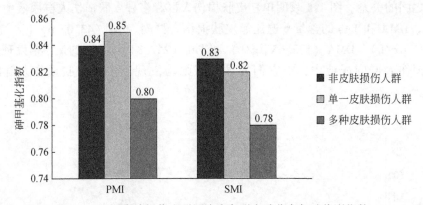

图 4-6　不同皮肤损伤人群尿液中各形态砷分布与砷代谢指数

本研究通过对男性和女性的甲基化效率的比较，发现男性尿液中%DMA 和 SMI 显著低于女性，表明男性对砷的甲基化能力，特别是二次甲基化能力显著低于女性。许多研究报道了砷代谢产物分布的性别差异，燃煤砷暴露者女性的%DMA 显著高于男性，而%iAs 显著低于男性。台湾乌脚病地区的女性较男性具有更高的尿液%DMA 和 SMI，较低的尿液 TAs 和%MMA，表明女性对砷的甲基化能力比男性强（Tseng et al., 2005）。

| 第 5 章 | 饮水型地方性砷中毒皮肤损伤

地方性砷中毒是一种典型的环境地球化学疾病，其发病和流行具有明显的地域性特征。我国内蒙古饮水型地方性砷中毒病区是世界上仅次于印度–孟加拉国病区的第二大病区。病区内砷中毒分布广、危害大，全自治区有 11 个县（旗）的 600 多个自然村流行砷中毒，病区人口 25 万。

IARC 和美国国家环境保护局人类有害物质信息库（IRIS）的分类系统中，砷均被列为 I 类致癌物质。但与其他致癌物质不同，砷中毒具有独特的临床体征，表现为躯干和四肢皮肤色素脱失和色素沉着，以及手、脚掌部的皮肤过度角化。砷中毒需从临床和实验两方面来诊断，但一般可从皮肤损伤确诊，全身表现不能作为诊断标准，皮肤表现是基本的诊断依据。皮肤角化、色素沉着或脱失是砷中毒诊断的先决条件。人体暴露于过量砷所导致的特异性皮肤改变很难消失，并与远期癌变有关。

本章利用现场流行病学调查和实验室分析相结合的手段，分析慢性砷中毒患者皮肤损伤的发生、发展规律，探讨慢性砷中毒皮肤改变与尿砷、指甲砷含量及甲基化的关系。

5.1 饮水型地方性砷中毒皮肤损伤的流行特征

5.1.1 研究对象和研究方法

1. 研究对象

研究对象为内蒙古自治区巴彦淖尔市杭锦后旗沙海乡的丰产村、红旗村、建设村、乌兰村和新跃村的 259 名村民。其中男性 58 人，平均年龄 38 岁（12~62 岁）；女性 201 人，平均年龄 39 岁（11~66 岁），男性和女性的年龄分布见表 5-1。

表 5-1 研究对象的性别和年龄分布　　　　　　　　　（单位：人）

年龄	<20 岁	20~29 岁	30~39 岁	40~49 岁	50~59 岁	≥60 岁	合计
男	12	5	10	15	13	3	58
女	34	21	43	46	41	16	201
合计	46	26	53	61	54	19	259

2. 砷中毒临床体征与诊断

皮肤损伤分级与地方性砷中毒临床分度能反映皮肤损伤病变严重程度。根据地方性砷中毒诊断标准，本研究确诊的皮肤损伤患者中，Ⅰ°角化患者 21 人（男：女 = 11：10），Ⅱ°角化患者 13 人（男：女 = 8：5），男性Ⅱ°角化患者占其皮肤损伤患者总数的 42.1%，高于女性的 33.3%，而非抽烟人群中Ⅱ°角化患者占其皮肤损伤患者总数的百分比（46.7%）高于抽烟人群的 31.6%，51 ~ 60 岁年龄段人群Ⅱ°角化患者占该年龄段皮肤损伤患者的比例高达 53.8%。因此无论从总体皮肤损伤患病率还是从Ⅱ°角化发生情况来看，病区男性及 51 ~ 60 岁年龄段人群是皮肤损伤高危人群（表 5-1）；从临床分度上可将Ⅰ°和Ⅱ°角化（图 5-1）患者分别判定为轻度和中度地方性砷中毒患者（表 5-2）。

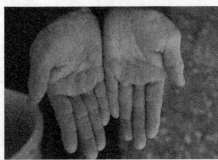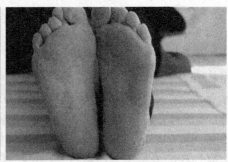

图 5-1　砷中毒患者皮肤角化

表 5-2　掌趾部皮肤角化分级与地方性砷中毒临床分度相关标准

掌趾部皮肤角化分级	临床分度
Ⅰ°角化：肉眼仔细检查可见，和/或可触及多个散在的米粒大小的皮肤结节状角化物	可疑：皮肤仅有Ⅰ°色素沉着或Ⅰ°色素脱失斑，或仅在掌趾部皮肤有 1 或 2 个米粒大小丘疹样或结节状角化物
Ⅱ°角化：掌趾部皮肤有较多或较大的明显的丘疹样角化物	轻度：掌趾部皮肤有Ⅰ°角化或躯干皮肤Ⅰ°色素沉着和Ⅰ°色素脱失同时存在；可疑对象中尿砷或发砷含量明显高于当地非病区正常值者也可列为轻度
Ⅲ°角化：掌趾部有广泛斑块状或条状等不同形态角状物，或同时在掌趾部和手、足背部有多个较大疣状物，甚至有表面皲裂、溃疡或出血	中度：掌趾部皮肤角化、躯干皮肤色素沉着和色素脱失中有一项为Ⅱ°者
	重度：在重度基础上，掌趾部皮肤角化、躯干皮肤沉色和色素脱失有一项为Ⅲ°者
	鲍恩病（图 5-2）或皮肤癌：经活体组织病理检查确诊者

注：依据 WS/T 211—2015

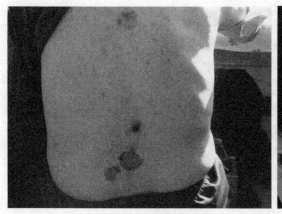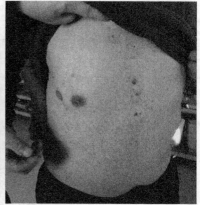

图 5-2 鲍恩病（Bowen's disease）患者的皮肤症状

5.1.2 砷中毒的流行特征

共调查内蒙古杭锦后旗病区 259 人，其中 162 人未检出砷中毒临床体征。皮肤角化、皮肤脱色和皮肤色沉三种临床体征均有检出。皮肤损伤不同临床体征（角化、脱色和色沉）的患病率以角化最高，达到 32.8%，其次是脱色（13.1%），色沉只占 3.9%（图 5-3）。

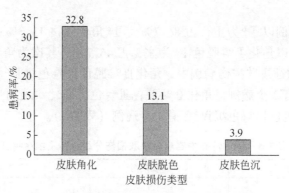

图 5-3 杭锦后旗地区不同临床体征的患病率

表 5-3 列出了所有 97 例砷中毒患者的皮肤损伤结果。由表 5-3 可知，有 85 例发生皮肤角化，34 例发生皮肤脱色，10 例发生皮肤色沉，分别占总病例的 87.6%、35.1% 和 10.3%，表明砷中毒患者以皮肤角化人数最多，脱色次之，色沉最少。

表5-3 杭锦后旗砷中毒患者皮肤损伤的基本特点

指标	角化	脱色	色沉	合计
例数	85	34	10	97
比例/%	87.6	35.1	10.3	

其中74%的患者为单体征病变（角化、脱色或者色沉中的一项病变），19%的患者为双体征病变，7%的患者为三联征病变（图5-4）。

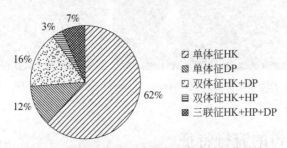

图5-4 杭锦后旗地区砷中毒患者皮肤损伤特点

HK. hyperkeratosis，角化；DP. depigmentation，脱色；HP. pigmentation，色沉。下同

在72例单体征皮肤损伤病例中，以皮肤角化为主，占83.3%；皮肤脱色仅占16.7%；无皮肤色沉病例。32例双体征皮肤损伤病例中，以皮肤角化并皮肤脱色病例为主，占68.8%；皮肤角化并皮肤色沉病例占32.3%；无皮肤脱色并皮肤色沉病例。

皮肤角化病例以Ⅰ°为主，占86.7%，Ⅱ°角化仅占13.3%；皮肤角化并皮肤脱色病例中，以角化Ⅰ°+脱色Ⅰ°为主，占46.7%，其次为角化Ⅱ°+脱色Ⅰ°，占26.7%。三联征皮肤损伤病例中，角化Ⅲ°+脱色Ⅲ°+色沉Ⅲ°和角化Ⅲ°+脱色Ⅳ°+色沉Ⅳ°各有2个病例，角化Ⅱ°+脱色Ⅲ°+色沉Ⅲ°、角化Ⅱ°+脱色Ⅳ°+色沉Ⅳ°、角化Ⅳ°+脱色Ⅳ°+色沉Ⅳ°各有1个病例（表5-4）。

表5-4 地方性砷中毒患者皮肤损伤分级诊断及组合特征

体征种类	皮肤损伤	病例（所占比例）
单体征	合计	72（74%）
	单角化	60
	角化Ⅰ°	52
	角化Ⅱ°	8
	单脱色	12
	脱色Ⅰ°	10
	脱色Ⅱ°	1
	脱色Ⅲ°	1

续表

体征种类	皮肤损伤	病例（所占比例）
双体征	合计	18（19%）
	角化+脱色	15
	角化Ⅰ°+脱色Ⅰ°	7
	角化Ⅰ°+脱色Ⅲ°	1
	角化Ⅱ°+脱色Ⅰ°	4
	角化Ⅱ°+脱色Ⅱ°	1
	角化Ⅱ°+脱色Ⅲ°	1
	角化Ⅲ°+脱色Ⅰ°	1
	角化+色沉	3
	角化Ⅰ°+色沉Ⅰ°	3
三联征	合计	7（7%）
	角化Ⅱ°+脱色Ⅲ°+色沉Ⅲ°	1
	角化Ⅱ°+脱色Ⅳ°+色沉Ⅳ°	1
	角化Ⅲ°+脱色Ⅲ°+色沉Ⅲ°	2
	角化Ⅲ°+脱色Ⅳ°+色沉Ⅳ°	2
	角化Ⅳ°+脱色Ⅳ°+色沉Ⅳ°	1

病区 259 人中包括 201 名女性和 58 名男性。201 名女性中 131 名无砷中毒体征，占 65.2%；58 名男性中 31 名无砷中毒体征，占 53.4%。无论男性还是女性，其皮肤损伤不同临床体征（角化、脱色和色沉）的患病率均以角化最高，其次是脱色和色沉；男性脱色和色沉的患病率显著高于女性（图 5-5）。

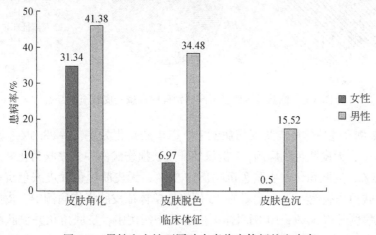

图 5-5　男性和女性不同砷中毒临床体征的患病率

表 5-5 列出了 70 例女性砷中毒患者和 27 例男性砷中毒患者的皮肤损伤结果。在所检查的 70 例女性患者中，有 63 例发生皮肤角化，14 例发生皮肤脱色，1 例发生皮肤色沉，分别占总病例的 90.0%、20.0% 和 1.4%；在所检查的 27 例男性患者中，有 24 例发生皮肤角化，20 例发生皮肤脱色，9 例发生皮肤色沉，分别占总病例的 88.9%、74.1% 和 33.3%。男性和女性砷中毒患者均以皮肤角化人数最多，皮肤脱色次之，皮肤色沉最少。

表 5-5   杭锦后旗不同性别砷中毒患者皮肤损伤的基本特点

性别和比例	角化	脱色	色沉	合计
女	63	14	1	70
比例/%	90.0	20.0	1.4	
男	24	20	9	27
比例/%	88.9	74.1	33.3	

女性砷中毒病例中，88.6% 的患者为单体征皮肤损伤，11.4% 的患者为双体征皮肤损伤，无三联征皮肤损伤患者。男性砷中毒病例中，37% 的患者为单体征皮肤损伤，显著低于女性；37% 的患者为双体征皮肤损伤，显著高于女性；所有的三联征皮肤损伤患者均为男性，占 26.0%（图 5-6）。该结果表明男性皮肤损伤的严重程度比女性强。

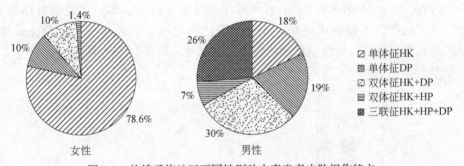

图 5-6   杭锦后旗地区不同性别砷中毒患者皮肤损伤特点

在 62 例女性单体征皮肤损伤病例中，以皮肤角化为主，占 88.6%；皮肤脱色仅占 11.4%，无皮肤色沉病例；8 例双体征皮肤损伤病例中，皮肤角化并皮肤脱色病例占 75%，皮肤角化并皮肤色沉病例占 25%，无皮肤脱色并皮肤色沉病例；无三联征皮肤损伤病例（表 5-6）。在 10 例男性单体征皮肤损伤病例中，皮肤角化和皮肤脱色病例各占 50%；10 例双体征皮肤损伤病例中，皮肤角化并皮肤脱色病例占 80%。此外，女性的皮肤角化病例以 I° 为主，占 89.1%，II° 皮肤角化仅占 10.9%；皮肤角化并皮肤脱色病例中，以角化 I°+脱色 I° 为主，占 42.9%。

表5-6 不同性别地方性砷中毒患者皮肤损伤分级诊断及组合特征

女性		男性	
皮肤损伤	病例数（所占比例）	皮肤损伤	病例数（所占比例）
单体征	62（88.6%）	单体征	10（37.0%）
单角化	55	单角化	5
角化Ⅰ°	49	角化Ⅰ°	3
角化Ⅱ°	6	角化Ⅱ°	2
单脱色	7	单脱色	5
脱色Ⅰ°	5	脱色Ⅰ°	5
脱色Ⅱ°	1		
脱色Ⅲ°	1		
双体征	8（11.4%）	双体征	10（37.0%）
角化+脱色	7	角化+脱色	8
角化Ⅰ°+脱色Ⅰ°	3	角化Ⅰ°+脱色Ⅰ°	4
角化Ⅰ°+脱色Ⅲ°	1	角化Ⅱ°+脱色Ⅰ°	3
角化Ⅱ°+脱色Ⅰ°	1	角化Ⅱ°+脱色Ⅲ°	1
角化Ⅱ°+脱色Ⅱ°	1	角化+色沉	2
角化Ⅲ°+脱色Ⅰ°	1	角化Ⅰ°+色沉Ⅰ°	2
角化+色沉	1		
角化Ⅰ°+色沉Ⅰ°	1		
三体征		三体征	7（26.0%）
		角化Ⅱ°+脱色Ⅲ°+色沉Ⅲ°	1
		角化Ⅱ°+脱色Ⅳ°+色沉Ⅳ°	1
		角化Ⅲ°+脱色Ⅲ°+色沉Ⅲ°	2
		角化Ⅲ°+脱色Ⅳ°+色沉Ⅳ°	2
		角化Ⅳ°+脱色Ⅳ°+色沉Ⅳ°	1

男性的皮肤角化病例中Ⅰ°和Ⅱ°分别占60%和40%；皮肤角化并皮肤脱色病例中，以角化Ⅰ°+脱色Ⅰ°为主，占50%；三联征皮肤损伤病例中，角化Ⅲ°+脱色Ⅲ°+色沉Ⅲ°和角化Ⅲ°+脱色Ⅳ°+色沉Ⅳ°各有2个病例，角化Ⅱ°+脱色Ⅲ°+色沉Ⅲ°、角化Ⅱ°+脱色Ⅳ°+色沉Ⅳ°、角化Ⅳ°+脱色Ⅳ°+色沉Ⅳ°各有1个病例（表5-6）。

图5-7展示了不同出生地女性人群的皮肤损伤患病率。由图5-7可知，出生于内蒙古区外、成年后迁入病区的女性（区外组），出生于内蒙古区内病区外的女性（区内组）和出生于病区内的女性（本地组）的皮肤损伤患病率分别为36.54%、26.15%和35.56%。结果表明，出生即开始对饮水砷的暴露并未显著提高其皮肤损伤的风险，相反成年后暴露于饮水砷可能增加其对砷毒性的敏感性。

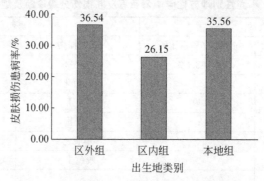

图 5-7　不同出生地女性人群的皮肤损伤患病率

5.2　饮水型地方性砷中毒皮肤损伤的影响因素

5.2.1　年龄与砷中毒的关系

2014 年，杭锦后旗 97 名砷中毒患者中，年龄最小的仅有 13 岁，且为一名三联征患者，年龄最大的患者为 65 岁。分别研究皮肤角化、皮肤脱色和皮肤色沉的患病率与年龄的关系，如图 5-8 ~ 图 5-10 所示。皮肤角化的患病率随年龄增长而提高，60 岁及以上年龄组高达 53.6%，约是 <20 岁年龄组的 5 倍。皮肤色沉患病率以 60 岁及以上年龄组人群最高，是其他年龄组患病率的 3 ~ 6 倍。在 60 岁以下的人群中，皮肤色沉的患病率无显著差异，而 60 岁及以上人群皮肤色沉患病率显著高于其他年龄组的人群。

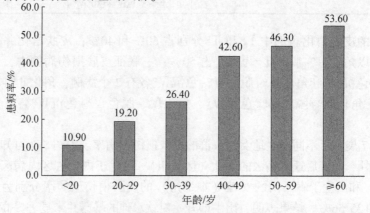

图 5-8　年龄与皮肤角化患病率的关系

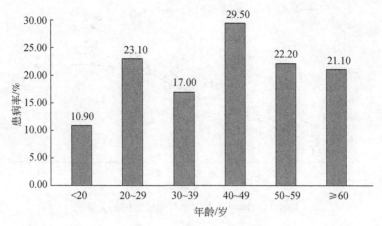

图 5-9　年龄与皮肤脱色患病率的关系

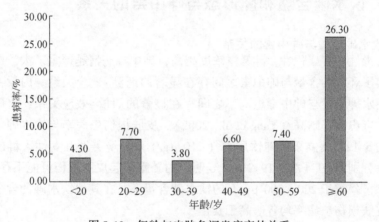

图 5-10　年龄与皮肤色沉患病率的关系

　　不同年龄段的砷中毒患病率列于图 5-11。饮水砷暴露引起皮肤损伤并不局限于发生在某个年龄段，而是各个年龄段的人群均可能患有皮肤损伤。在 60 岁以下，男性和女性的砷中毒患病率均随着年龄的增长而增加，60 岁后砷中毒患病率则表现出小幅下降的趋势，这可能与他们对砷的摄入剂量有直接的关系。另外，男性的砷中毒患病率显著高于女性。杭锦后旗砷中毒病区高年龄组的砷中毒患病率显著高于低年龄组，表明水砷接触时间是饮水型地方性砷中毒发病的重要因素，且中毒程度与接触时间呈正相关。许多研究均证实了饮用高砷水年限和年龄是砷中毒的危险因素。

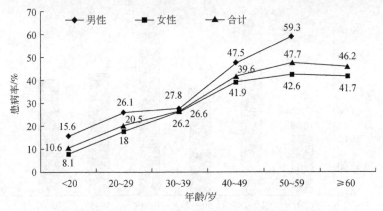

图 5-11　砷中毒患病率与年龄之间的关系

5.2.2　饮水砷含量和砷形态与砷中毒的关系

1. 饮水砷含量与砷中毒的关系

砷的毒性具有累积性，砷暴露浓度越高，砷中毒病情越严重。大量国内外的研究证实了环境砷含量与砷中毒之间存在显著的剂量–效应关系。内蒙古砷中毒病区饮用水砷含量与砷中毒患病率之间存在显著的剂量–效应关系，水砷含量越高，砷中毒患病率越高（Yang et al., 2002）。皮肤损伤患病率与饮水砷含量的关系列于图 5-12。暴露于低砷饮用水（<10 μg/L）环境男性和女性人群的皮肤损伤患病率分别为 19.4% 和 19.2%，表明砷的暴露引起皮肤损伤可能不存在阈值。此外，除了暴露于 200～300 μg/L 的饮水砷含量下，在其他饮水砷的含量水平下男性的皮肤损伤患病率均普遍高于女性。

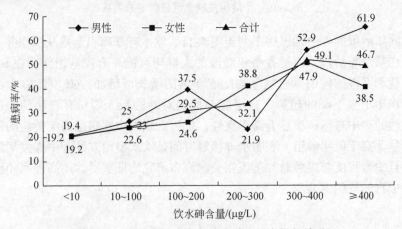

图 5-12　砷中毒患病率与饮水砷含量之间的关系

图 5-13 为不同砷中毒皮肤损伤临床体征组合对应人群的饮水砷含量。从图 5-13可以看出，皮肤损伤病情和饮用水砷含量呈明显的正相关。无皮肤损伤体征人群的饮水砷含量最低，平均值为（250.2±179.9）μg/L，约是饮水砷含量标准限值的 25 倍。皮肤损伤三联征人群的病情最重，饮水砷含量最高，平均值高达（642.7±177.1）μg/L，约是饮水砷含量标准限值的 64 倍。无皮肤损伤体征人群饮水砷含量与皮肤损伤单体征人群的饮水砷含量相比不具有统计学意义，显著低于皮肤损伤双体征和皮肤损伤三联征人群。皮肤损伤单体征人群饮水砷含量显著低于皮肤损伤双体征和皮肤损伤三联征人群。

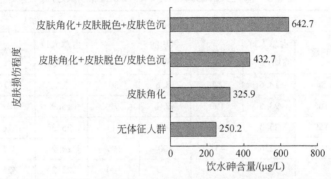

图 5-13　饮水砷含量和皮肤损伤程度的剂量–效应关系

2. 饮水砷形态与砷中毒的关系

砷的毒性因其价态、形态差异甚殊，其中以 iAs^3 的毒性最大，iAs^5 次之，有机砷因化合物不同，其毒性差异很大。我国饮水型砷中毒病区饮水中砷以 iAs^3 和 iAs^5 存在，有机砷含量较低。因地下水处于还原或强还原环境，有机态砷的赋存形式主要为甲基胂或其盐类，毒性较小。各种价态、形态砷的含量因环境不同而异。病区人群暴露于不同价态和形态砷的频率分布及 iAs^3、iAs^5 含量与砷中毒患病率的关系分别见表 5-7 ~ 表 5-9。

表 5-7　病区人群暴露于 iAs^3、iAs^5 的频率分布

含量 /(mg/L)	iAs^3				iAs^5			
	频数	占总人口的比例/%	累积频数	累积的比例/%	频数	占总人口的比例/%	累积频数	累积的比例/%
<0.05	158	35.0	158	35.0	53	11.8	53	11.8
0.05 ~ 0.09	92	20.4	250	55.4	140	31.0	193	42.8
0.10 ~ 0.14	66	14.6	316	70.1				
0.15 ~ 0.19	31	6.9	347	76.9				
0.20 ~ 0.24	41	9.1	388	86.0	151	33.5	344	76.3

续表

含量 /（mg/L）	iAs³				iAs⁵			
	频数	占总人口的 比例/%	累积频数	累积的 比例/%	频数	占总人口 的比例/%	累积频数	累积的 比例/%
0.25~0.34	63	14.0	451	100				
0.35~0.49					94	20.8	438	97.1
≥0.50					13	2.9	451	100

表5-8　病区人群暴露于 MMA、DMA 的频率分布

含量 /（mg/L）	MMA				DMA			
	频数	占总人口 的比例/%	累积频数	累积的 比例/%	频数	占总人口 的比例/%	累积频数	累积的 比例/%
<0.01	84	18.6	84	18.6	30	6.7	30	6.7
0.01~0.019	106	23.5	190	42.1	72	15.9	102	22.6
0.02~0.029	159	35.3	349	77.4	114	25.3	216	47.9
0.03~0.039	102	22.6	451	100	109	24.2	325	72.1
0.04~0.049					100	22.2	425	94.2
≥0.05					26	5.7	451	100

表5-9　iAs³、iAs⁵含量与砷中毒患病率的关系

含量 /（mg/L）	iAs³			iAs⁵		
	暴露人数	患病人数	患病率/%	暴露人数	患病人数	患病率/%
<0.05	4	0	0.00			
0.05~0.09	46	4	8.70			
0.10~0.14	16	3	18.75			
0.15~0.19	6	2	33.33			
0.20~0.24	32	16	50.00	9	6	66.67
0.25~0.29	47	37	78.72	8	6	75.00
0.30~0.34				30	26	86.67
0.35~0.39				8	8	100.00
≥0.40				8	6	75.00
合计	151	62	41.06	63	52	82.54

过量砷在机体内蓄积是砷中毒的根本原因。流行病学研究表明，除过量砷外，还与砷的价态、形态，人群的特征（年龄、性别、个体差异）、暴露年限、

生活习惯及营养状况有关。在以内蒙古病区饮水中 iAs^3、iAs^5、MMA、DMA、iAs^3/iAs^5 和年龄、性别、饮水年限、吸烟、饮酒等因素为自变量，砷中毒皮肤损伤为因变量，采用逐步回归法进行多因素的 Logistic 回归分析，建立了 Logistic 模型。逐步回归过程中选入变量的 $a=0.15$，其结果见表5-10。

表5-10　影响地方性砷中毒发病的有关因素逐步 Logistic 回归分析结果

影响因素	偏回归系数 β 值	β 值的标准误	标准化的 β 值	OR 值	P 值
iAs^3	−11.902 3	4.468 8	−0.588 117	1.80**	0.007 7
iAs^5	−4.876 8	2.382 6	−0.386 330	1.47	0.040 7
iAs^3/iAs^5	−1.935 0	1.318 5	−0.311 781	1.37	0.142 2
饮水年限	−0.093 1	0.033 2	−0.211 207	1.24**	0.005 0
吸烟	−0.569 0	0.016 9	−0.244 104	1.28**	0.000 7

注：β 值. 回归系数；OR. odds ratio，危险比

由表5-10可见，饮水中 iAs^3 和 iAs^5 是影响饮水型地方性砷中毒的主要因素，且 $iAs^3>iAs^5$，MMA、DMA 未见有明显的作用，这一结果与流行学和砷的毒理学特性是一致的。

3. 饮水砷含量与砷中毒剂量–效应关系案例分析

将砷中毒检出率和饮水砷含量作相关分析，结果表明砷中毒检出率与饮水砷含量呈显著正相关，表明饮水砷含量与病情呈明显的剂量–效应关系。以饮水砷为自变量 x，砷中毒检出率为因变量 y 作曲线回归分析，检出率与饮水砷含量的剂量–效应曲线见图5-14。

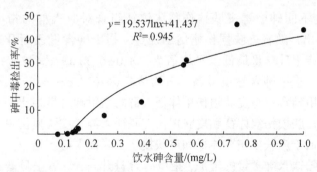

图 5-14　新疆砷中毒检出率与饮水砷含量的剂量–效应曲线

根据回归方程计算，当居民砷中毒检出率为 0 时，饮水砷的最低含量为 0.12 mg/L，饮水砷含量<0.20 mg/L 时曲线平缓，在 0.21~0.40 mg/L 迅速升高。这表明新疆病区产生砷中毒的最低饮水砷含量为 0.12 mg/L。

5.2.3　指甲砷含量与砷中毒的关系

指甲是人体微量元素的蓄积和排泄器官，一般认为指甲砷含量可以作为环境砷暴露的指示物。砷进入人体后，和细胞中各种酶的巯基相结合，从而抑制酶的生物活性。砷进入血液后主要与红细胞中的球蛋白结合，也容易和角质蛋白结合，因此骨、皮、毛、指（趾）甲等均含有一定的砷，指甲砷含量可以反映人体内砷的负荷情况，是反映人体对环境砷暴露水平较灵敏和可靠的指标。从图 5-15 中可以看出饮水砷含量和指甲砷含量呈显著正相关。

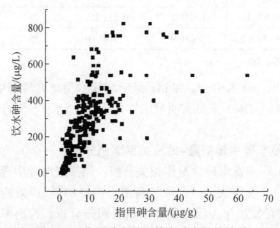

图 5-15　指甲砷含量和饮水砷含量的关系

图 5-16 为不同砷中毒皮肤损伤临床体征组合对应人群的指甲砷含量。从图 5-16可以看出，随着皮肤损伤病情的加重，指甲砷含量逐渐升高。无皮肤损伤体征人群的指甲砷含量最低，平均值为（8.0±6.3）μg/g。皮肤损伤三联征人群的病情最重，指甲砷含量也最高，平均值高达（38.6±14.0）μg/g。无皮肤损伤体征人群指甲砷含量与皮肤损伤单体征人群的指甲砷含量相比不具有统计学意义，显著低于皮肤损伤双体征和皮肤损伤三联征人群。皮肤损伤单体征人群的指甲砷含量显著低于皮肤损伤双体征和皮肤损伤三联征人群。

结果显示随饮水砷含量的增加，指甲砷含量升高，二者呈显著正相关。指甲砷含量与砷中毒病情也呈显著正相关。人体长期暴露于高砷水环境中，体内的砷通过蓄积作用逐渐增多，指甲砷含量既可以反映体外暴露的程度，也可以反映体内砷负荷水平。因此，指甲砷作为砷暴露内剂量的生物标志物，是相对灵敏和稳定的指标。

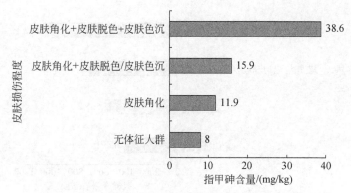

图 5-16 指甲砷含量和皮肤损伤程度的剂量–效应关系

5.2.4 尿砷含量与砷中毒的关系

图 5-17 反映了尿砷含量和饮水砷含量的关系，饮水砷含量和暴露人群尿砷含量呈显著的正相关性。

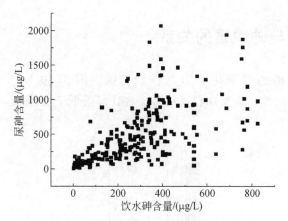

图 5-17 尿砷含量和饮水砷含量的关系

图 5-18 为不同砷中毒皮肤损伤临床体征组合对应人群的尿砷含量。随着皮肤损伤病情的加重，尿砷含量显著升高。无皮肤损伤体征人群的尿砷含量最低，平均值为（423.1±356.8）μg/L。皮肤损伤三联征人群的病情最重，尿砷含量也最高，平均值高达（1023.1±647.1）μg/L。无皮肤损伤体征人群尿砷含量与单体征人群的尿砷含量相比不具有统计学意义，显著低于皮肤损伤双体征和皮肤损伤三联征人群。皮肤损伤单体征人群尿砷含量显著低于皮肤损伤双体征和皮肤损伤三联征人群。

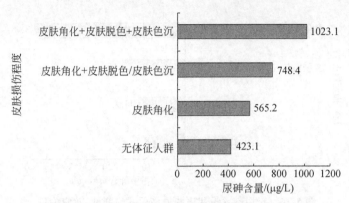

图 5-18   尿砷含量和皮肤损伤程度的剂量–效应关系

尿作为早期预警慢性砷中毒的生物标志物极具价值，是非常有用的砷暴露内剂量生物标志物。本书的结果显示，尿砷含量与饮水砷含量呈正相关，并且随着皮肤损伤病情加重而升高。国内外研究从不同角度证实饮水砷与尿砷含量的关系、尿砷与砷中毒患病率的关系，证实尿砷能较好地反映环境中砷的暴露和人体中砷的蓄积水平。

5.2.5　性别与砷中毒的关系

人体对饮水砷的甲基化能力与性别有关。图 5-19 显示，男性% iAs[3] 和 % MMA显著高于女性，而% DMA 和 PMI、SMI 显著低于女性。

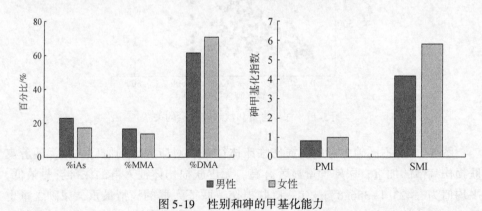

图 5-19   性别和砷的甲基化能力

图 5-20 描述了男性和女性的甲基化能力与临床皮肤损伤之间的关系。随着砷中毒病情的加重，男性和女性的% iAs[5] 和% iAs[3] 均有升高趋势，而% DMA 有降低的趋势。男性的 SMI 随着病情加重而降低，女性的 PMI 和 SMI 先升高再降低。

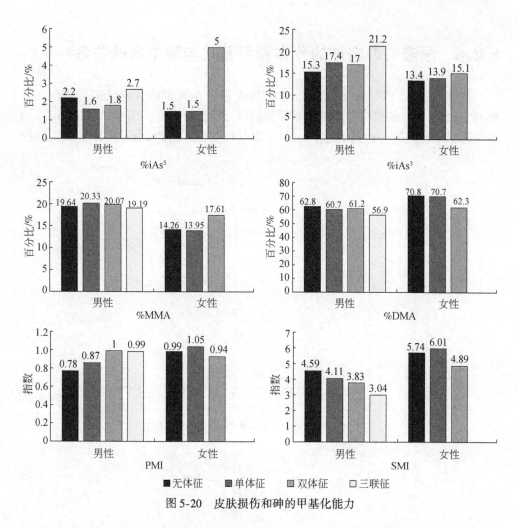

图 5-20　皮肤损伤和砷的甲基化能力

　　男性和女性之间皮肤损伤患病率的差异主要来自于色沉和脱色。皮肤改变从角化开始，随着体内砷蓄积水平的提高先后出现脱色和色沉，男性的脱色和色沉的患病率显著高于女性，表明男性的砷中毒病情比女性重。男性和女性的砷中毒病情差异可能有以下几个方面原因。一般情况下，男性基础代谢高于女性，能量消耗也多于女性，故体内需水量往往比女性多；相同身体活动形式下体重大的个体消耗的能量高于体重轻的个体，故男性和女性的饮水量有较大差异，相同时间内男性比女性的砷暴露量大，从而导致男性比女性砷中毒病情重。国外的研究显示，性别是饮水量的主要影响因素之一。另外，男性和女性可能对砷毒性的敏感性有所差异。男性对砷的毒性作用更敏感，可能与体内激素水平、甲基化能力有关。此外，男性暴露于更多加重砷中毒的因素，如吸烟和饮酒。

5.2.6 尿液各形态砷的分布和甲基化与砷中毒的关系

较高的%iAs 和%DMA 及较低的%MMA 显著提高了多种皮肤损伤风险，且随着 PMI 和 SMI 的提高，多种皮肤损伤的风险降低。此外，图 5-21 和图 5-22 均表明尿液中较高百分比的 iAs 和 MMA，以及较低百分比的 DMA 可以提高皮肤损

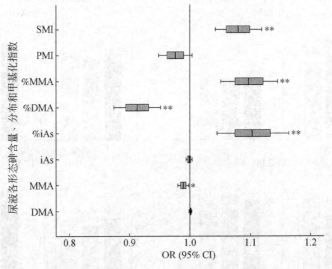

图 5-21　砷甲基化与单一皮肤损伤程度的关系

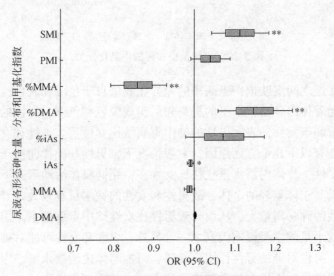

图 5-22　砷甲基化与多种皮肤损伤程度的关系

伤的风险，而更高的 SMI 和较低的 PMI 则可降低皮肤损伤的风险。此外，尿液中较高的%iAs 和%DMA，以及较低的%MMA 可提高多种皮肤损伤的风险。尿液中 iAs、MMA 和 DMA 的含量与单一皮肤损伤和多种皮肤损伤没有显著的正相关性。

尿液各形态砷含量和砷的甲基化能力引起皮肤损伤的危险比（OR）展示于图 5-23。本地组的 MMA、iAs 和指甲砷的含量引起皮肤损伤的 OR 显著比 DMA、iAs 和 PMI 高，与之相似，区内组 MMA、iAs 和指甲砷含量的 OR 值也较高，而区外组的 MMA、iAs、PMI 和 SMI 也较高。在不同妇女组之间，区外组的 MMA 和 iAs 的 OR 值最高，本地组和区内组指甲砷含量的 OR 也比区外组高。此外，三组的 PMI 和 SMI 的 OR 值均小于 1，但其在区外组中的值比区内组和本地组高。

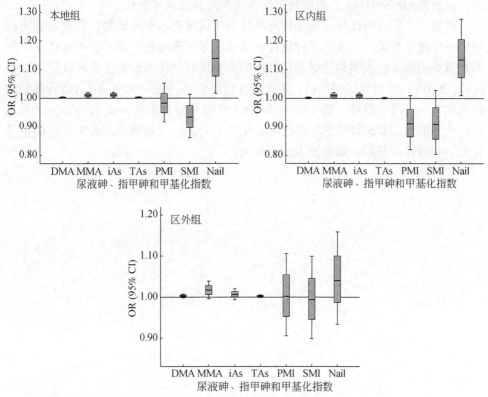

图 5-23　不同妇女人群砷甲基化与皮肤损伤程度的关系
Nail. 指甲砷

OR 指出暴露于饮水砷的不同妇女组患皮肤损伤风险的主要影响因素存在较大差异。本地组和区内组妇女尿中 MMA 和 iAs 含量及指甲砷的含量与皮肤损伤风险呈正比关系，而一次甲基化能力和二次砷甲基化能力则与皮肤损伤风险呈负相关，表明指甲砷的含量、尿 MMA 和 iAs 的含量越高，皮肤损伤风险越高。区外组的 OR 值、尿 MMA 和 iAs 含量最高说明该组对 MMA 和 iAs 毒性更加敏感。相反，区内组和本地组对 MMA 和 iAs 毒性具有更强的忍耐性。不同组妇女对各形态砷的忍耐性和敏感性机制未完全清楚。本地组和区内组的一次甲基化能力和二次砷甲基化能力越低，而其皮肤损伤患病率也越高。与区外组相比，本地组和区内组的砷甲基化能力受到饮水砷暴露的影响更加严重，这可能与各组的饮食习惯相关。此外，该研究结果表明指甲砷的含量也与皮肤损伤风险呈正比关系。

病区人群中男性的砷中毒病情比女性重，可能与砷甲基化能力的性别差异有关。男性的砷甲基化能力低于女性，认为甲基化能力的性别差异是男性患皮肤损伤的风险高于女性的原因。高 % MMA 组的皮肤损伤患病风险是低 % MMA 组的 3 倍，且男性的高 % MMA 组的皮肤损伤患病风险显著高于女性。

目前，人们对慢性砷暴露导致皮肤损伤的机理还不十分清楚，但皮肤损伤和砷甲基化过程有关。三价甲基砷化合物能够诱导细胞增殖，而五价甲基砷化合物不刺激细胞增殖，表明砷的甲基化可影响人类皮肤角化细胞的生长和分裂（Vega et al., 2001）。本研究结果显示，无论男性还是女性，$\% iAs^5$ 和 $\% iAs^3$ 有随着砷中毒病情加重而升高的趋势，而 % DMA 和 SMI 有随病情加重而降低的趋势，表明人体对皮肤损伤的易感性差异和砷的甲基化能力有关。大量研究均证实了砷的甲基化能力和慢性砷暴露导致的健康效应有关。

第6章 饮水型地方性砷中毒病区流行病学研究

6.1 饮水型地方性砷中毒病区高血压流行病学研究

6.1.1 病区人群血压特征

血压包括收缩压（SBP）、舒张压（DBP）和脉压（PP）均随砷的累积暴露量的升高而升高，男性患有舒张压异常的风险比女性高，而女性患有收缩压和脉压异常的风险更高，iAs 对高血压的毒性更高，且较低的砷甲基化能力可提高患高血压的风险。砷暴露引起皮肤损伤和高血压的关系表现为引起高血压的砷暴露量可能低于引起皮肤损伤的砷暴露量，饮水砷的含量、尿液 iAs 和 MMA 含量越高，人群患高血压和皮肤损伤的风险也越高。更高的尿液% iAs、% MMA 和一次砷甲基化能力，以及较低的尿液% DMA 和二次砷甲基化能力可提高高血压和皮肤损伤的患病率。高血压患者更易患有砷暴露引起的皮肤损伤，而皮肤损伤患者也更易患有高血压。

1. 饮水砷暴露人群的血压特征

研究人群的血压包括 DBP、SBP 和 PP 列于表 6-1。由表 6-1 可见，DBP、SBP 和 PP 在各个年龄组之间具有显著的差异性，且血压随着年龄的增加而升高。其中男性和女性之间，SBP 和 DBP 变化较小，而男性的 PP 则显著高于女性。研究人群的 DBP、SBP 和 PP 与身体质量指数（BMI），吸烟者人群的 DBP 显著高于非吸烟者，而 SBP 和 PP 则稍高。DBP、SBP 和 PP 在饮酒人群和非饮酒人群之间的差异较小。此外，患有皮肤损伤人群的 DBP、SBP 和 PP 比未患有皮肤损伤人群高。暴露于不同饮水砷含量人群之间的 DBP 和 SBP 差异显著，而 PP 的差异较小。暴露于饮水砷含量为 10～100 μg/L 人群的 DBP 和 SBP 最高。

表 6-1　研究人群的血压

研究人群状况		DBP/mmHg	S	SBP/mmHg	S	PP/mmHg	S
年龄	<30	76.82	7.67	120.32	9.99	43.52	5.56
	30~50	84.91	11.35	129.07	16.06	44.16	8.19
	>50	89.93	14.57	137.64	22.40	48.09	10.93
	P	0.000		0.000		0.000	
性别	男	83.49	12.52	128.65	18.22	45.17	8.96
	女	83.66	11.06	127.12	14.28	43.73	6.46
	P	0.879		0.292		0.034	
BMI (身体质量指数)	<18.5	75.75	9.54	118.82	12.22	43.09	5.26
	18.5~25	82.45	11.64	126.74	16.67	44.41	8.21
	>25	89.01	11.83	135.17	17.50	46.19	9.36
	P	0.000		0.000		0.025	
吸烟	是	85.44	10.90	129.99	15.71	44.79	8.23
	否	82.79	12.49	127.51	17.69	44.74	8.38
	P	0.020		0.126		0.951	
饮酒	是	84.84	9.21	129.99	13.20	44.19	6.90
	否	83.37	12.43	128.10	17.63	44.83	8.50
	P	0.364		0.664		0.568	
皮肤损伤	有	85.28	11.83	129.99	17.75	44.91	9.12
	无	82.75	12.17	127.41	16.88	44.69	7.97
	P	0.022		0.100		0.773	
饮水砷含量 /(μg/L)	<10	84.32	11.46	129.12	16.30	44.86	8.02
	10~100	85.29	13.35	130.37	18.81	45.09	9.31
	101~300	81.51	10.63	125.14	14.26	43.60	6.54
	>300	83.55	12.81	129.14	19.27	45.97	9.51
	P	0.034		0.033		0.105	

注：1mmHg=0.133kPa；S. 标准差。下同

2. 暴露人群对砷的代谢效率和甲基化能力与血压的关系

表 6-2 列出了不同血压研究人群尿液各形态砷含量及其百分比和人体对砷的甲基化指数。DBP 高于等于 90 mmHg 人群的尿 iAs、MMA、DMA 和 TAs 的含量分别为 59.32 μg/L、52.44 μg/L、228.08 μg/L 和 339.44 μg/L，而其在 DBP 低于 90 mmHg 人群中则分别是 49.97 μg/L、44.17 μg/L、187.55 μg/L 和 281.09 μg/L。同样，SBP 高于等于 140 mmHg 的人群比低于 140 mmHg 的人群具

有更高的 iAs、MMA、DMA 和 TAs 含量。此外，PP 高于等于 55 mmHg 的人群尿液 iAs、DMA 和 TAs 的含量较高。尿液中的 iAs、MMA 和 DMA 含量在高血压人群（DBP≥90 mmHg 或 SBP≥140 mmHg）和正常血压人群之间的差异较小，正常脉压和异常脉压人群尿液的% iAs、% MMA 和 % DMA 无明显差异，且其 PMI 和 SMI 表明 PP 正常人群的一次和二次砷甲基化能力比 PP 异常人群高。

表6-2　血压正常和高血压研究人群的尿液各形态砷含量及其百分比和人体对砷的甲基化指数

指标	DBP			SBP			PP		
	≥90 mmHg	<90 mmHg	P	≥140 mmHg	<140 mmHg	P	≥55 mmHg	<55 mmHg	P
iAs/(μg/L)	59.32	49.97	0.195	54.80	51.50	0.668	56.48	51.60	0.612
MMA/(μg/L)	52.44	44.17	0.210	49.95	45.17	0.472	45.65	46.16	0.950
DMA/(μg/L)	228.08	187.55	0.075	221.47	191.04	0.274	208.00	195.56	0.683
TAs/(μg/L)	339.44	281.09	0.091	325.76	287.11	0.350	310.12	292.67	0.705
% iAs/%	15.81	15.74	0.933	14.78	16.00	0.163	14.78	15.88	0.313
% MMA/%	13.89	14.13	0.613	13.57	14.19	0.214	13.91	14.09	0.781
% DMA/%	70.30	70.13	0.867	71.65	69.81	0.088	71.30	70.03	0.399
PMI	0.84	0.83	0.933	0.85	0.84	0.193	0.85	0.84	0.313
SMI	0.83	0.83	0.527	0.84	0.83	0.092	0.84	0.83	0.512

3. 饮水砷的累积暴露量与血压的关系

根据研究人群的家庭饮水砷含量、暴露年限、年暴露天数和年饮水消耗量，评估个人对饮水砷的累积暴露量，并利用回归模型分析研究人群的血压与砷累积暴露量的关系，其结果如图 6-1 所示。由图 6-1 可知，研究人群的血压，包括舒张压、收缩压和脉压均与累积暴露量呈正比关系，但其关系并不显著。这表明对饮水砷的累积暴露量较高时，血压将上升。

4. 高血压与皮肤损伤的关系

对病区流行的高血压和有无皮肤损伤砷中毒患者进行调查（表6-3），164 例皮肤损伤患者有 69 例患有高血压。皮肤损伤的患者中，分别有49.06%的男性患者和38.74%的女性患者患有高血压；而无皮肤损伤的患者中，有 33.33%的男性患者和33.76%的女性患者患有高血压。男性居民和女性居民患高血压的相对危险比（RR）分别是 1.47 和 1.15。

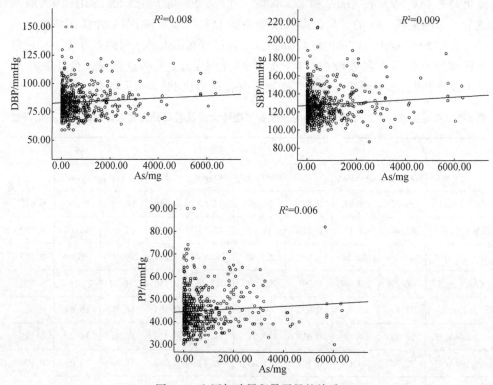

图 6-1　血压与砷累积暴露量的关系

表 6-3　皮肤损伤人群的高血压患病率

性别	皮肤损伤人群			无皮肤损伤人群			RR
	患病数	总数	比例/%	患病数	总数	比例/%	
女性	43	111	38.74	79	234	33.76	1.15
男性	26	53	49.06	27	81	33.33	1.47
合计	69	164	42.07	106	315	33.65	1.25

　　从表 6-4 可以看出，172 位患有高血压的居民中有 66 位患有皮肤损伤，占比 38.37%，在高血压患者中，患有皮肤损伤的男性和女性分别占 46.00% 和 35.25%。在非高血压患者中，有 30.49% 的女性和 35.71% 的男性患有皮肤损伤。此外，对于患高血压或不患高血压的居民，男性和女性出现皮肤损伤的 RR 分别为 1.29 和 1.16。

表 6-4　高血压人群的皮肤损伤患病率

性别	高血压人群			非高血压人群			RR
	患病数	总数	比例/%	患病数	总数	比例/%	
女性	43	122	35.25	68	223	30.49	1.16
男性	23	50	46.00	30	84	35.71	1.29
合计	66	172	38.37	98	307	31.92	1.20

6.1.2　高血压危险因子分析

对研究人群尿砷代谢产物与对砷的甲基化能力进行分组研究（表6-5）。HS（同时患有高血压和皮肤损伤）组和 S（仅患有皮肤损伤）组尿液中无机砷、一甲基砷和二甲基砷的浓度明显高于 H（仅患有高血压）组和 N（两种都没有）组。可以看出，N 组尿液各形态砷含量最低，但 HS 组与 S 组尿液中的无机砷、一甲基砷和二甲基砷及水砷的含量差别不大。HS 组和 S 组的 PMI 指数相似，但 HS 组和 S 组的 SMI 指数显著低于 H 组和 N 组。从表 6-5 同样可以看出，尿液各形态砷的分布特征，无机砷和一甲基砷含量占总砷的百分比在不同组之间有轻微的差别。但 HS 组和 S 组的一甲基砷含量所占的比例高于 H 组和 N 组。

表 6-5　尿液各形态砷含量、分布和砷的甲基化指数

指标	HS 组		S 组		H 组		N 组		P
	平均值	S	平均值	S	平均值	S	平均值	S	
WAs/(μg/L)	218.66	212.01	226.35	190.60	145.10	173.52	126.05	150.23	0.000
iAs/(μg/L)	69.09	91.73	71.64	84.47	44.75	62.46	40.99	60.54	0.001
MMA/(μg/L)	66.45	81.93	70.24	85.41	40.76	58.14	34.58	45.39	0.000
DMA/(μg/L)	267.32	298.39	268.52	269.99	192.18	244.07	159.89	184.35	0.000
TAs/(μg/L)	402.86	451.99	410.41	421.65	277.68	349.69	235.47	282.12	0.000
PMI	0.85	0.07	0.84	0.07	0.85	0.09	0.85	0.08	0.853
SMI	0.82	0.06	0.81	0.07	0.84	0.06	0.84	0.06	0.000
%iAs	14.86	7.03	15.75	6.64	15.08	8.53	15.01	7.73	0.853
%MMA	15.06	5.02	15.83	4.92	13.14	4.98	13.75	4.36	0.000
%DMA	70.08	8.78	68.42	9.52	71.78	9.88	71.24	9.65	0.051

男性和女性尿液中砷的代谢物和人体对砷的甲基化能力具有较大的差异

（表6-6）。在 HS 组、S 组和 N 组，男性尿液中 iAs、MMA、DMA 的含量均高于女性。所有组的女性尿液中%iAs 和%MMA 都较低，而男性尿液中二甲基砷含量占总砷含量的比例较低。此外，由砷的甲基化指数可以看出，女性的尿液中 PMI 和 SMI 均显著高于男性。

表 6-6　不同性别尿液各形态砷含量、分布和砷的甲基化指数

指标		HS 组		S 组		H 组		N 组		P
		平均值	S	平均值	S	平均值	S	平均值	S	
女性	WAs/(μg/L)	191.38	204.55	203.77	169.13	159.66	189.06	114.00	138.56	0.001
	iAs/(μg/L)	55.23	92.86	58.36	67.44	45.76	68.05	33.40	50.27	0.032
	MMA/(μg/L)	52.01	71.69	53.46	59.22	42.94	64.94	28.84	39.75	0.006
	DMA/(μg/L)	226.72	299.85	241.39	242.22	211.63	274.15	148.17	173.43	0.018
	TAs/(μg/L)	333.97	441.61	353.22	357.48	300.33	391.29	210.42	255.67	0.012
	PMI	0.87	0.07	0.85	0.06	0.86	0.09	0.86	0.07	0.807
	SMI	0.83	0.06	0.82	0.06	0.85	0.05	0.85	0.06	0.005
	%iAs	13.44	6.98	14.77	6.24	13.86	8.58	13.99	7.41	0.807
	%MMA	14.49	4.85	14.81	4.44	12.53	4.54	13.04	4.25	0.004
	%DMA	72.07	8.64	70.42	8.71	73.61	9.26	72.97	9.25	0.156
男性	WAs/(μg/L)	269.66	220.80	277.54	226.97	102.53	108.78	160.60	176.49	0.001
	iAs/(μg/L)	94.98	85.58	101.76	109.58	41.79	43.03	62.79	79.93	0.023
	MMA/(μg/L)	93.45	94.08	108.27	118.92	34.35	30.74	51.04	55.88	0.001
	DMA/(μg/L)	343.22	286.66	330.01	320.37	135.27	102.87	193.54	210.79	0.002
	TAs/(μg/L)	531.64	452.40	540.03	523.82	211.42	168.54	307.38	339.57	0.002
	PMI	0.83	0.06	0.82	0.07	0.81	0.07	0.82	0.08	0.957
	SMI	0.80	0.07	0.78	0.08	0.81	0.08	0.81	0.06	0.128
	%iAs	17.50	6.46	17.99	7.10	18.65	7.47	17.94	7.96	0.957
	%MMA	16.13	5.27	18.15	5.22	14.93	5.84	15.79	4.06	0.083
	%DMA	66.36	7.94	63.87	9.86	66.41	9.84	66.27	9.09	0.648

　　图6-2 列出了患有 HS、S 和 H 的危险比（OR）。由图 6-2 可知，WAs 及尿液 iAs、MMA、DMA 和%iAs 对患有 HS、S、和 H 的危险比均大于 1，但 PMI 的危险比低于 1。%DMA 对患 HS、S 和 H 的危险比，%MMA 对患 H 的危险比及 SMI 对患 HS 和 S 的危险比均小于 1。

　　为了确定患 HS 的主要风险因素，用 S 组和 H 组作为对照组进行分析，结果如图 6-3 所示。当 S 组作为参考组（HS/S）时，尿液中 DMA、iAs、%iAs，WAs

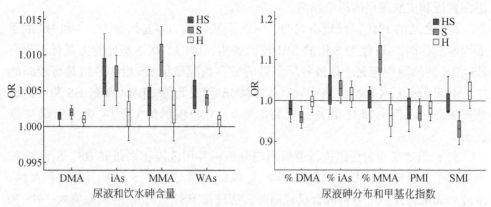

图 6-2　尿液各形态砷含量与分布对患 HS、S 和 H 的危险比（OR，95% CI）（以 N 组为对照）

和 PMI 的危险比接近于 1。尿液中 MMA 和 %MMA 的危险比小于 1，但 SMI 的危险比高于 1。此外，当将 H 组作为参考组（HS/H）时，DMA、iAs、MMA 和 %MMA 的危险比高于 1，而 %DMA 和 SMI 的危险比低于 1。

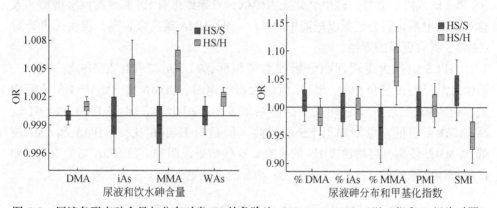

图 6-3　尿液各形态砷含量与分布对患 HS 的危险比（OR，95% CI）（以 S 组和 H 组为对照）

　　长期暴露于高砷饮用水环境中会加大皮肤损伤和患高血压的风险。相比于无皮肤损伤居民，皮肤损伤居民更易患高血压。此外，相比无高血压居民，患有高血压的居民更易发生皮肤损伤。这些发现表明，有皮肤损伤的居民患高血压的风险较高，而患有高血压的居民发生皮肤损伤的风险也较高。这些结果表明高血压患者可能更容易受到饮水砷的影响，并可能因此更易患皮肤损伤。

　　饮用水中砷含量表明 HS 组和 S 组暴露的饮用水中砷含量显著高于 H 组和 N 组。这说明导致 HS 组和 S 组的居民患皮肤损伤的饮水砷含量要高于导致 H 组的居民患病的饮水砷含量。此外，HS 组和 S 组的居民尿液中无机砷、一甲基砷和二甲基砷浓度很高，说明尿液中无机砷、一甲基砷和二甲基砷的含量越高，居民患高血压和皮肤损伤的风险越高。

4 组之间的 PMI 差异较小表明，一次甲基化能力不是区分 H、S 和 HS 的重要因素。然而，HS 组与 S 组的 SMI 较低表明，砷的二次甲基化能力越低，患有 HS 和 S 的风险则越高。尿液各形态砷的分布状况显示 HS 组和 S 组具有较高的 %MMA 和较低的 %DMA，表明较高的 %MMA 和较低的 %DMA 导致 HS 和 S 的患病率更高。以前的研究也表明较高的 %MMA 和较低的 %DMA 更易引起皮肤损伤。

将 N 组定义为对照组进行逻辑回归分析，并用危险比来研究 HS、S 和 H 的风险因子。尿液中 DMA、iAs 和 MMA 及 WAs 含量与 HS、S 和 H 具有正相关性。水砷、无机砷及一甲基砷的含量较高时，居民患 HS、S 和 H 的风险更大。HS 和 S 均与 %DMA 呈负相关，%iAs 则与 HS、S 和 H 呈正相关。此外，%MMA 与 HS 和 S 呈正相关，但与 H 呈现轻微的负相关。PMI 和 SMI 表明，HS、S 和 H 与砷的一次甲基化能力呈负相关，而砷的二次甲基化能力与 HS 和 S 也呈负相关，但与 H 呈正相关。这些结果表明尿液中 %DMA 较低、%MMA 和 %iAs 较高，可增加患有 HS 和 S 的风险。此外，砷甲基化能力较低，可导致患有 HS 和 S 的风险增加，人体对砷的甲基化能力越低以尿液中的 %iAs 和 %MMA 越高来表现，说明无机砷对 HS 和 S 具有更强的毒性。

当以 S 组作为逻辑回归分析的参考组时，%DMA 与 SMI 和 HS 呈正相关，但 %MMA 与 HS 呈负相关。当 H 组作为参考组时，%DMA 和 SMI 与 HS 呈负相关，但 %MMA 与 S 呈正相关。这些结果表明，相比于 S 组，%DMA 和 SMI 较高，%MMA 较低，可增加患 HS 的风险。但是与 H 组相比，%DMA 和 SMI 较低，%MMA 较高，可增加患 HS 的风险。这些结果说明 iAs 和 MMA 对患有 HS 和 H 的毒性可能更高。此外，iAs 对 HS 和 S 的毒性更高。

6.2 饮水型地方性砷中毒病区女性健康流行病学研究

6.2.1 饮水砷暴露对女性月经的影响

1. 砷暴露与月经初潮的关系

本次调查结果中有 83 人月经初潮前有饮水砷暴露史，其平均初潮年龄为（14.37±1.54）岁，最小值为 9 岁，最大值为 18 岁。将水砷浓度、暴露年限及累计砷暴露量与月经初潮年龄进行相关性分析，可知月经初潮年龄与砷暴露年限呈正相关，提示随着砷暴露年限的增加，月经初潮年龄可能有所推迟，而与水砷浓度及砷累计暴露量之间未发现显著相关性（表6-7）。

表6-7　月经初潮年龄与水砷浓度、暴露年限及砷累计暴露量的相关性

	暴露因素	相关系数（r）	P
月经初潮年龄	水砷浓度	−0.006	0.960
	暴露年限	0.268	0.014
	累计暴露量	0.040	0.716

2. 砷暴露与女性月经规律的关系

本次调查的602例女性中，有月经者为559人，与对照组比较，低砷暴露组和高砷暴露组的月经异常率有所降低，而中剂量组的月经异常率升高，但整体比较，差异不具统计学显著性（表6-8）。

表6-8　不同浓度砷暴露组女性月经异常情况比较

组别	例数	月经异常例数	异常率/%	χ^2	P
对照组	112	16	14.3		
低剂量组	173	21	12.1	3.664	0.300
中剂量组	88	16	18.2		
高剂量组	186	19	10.2		

3. 砷暴露与绝经年龄的关系

绝经前有砷暴露者为90人，平均绝经年龄为（48.13±0.41）岁，最小值为36岁，最大值为57岁，对砷暴露因素等与绝经年龄的相关性分析可知，绝经年龄与饮水砷暴露年限间呈正相关，即随着暴露年限的增加，绝经年龄可能有所推迟，而与水砷浓度、累计暴露量及初潮年龄间无明显相关性（表6-9）。

表6-9　绝经年龄影响因素的相关性分析

	相关因素	相关系数（r）	P
绝经年龄	水砷浓度	−0.024	0.821
	暴露年限	0.278	0.008
	累计暴露量	0.020	0.850
	初潮年龄	0.005	0.960

4. 砷暴露对女性心血管系统的影响

1）砷暴露地区女性心血管疾病与高血压患病情况

本次调查结果显示，602人中心血管疾病患者共计56例，高血压患者共165

例，不同剂量组间患病率无统计学差异。各组高血压患者按等级进行比较，经趋势卡方检验可知，3级高血压患病率随着砷暴露浓度的增加有上升的趋势，提示随着砷暴露浓度的升高，3级高血压的患病风险可能会增大（表6-10和表6-11）。

表6-10　不同剂量组心血管疾病及血压状况

组别	例数	心血管疾病		高血压	
		例数	患病率/%	例数	患病率/%
对照组	119	15	12.6	36	30.3
低剂量组	181	20	11.0	56	30.9
中剂量组	98	6	6.1	22	22.4
高剂量组	204	15	7.4	51	25.0

表6-11　各组间高血压分级情况

组别	例数	1级高血压		2级高血压		3级高血压	
		例数	患病率/%	例数	患病率/%	例数	患病率/%
对照组	119	24	20.2	9	7.6	3	2.5
低剂量组	181	34	18.8	17	9.4	5	2.8
中剂量组	98	18	18.4	1	1.0	3	3.1
高剂量组	204	29	14.2	11	5.4	11	5.4

2）心电图异常情况

本研究实际共收集到453例调查对象的心电图资料：对照组100人，低剂量组151人，中剂量组68人，高剂量组134人。各剂量组年龄按小于等于40岁和大于40岁分组，其年龄构成无统计学差异。其中心律失常者共计50人，各组患病率分别为6.0%、10.6%、13.2%、14.2%；Q-Tc间期延长者为170人，各组患病率依次为32.0%、35.1%、36.8%、44.8%，经卡方检验，各组间心律失常与Q-Tc间期延长率均未发现统计学差异。经线性趋势卡方检验，心律失常患病率和Q-Tc间期延长率均与砷暴露浓度呈剂量-效应关系，提示随着砷暴露浓度的增加，女性心律失常和Q-Tc间期延长发生的危险性可能会增加（表6-12和图6-4）。

表 6-12 心电图异常情况比较

分组	例数	Q-Tc 间期延长 *		心律失常	
		例数	延长率/%	例数	患病率/%
对照组	100	32	32.0	6	6.0
低剂量组	151	53	35.1	16	10.6
中剂量组	68	25	36.8	9	13.2
高剂量组	134	60	44.8	19	14.2

注:"*"为校正 Q-Tc 间期,>440 ms 为延长

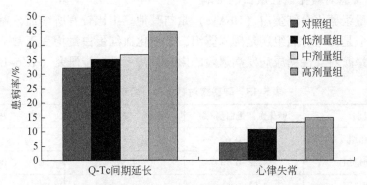

图 6-4 不同浓度砷暴露 Q-Tc 间期延长与心律失常患病率

3)心电图参数比较

由表 6-13 和表 6-14 可知,各组间的心电图参数 Q-Tc 间期值与 Tp-Te 间期值并不完全相同。砷暴露组 Q-Tc 间期较对照组均有所延长,其中高剂量组与对照组和低剂量组差异有统计学意义。与对照组相比,砷暴露组 Tp-Te 间期均有所延长,且有统计学意义。

表 6-13 不同砷暴露组间心电图参数 Q-Tc 间期比较

分组	Q-Tc 间期 ($\bar{x}\pm S$)/ms	F	P
对照组	431.62±20.39		
低剂量组	432.29±24.28	2.681	0.046
中剂量组	433.80±23.89		
高剂量组	439.06±22.38 *		

注:"*"表示两两比较结果,高剂量组 Q-Tc 间期与对照组差异有统计学意义($P<0.05$)

表 6-14 不同砷暴露组间心电图参数 Tp-Te 间期比较

分组	Tp-Te 间期 ($\bar{x}\pm SD$)/ms	χ^2	P
对照组	90.00±20.00		
低剂量组	100.00±15.00#	19.152	0.000
中剂量组	100.00±28.75#		
高剂量组	99.70±20.00#		

注："#"表示两两比较结果，低、中、高剂量组 Tp-Te 间期较对照组均有所延长，且差异有统计学意义

5. 砷暴露对糖化血红蛋白的影响

高剂量组糖化血红蛋白（HbA1c）量与其他三组比较有所增加，差异有统计学意义，但是无论对照组还是砷暴露组，其糖化血红蛋白量均在正常范围内，说明长期砷暴露对女性糖尿病发病风险的影响有待于进一步研究（表 6-15）。

表 6-15 砷暴露对糖化血红蛋白的影响

组别	糖化血红蛋白量/%	F	P
对照组	4.79±0.67		
低剂量组	4.88±0.70	4.642	0.003
中剂量组	4.91±0.61		
高剂量组	5.12±0.71*		

注："*"表示两两比较结果，高剂量组糖化血红蛋白量与其他三组比较有所增加，差异有统计学意义

6. 砷暴露对雌激素受体表达的影响

1）统计结果

161 例研究对象各剂量组间年龄构成无统计学差异，见表 6-16。

表 6-16 不同剂量组调查对象年龄构成情况

组别	年龄/岁		合计
	≤40	>40	
对照组	22	13	35
低剂量组	20	14	34
中剂量组	25	11	36
高剂量组	32	24	56

2）不同剂量砷暴露组雌激素受体表达情况

不同浓度砷暴露组间雌激素受体（ER）表达不完全相同，高剂量组雌激素受体基因表达较其他组增加，且与中剂量组比较，差异有统计学意义，中剂量组雌激素受体表达量较对照组表达降低，但无显著性差异（表6-17和图6-5）。

表6-17 不同浓度组雌激素受体 ER 表达水平

分组	例数	ER 表达水平（$M \pm Q$）	χ^2	P
对照组	35	1.12 ±1.32		
低剂量组	34	1.28 ±1.11	8.022	0.046
中剂量组	36	1.02 ±1.10		
高剂量组	56	1.29 ±1.37 *		

注："＊"表示两两比较结果，高剂量组与中剂量组相比，差异有统计学意义

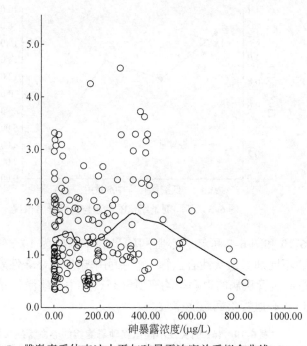

图 6-5 雌激素受体表达水平与砷暴露浓度关系拟合曲线

3）不同浓度砷暴露组雌激素受体表达与相关疾病的关系

不同浓度的砷暴露可以干扰人体雌激素受体的表达，发挥一定的雌激素样效应，因为雌激素及其受体表达与女性生殖系统及心血管等的健康关系密切，所以本研究又对该161例研究对象的月经异常情况、心血管患病情况、心电图参数等进行了分析。

由表6-18和图6-6可以看出,在ER表达相对较低时(对照组和中剂量组)月经异常率有所增加,雌激素受体表达水平较高时(高剂量组)月经异常率相对降低。4个剂量组的月经周期异常率分别为17.1%、11.8%、13.9%和3.6%,不同剂量组间女性月经周期异常率未发现显著性差异。

表6-18 161例女性不同砷暴露组的月经异常情况

组别	例数	异常例数	异常率/%	χ^2	P
对照组	35	6	17.1		
低剂量组	34	4	11.8	5.826	0.111
中剂量组	36	5	13.9		
高剂量组	56	2	3.6		

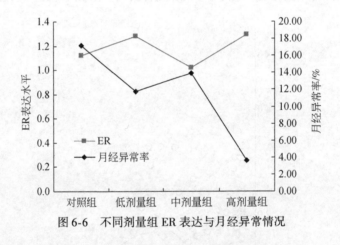

图6-6 不同剂量组ER表达与月经异常情况

由表6-19和图6-7可知,心脏病的患病率依次为14.3%、14.7%、22.2%和19.6%,不同剂量组女性心血管疾病患病率未发现显著性差异,但与对照组相比,其他组心血管疾病的患病率均有所升高,其中当雌激素受体表达水平降低时(中剂量组),心血管疾病患病率最高。

表6-19 161例女性不同浓度砷暴露组的心血管疾病情况

组别	例数	患病例数	患病率/%	χ^2	P
对照组	35	5	14.3		
低剂量组	34	5	14.7	1.114	0.774
中剂量组	36	8	22.2		
高剂量组	56	11	19.6		

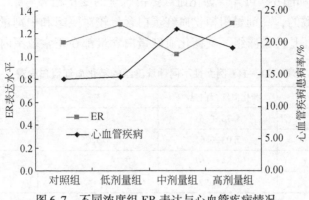

图6-7 不同浓度组 ER 表达与心血管疾病情况

由表6-20和图6-8可知，Q-Tc间期延长率在不同剂量组间不完全相同，Q-Tc间期延长率分别为14.3%、17.6%、38.9%、35.7%，可知低、中、高剂量组较对照组均增加，其中雌激素受体表达较低时（中剂量组），Q-Tc间期延长率最高。

表6-20 161例女性不同砷浓度组的 Q-Tc 间期延长情况

组别	例数	延长例数	延长率/%	χ^2	P
对照组	35	5	14.3		
低剂量组	34	6	17.6	8.853	0.031
中剂量组	36	14	38.9*		
高剂量组	56	20	35.7		

注："*"表示两两比较结果，中剂量组 Q-Tc 间期延长率与对照组差异有统计学意义

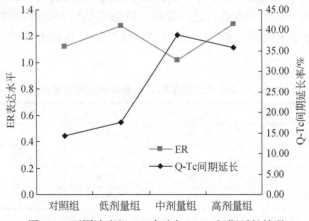

图6-8 不同浓度组 ER 表达与 Q-Tc 间期延长情况

由表6-21和图6-9可知，糖化血红蛋白含量的变化趋势与雌激素受体表达水平的趋势是一致的，高剂量组糖化血红蛋白含量较对照组和中剂量组增加，但是无论是对照组还是砷暴露组，其糖化血红蛋白含量都在正常范围内。

表6-21　161例女性不同砷浓度组的糖化血红蛋白含量

组别	糖化血红蛋白量/%	F	P
对照组	4.78±0.61		
低剂量组	5.03±0.61	3.520	0.017
中剂量组	4.84±0.67		
高剂量组	5.21±0.82 *		

注："＊"表示两两比较结果，高剂量组与对照组和中剂量组差异有统计学意义

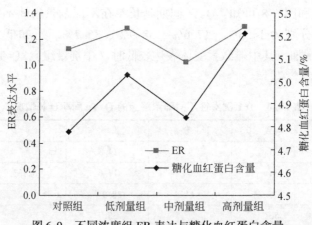

图6-9　不同浓度组ER表达与糖化血红蛋白含量

最后对不同浓度组ER表达与皮肤损害情况进行分析，发现皮肤损害率与雌激素受体表达水平高低的趋势也是一致的，雌激素受体表达较高时皮肤损害率增加，其中低剂量组和高剂量组的皮肤损害率较对照组有显著性差异（表6-22和图6-10）。

表6-22　161例女性不同砷浓度组的皮肤损害情况

组别	例数	损害例数	损害率/%	χ^2	P
对照组	35	5	14.3		
低剂量组	34	14	41.2 *	11.290	0.010
中剂量组	36	10	27.8		
高剂量组	56	26	46.4 *		

注："＊"表示两两比较结果，低剂量组和高剂量组较对照组有显著性差异

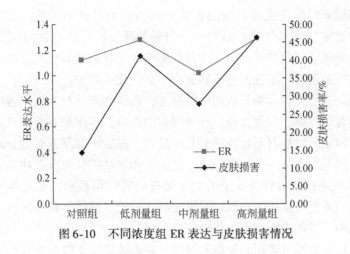

图6-10 不同浓度组 ER 表达与皮肤损害情况

6.2.2 饮水砷暴露对女性健康影响的分析

1. 饮水型地方性砷中毒病区女性皮肤损伤

砷对皮肤的损害是发现最早、研究最多的危害之一，目前已被世界各国列入各类慢性砷中毒的诊断标准中。由砷中毒引起的皮肤损害的典型临床表现为：皮肤色素沉着和（或）脱色、掌趾部皮肤角化和皮肤癌变，砷中毒症状除了皮肤色素沉着、掌趾过度角化外，还表现为末梢血管溃烂、坏死，尤其发生在脚部，又称乌脚病，失活、坏死、发黑的皮肤可部分自行脱落，或需手术切除，现已知多发生在我国台湾砷中毒地区。

砷暴露地区女性皮肤损害与暴露水平呈现剂量-效应关系，皮肤角化与色素异常患病率均随砷暴露浓度的升高而增加。由砷中毒引起的皮肤色素沉着和色素脱色以躯干为主，尤其在非暴露部位（腹腰）比较明显，且两种色素改变常同时存在，使躯干皮肤呈花皮状，而皮肤角化则以掌趾角化为主，其他如躯干、四肢也可以出现角化斑，掌趾皮肤角化可直接影响人们的劳动能力进而对其生产、生活造成影响。大量流行病资料证明，砷可以引起皮肤癌，本次调查中虽未发现皮肤癌病例，但是皮肤过度角化被认为是砷暴露人群发生皮肤癌的早期改变，因此需要重视砷暴露对皮肤造成的损害，积极采取改水除砷及服用排砷药等措施以防治或减缓砷暴露造成的远期危害。

2. 饮水砷暴露对女性月经的影响

月经是指随卵巢周期性变化，当产生的雌激素达到一定水平时而引起的周期性的子宫内膜剥脱现象，月经正常与否可以反映女性内分泌及生殖系统的健康情况。环境雌激素对雌性生殖系统的影响主要表现为月经不正常、动情周期不规则、性行为异常、卵巢萎缩、流产、受孕率下降、性器官和生殖道发病率增加等。受环境雌激素样物质的影响,女性乳腺癌和子宫内膜异位症发病率上升,并有女性幼儿提前发育、男性儿童乳腺发育呈女性化的现象。

月经初潮是女性青春期开始的重要标志,月经初潮的早晚不仅遵循儿童、青少年个体发育的规律,而且受外界环境因素的影响。本次调查结果显示,随着砷暴露年限的增加,女性月经初潮年龄有所延迟,提示了砷暴露对内分泌系统的干扰作用。绝经是妇女的一个生理现象,是由于卵巢功能衰退直至功能完全消失而引起的。90 例绝经前有砷暴露史的女性调查研究结果显示,绝经年龄的早晚与砷暴露时间的长短呈正相关,即随着暴露时间的延长停经年龄有所推迟,此结果也进一步说明了砷的内分泌干扰作用。

砷暴露地区女性月经初潮年龄及停经年龄都随暴露年限的增加而推迟,但与砷浓度及其累计暴露量间无明显相关性,提示了长期砷暴露可以对女性内分泌系统产生干扰作用,但是作用机制比较复杂,到底砷是怎样对女性月经造成干扰的,还需要进一步的研究。因此,分析与月经有关的环境因素,确定砷对女性月经的影响及其对月经周期等的干扰作用,对进一步研究砷的雌激素样效应及对预防女性成年后某些疾病的发生,具有长远的意义。

3. 饮水砷暴露对女性心血管疾病的影响

砷吸收后通过循环系统分布到全身各组织、器官,因此对循环系统的危害首当其冲,主要表现为与心肌损害有关的心电图异常、高血压、心脑血管疾病等。本次对内蒙古巴彦淖尔饮水砷暴露地区的女性调查结果显示,低砷暴露组(10 ~ 100 μg/L)女性的心血管疾病与高血压患病率较对照组有所上升,而中(101 ~ 200 μg/L)、高(>200 μg/L)剂量组有所下降,女性砷暴露人群中心血管疾病及高血压患病率并未呈现显著的剂量–效应关系。将高血压分级后进行比较发现,3 级高血压患病率与砷暴露浓度呈现剂量–效应关系,此结果提示长期高浓度砷暴露可能会使高血压严重程度增加。

砷暴露可以引起心肌损伤及心电图改变。本次对砷暴露地区女性进行心电图测量,共发现心律异常者 50 例,主要表现在窦性心动过缓和窦性心动过速,提示随着砷暴露浓度的增加,女性心律失常的患病危险性有增加的趋势。

心电图参数 Q-Tc 间期是指心电图各导联 Q-T 间经测量并用心律校正后的时限。Q-Tc 间期代表心室除极与复极总时间,Q-Tc 间期延长常见于心肌受损、缺血、低钾、中毒等,并且 Q-Tc 间期延长伴 T 波异常可发生极为严重的心律失常。心电学指标 Tp-Te 间期是指心电图 T 波顶点至 T 波终末时间间期,代表了整个 T 波终末部分;从组织结构看,它是左心室壁心外膜下心室肌层复极完毕到 M 细胞中层复极完毕的时间间期；从心脏整体看，它是整个心脏最早复极完毕到最晚复极完毕的时间间期。本次研究中各组间 Q-Tc 间期值与 Tp-Te 间期值并不完全相同。砷暴露组心电图参数 Q-Tc 间期较对照组均有所延长，其中高砷暴露组与对照组差异有统计学意义。与对照组相比，砷暴露组 Tp-Te 间期均有所延长，且有统计学意义。因此 Q-Tc 间期和 Tp-Te 间期可能成为砷致心脏毒性早期的敏感指标。此外，本研究中不同浓度组 Q-Tc 间期延长率分别为 32.0%、35.1%、36.8%、44.8%，经线性趋势卡方检验，Q-Tc 间期延长与砷暴露浓度呈现剂量–效应关系。

4. 饮水砷暴露对糖尿病的影响

HbA1c 水平高低可客观反映人体近 2～3 个月血糖的真实平均水平和糖代谢总体情况，是临床上常用的反映血糖控制水平的一个指标，血糖控制得好坏与糖尿病相关的慢性并发症的发生密切相关。HbA1c 检测不但有利于糖尿病的早期发现，更有利于其并发症的早期发现和预防。本研究结果显示，尽管随着砷暴露浓度的增加，砷暴露地区女性人群糖化血红蛋白量有增加的趋势，但无论对照组还是砷暴露组的血红蛋白量均在正常范围内，砷暴露是否可以增加糖尿病的风险特别是增加女性糖尿病的风险有待于进一步深入研究。

第 7 章 慢性砷暴露对生殖发育影响试验研究

生殖发育与雌激素的关系最为密切，正常的雌激素对于促进生殖器官生长发育、维持正常功能是非常重要的。当机体受到环境雌激素的影响时，无疑会引起生殖发育毒性。动物实验及人群流行病学资料都证实了砷的生殖发育毒性，然而其毒性作用机制并不完全清楚。砷是否具有雌激素样效应，砷的生殖发育毒性是否与其雌激素样效应有关仍有待研究。本研究从细胞培养及动物实验两个方面探讨砷的雌激素样效应及慢性砷暴露的生殖发育毒性机制。

7.1 三氧化二砷雌激素样效应及对 HeLa 细胞生长的影响

7.1.1 细胞生长情况

1. 细胞形态的变化

在培养基中添加雌二醇（E_2）（1 nmol/L）、As_2O_3（0.5 μmol/L、1 μmol/L、5 μmol/L）、雌二醇拮抗剂（ICI）（500 nmol/L）、E_2（1 nmol/L）加 ICI（500 nmol/L）、As_2O_3（1 μmol/L）加 ICI（500 nmol/L），从形态学观察细胞生长状况。实验结果表明：对照组细胞贴壁生长，形状不规则，为多角形、梭形等，细胞边界清楚，胞质饱满，核仁 2 或 3 个。E_2 组细胞数量明显多于对照组，细胞形态变化不大，长势旺盛；0.5 μmol/L As_2O_3 组细胞数量明显多于对照组，细胞形态略有变化，尖角消失，细胞体积稍缩小，细胞间隙略微变大；1 μmol/L As_2O_3 组细胞数量少于对照组，细胞形态发生较大变化，呈圆形或椭圆形，细胞间隙增大；5 μmol/L As_2O_3 组细胞数量明显少于对照组，细胞形态发生很大变化，细胞收缩明显，可见细胞核碎裂为花瓣状、大小不等的核片段，细胞间隙变得很大，细胞几乎分散生长；ICI 组细胞数量明显减少，细胞形态不典型，长势不良；E_2 加 ICI 组细胞长势略有恢复，数量有所增加，形态良好，变为梭形，可见尖角，但细胞间隙略大；1 μmol/L As_2O_3 加 ICI 组细胞长势较 1 μmol/L As_2O_3

组略有恢复，但细胞长势仍属不良，数量少，形态劣（图7-1）。

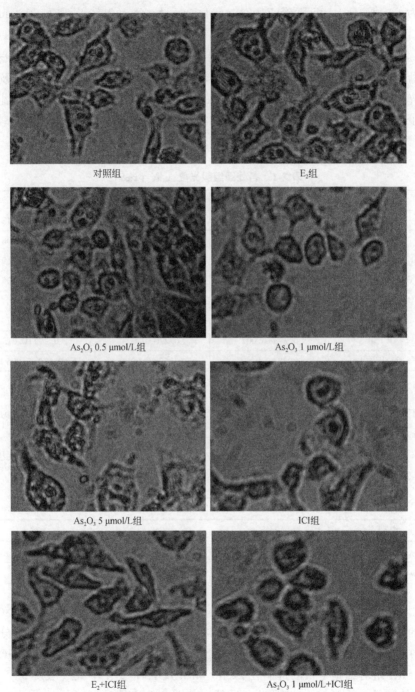

图 7-1 细胞形态变化情况（吉姆萨染色，400×）

2. HeLa 细胞生长状况

为了检测 HeLa 细胞经 E_2（1 nmol/L）、As_2O_3（0.5 μmol/L、1 μmol/L、5 μmol/L）、ICI（500 nmol/L）、E_2（1 nmol/L）加 ICI（500 nmol/L）、AS_2O_3（1 μmol/L）加 ICI（500 nmol/L）7 种不同的 RPMI-1640 培养后的生长状况，用四唑盐（MTT）比色法测定了琥珀酸脱氢酶的活性，并测定 24 h、48 h 及 72 h 的吸光度，与对照组比较，E_2 组与 0.5 μmol/L As_2O_3 组吸光度增加，其他组吸光度减少（表 7-1）。5 μmol/L As_2O_3 组、ICI 组和 As_2O_3 加 ICI 组与对照组比较，差异显著。

表 7-1　各处理组吸光度 A 值（$\bar{x}\pm S$）

组别	24 h	48 h	72 h
对照组	0.299±0.063	0.294±0.005	0.227±0.013
E_2 组	0.318±0.011	0.328±0.007	0.314±0.006
As_2O_3 0.5 μmol/L 组	0.318±0.009	0.319±0.007	0.273±0.019
As_2O_3 1 μmol/L 组	0.292±0.004	0.285±0.005	0.184±0.005
As_2O_3 5 μmol/L 组	0.241±0.006 *	0.212±0.004 *	0.154±0.009 *
ICI 组	0.191±0.006 *	0.183±0.008 *	0.146±0.011 *
E_2+ICI 组	0.273±0.007	0.270±0.005	0.209±0.013
As_2O_3+ICI 组	0.228±0.006 *	0.222±0.006 *	0.170±0.005 *

注："*"表示均与对照组比较，5 μmol/L As_2O_3 组、ICI 组和 As_2O_3 加 ICI 组差异显著

由各组吸光度计算可知，24 h、48 h 及 72 h E_2 组的细胞增殖促进率分别是 6.35%、11.56% 及 38.33%；0.5 μmol/L As_2O_3 组的细胞增殖促进率分别是 6.35%、8.50% 及 20.26%，说明 E_2 组和 0.5 μmol/L As_2O_3 组对细胞生长起到增殖促进作用（表 7-2）。根据表 7-2 的结果，绘制 HeLa 细胞生长曲线，如图 7-2 所示。

表 7-2　雌二醇组与 0.5 μmol/L As_2O_3 组的细胞增殖促进率　　　（%）

组别	24 h	48 h	72 h
E_2 组	6.35	11.56	38.33
0.5 μmol/L As_2O_3 组	6.35	8.50	20.26

由各组吸光度计算结果可知，1 μmol/L As_2O_3 组和 5 μmol/L As_2O_3 组对细胞生长的抑制随时间延长而增强，24 h、48 h 及 72 h 对细胞的生长抑制率分别是 2.34%、18.02%、18.94% 和 19.40%、27.89%、32.16%；ICI 组、E_2+ICI 组、As_2O_3+ICI 组对细胞生长的抑制在 24 h、48 h 及 72 h 变化不大（表 7-3）。根据表 7-3 的结果，绘制 HeLa 细胞生长曲线，如图 7-3 和图 7-4 所示。

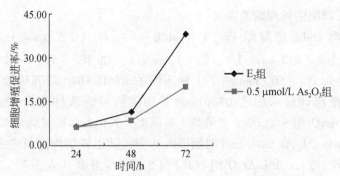

图 7-2 雌二醇组与 0.5 μmol/L As₂O₃组细胞增殖促进率曲线

表7-3 其他各处理组细胞生长抑制率 　　　　　（%）

组别	24 h	48 h	72 h
1 μmol/L As₂O₃组	2.34	18.02	18.94
5 μmol/L As₂O₃组	19.40	27.89	32.16
ICI组	36.12	37.76	37.89
E₂+ICI组	8.70	8.16	7.93
As₂O₃+ICI组	23.75	24.49	25.11

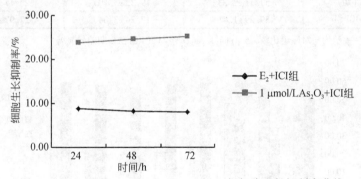

图 7-3 E₂+ICI 组、1 μmol/L As₂O₃+ICI 组细胞生长抑制率曲线

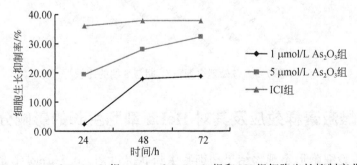

图 7-4 1 μmol/L As₂O₃组、5 μmol/L As₂O₃组和 ICI 组细胞生长抑制率曲线

3. HeLa 细胞生长周期的变化

为了检测 HeLa 细胞经 E_2（1 nmol/L）、As_2O_3（0.5 μmol/L、1 μmol/L、5 μmol/L）、ICI（500 nmol/L）、E_2（1 nmol/L）加 ICI（500 nmol/L）、AS_2O_3（1 μmol/L）加 ICI（500 nmol/L）7 种不同的 RPMI-1640 培养后细胞周期的变化，用流式细胞计量术测定 DNA 含量并用随机解析软件分析，结果 E_2 组和 0.5 μmol/L As_2O_3 组 S 期 DNA 含量高于对照组，其他各组明显低于对照组，说明 E_2 组和 0.5 μmol/L As_2O_3 组促进细胞进入 S 期，其他各组均抑制细胞进入 S 期。与对照组比较，5 μmol/L As_2O_3 组与 ICI 组 S 期差异显著（表7-4）。各处理组细胞 G_1 期与 S 期的比较见图7-5。

表 7-4　各处理组对 HeLa 细胞周期的影响 ($\bar{x} \pm S$)

组别	G_1 期	G_2 期	S 期
对照组	50.42±2.36	6.18±2.70	41.68±1.05
E_2 组	27.88±1.86	16.40±3.41	55.72±2.31
0.5 μmol/L As_2O_3 组	39.23±1.01	12.95±2.52	47.82±1.41
1 μmol/L As_2O_3 组	58.80±5.20	14.09±4.41	27.11±5.53
5 μmol/L As_2O_3 组	57.86±6.51	21.03±5.26	21.11±4.99 *
ICI 组	56.63±4.19	23.21±3.62	20.16±4.76 *
E_2+ICI 组	57.51±2.23	19.33±5.10	23.17±5.60
As_2O_3+ICI 组	59.29±1.41	17.24±3.04	22.97±4.72

注："*"表示均与对照组比较，5 μmol/L As_2O_3 组与 ICI 组在 S 期差异显著

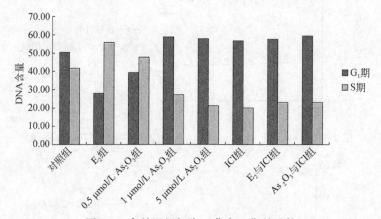

图 7-5　各处理组细胞 G_1 期与 S 期的比较

7.1.2　雌激素样效应及其对 HeLa 细胞生长的影响分析

从本实验细胞形态观察结果和细胞生长状况可知，0.5 μmol/L 的 As_2O_3 与

1 nmol/L的雌二醇对细胞的影响是相似的，对细胞增殖具有促进作用；这种增殖促进作用均可被雌二醇拮抗剂所拮抗，说明小剂量三氧化二砷具有雌激素样效应。本研究结果证实并支持了砷的雌激素样效应，至于砷的雌激素样效应的剂量问题有待于深入研究。

促进或抑制细胞增殖，最终必须是通过调节细胞周期各阶段的 DNA 含量实现的。细胞周期中有两个主要调控点：一个是 G_1/S 转折点，控制从静止状态（G_1 期）进入 DNA 合成期（S 期）；另一个是 G_2/M 转折点，决定细胞一分为二。从本研究的细胞周期变化可知，雌二醇组与 0.5 μmol/L As_2O_3 组和对照组相比，G_1 期细胞 DNA 减少，S 期细胞 DNA 增加，表明细胞经雌二醇与0.5 μmol/L As_2O_3 作用后，由 G_1 期进入 S 期，对细胞的生长起到了增殖促进作用。在此两组加入雌二醇拮抗剂后，对细胞生长的影响由促进转为抑制。这说明雌二醇与 As_2O_3 对细胞的促生长作用被雌二醇拮抗剂所拮抗。其他组对细胞生长的抑制作用明显增加，细胞被阻滞在 G_1 期，S 期细胞 DNA 明显减少，说明大量细胞的 DNA 被阻滞在复制前期，细胞分裂受到影响，生长受到抑制，这也表现出了高浓度的 As_2O_3 对细胞的生长抑制作用。可见细胞周期变化结果与细胞生长结果和显微镜下细胞形态变化结果是一致的。

本实验发现，随着 As_2O_3 浓度的升高，HeLa 细胞 G_1 期的比例先减少后增加。经 0.5 μmol/L As_2O_3 刺激后，细胞增殖活性升高；高浓度的 As_2O_3 刺激后，大量细胞退出增殖周期转入静息状态，表明细胞分化成熟，增殖活性降低。本实验通过 As_2O_3 作用于 HeLa 细胞后，从细胞形态、生长情况及细胞周期变化几个方面证实了 As_2O_3 具有雌激素样效应，为进一步确定砷化物是环境雌激素样物质提供了依据。砷化物既可以致癌也可以治癌，本研究结果为慢性砷暴露的健康效应作用机制提供了新的理论依据，然而砷是如何发挥其雌激素样效应的尚需进一步研究。

7.2　三氧化二砷对 HeLa 细胞 *ER* 及 *PR* mRNA 表达的影响

7.2.1　细胞 *ER* 及 *PR* mRNA 表达的变化

1. RT-PCR 结果

ER、*PR* 基因经 real time PCR（RT-PCR）扩增后，产物经 1% 的琼脂糖凝胶电泳检测并使用凝胶成像仪成像，可见片段大小与预期相符，说明 RT-PCR 的反应条件正确（图 7-6）。

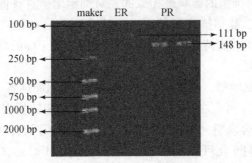

图 7-6　RT-PCR 产物电泳图

2. 测序结果

RT-PCR 产物经测序公司测序，将测得的 *ER*、*PR* 基因序列与 Genbank 中的参考基因序列进行比较，同源性为 100%，说明成功地对 *ER*、*PR* 基因 mRNA 进行了特异性扩增（图 7-7）。

ER: C CACCAACCAG TGCACCATTG ATAAAAACAG GAGGAAGAGC TGCCAGGCCT GCCGGCTCCG CAAATGCTAC
GAAGTGGGAA TGATGAAAGG TGGGATACGA AAAGACC
PR: AGCATGT CGCCTTAGAA AGTGCTGTCA GGCTGGCATG GTCCTTGGAG GTCGAAAATT TAAAAAGTTC AATAAAGTCA
GAGTTGTGAG AGCACTGGAT GCTGTTGCTC TCCCACAGCC ATGGGCGTT CCAAATGAAA GCCAAGCCCT A

图 7-7　*ER* 与 *PR* 基因的核酸序列

3. HeLa 细胞 *ER*、*PR* mRNA 的表达

HeLa 细胞经含 E_2（1 nmol/L）、As_2O_3（0.5 μmol/L、1 μmol/L、5 μmol/L）、ICI（500 nmol/L）、E_2（1 nmol/L）加 ICI（500 nmol/L）、AS_2O_3（1 μmol/L）加 ICI（500 nmol/L）7 种不同的 RPMI-1640 培养后提取 RNA，并反转录，然后进行 RT-PCR 检测 *ER*、*PR* mRNA 的表达情况。由于扩增曲线起峰较晚，无法使用标准曲线计算。但扩增曲线与熔解曲线光滑度良好，电泳结果条带单一，且 DNA 测序结果与目的基因序列吻合。为了看出细胞经 7 种不同处理作用后，受体水平的变化趋势，默认目的基因与管家基因（β-actin）的扩增效率一致，采用 $2^{-\triangle CT}$ 法计算比值，反映受体变化趋势。结果用 SPASS11.5 统计分析显示，与对照组比较，各处理组 *ER* mRNA 均有所降低，E_2，0.5 μmol/L、1 μmol/L 及 5 μmol/L AS_2O_3 组 *PR* mRNA 表达增加（表 7-5、图 7-8 和图 7-9）。

表 7-5　各处理组对 HeLa 细胞 *ER*、*PR* mRNA 表达量的影响（$\bar{x}\pm S$）

组别	*ER*	*PR*
对照组	(3.8E-04) ± (7.6E-04)	(2.32E-06) ± (4.64E-07)
E_2组	(2.5E-04) ± (5.0E-05)	(6.87E-06) ± (1.374E-06)

续表

组别	ER	PR
0.5 μmol/L As$_2$O$_3$组	(3.4E−04) ± (6.8E−05)	(9.52E−06) ± (1.904E−06)
1 μmol/L As$_2$O$_3$组	(3.0E−04) ± (6.0E−05)	(7.34E−06) ± (1.468E−06)
5 μmol/L As$_2$O$_3$组	(7.24E−05) ± (1.448E−05)	(5.08E−06) ± (1.016E−06)
ICI 组	(9.42E−05) ± (1.884E−05)	(4.96E−06) ± (9.92E−07)
E$_2$ 与 ICI 组	(1.7 E−04) ± (3.4E−05)	(1.67E−06) ± (3.34E−07)
As$_2$O$_3$ 与 ICI 组	(4.45E−05) ± (8.9E−06)	(7.09E−07) ± (1.418E−07)

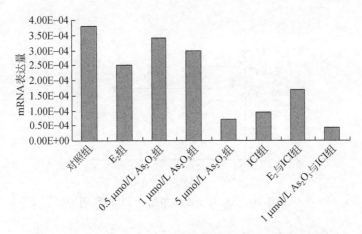

图 7-8　各处理组中 HeLa 细胞 *ER* mRNA 表达情况的比较

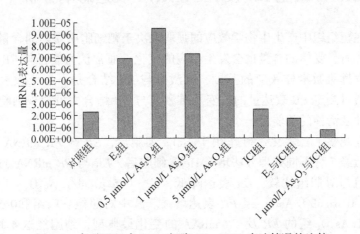

图 7-9　各处理组中 HeLa 细胞 *PR* mRNA 表达情况的比较

4. As$_2$O$_3$与 E$_2$竞争结合 ER 的作用

砷影响 *ER* 的表达，是否会模拟 E$_2$与 ER 结合来影响转录。以 HeLa 细胞进行 As$_2$O$_3$与 E$_2$竞争结合 ER 的实验，结果显示细胞经 3 h 的 1 nmol/L ^{3}H-E$_2$与 200 nmol/L E$_2$共同处理，有 0.08% 的 ^{3}H-E$_2$被置换，此值为非特异结合，作为实验的矫正值。^{3}H-E$_2$与 10 nmol/L E$_2$共同处理，有 40% 的 ^{3}H-E$_2$被置换，即 10nmol/L E$_2$与 ER 的结合率是 60%。^{3}H-E$_2$与 0.5 μmol/L、1.0 μmol/L、5.0 μmol/L As$_2$O$_3$共同处理时，分别有 68%、65%、66% 的 ^{3}H-E$_2$被置换（图 7-10），即与 ER 结合率分别为 32%、35% 和 34%。可以看出，As 与 ER 竞争结合不随 As 浓度的增加而增加。

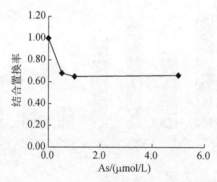

图 7-10　As$_2$O$_3$与 E$_2$竞争结合 ER 的作用

7.2.2　HeLa 细胞 *ER* 及 *PR* mRNA 表达影响分析

激素在靶组织中产生生物学效应的强弱取决于靶细胞中受体的含量，当发生病理学变化时，受体的含量也会发生相应的变化。通常认为能否与 ER 结合是外来化合物发挥雌激素样效应的基础，雌激素与 ER 结合是引起雌激素反应的开始，因此通过测定 ER 表达量的改变及雌激素与 ER 结合力可初步判断是否具有雌激素活性及活性的强弱。

本研究观察了三氧化二砷作用于 HeLa 细胞后，*ER* 与 *PR* mRNA 表达的变化。本实验经 7 种不同处理方法培养 HeLa 细胞后，*ER* 与 *PR* mRNA 的表达发生变化，各组与对照组比较，*ER* 表达降低，E$_2$，0.5 μmol/L As$_2$O$_3$、1.0 μmol/L As$_2$O$_3$ 和 5.0 μmol/L As$_2$O$_3$ 组 *PR* 表达增强。其中对照组、E$_2$组和 0.5 μmol/L、1.0 μmol/L As$_2$O$_3$ 组的 *ER* 及 *PR* mRNA 的变化最典型，细胞经这 4 种处理后，ER 含量降低，相应的 PR 含量升高。雌二醇和 1.0 μmol/L As$_2$O$_3$ 对 *ER* 及 *PR* 表达的影响相似，且其作用都可被雌二醇拮抗剂所拮抗。因此本实验进一步证实了砷具有雌激素样效应。

砷可以与 ER 结合，但其结合率并没有超过 50%，而且结合率不随着砷浓度的增加而升高，因此其机制可能是，砷一方面通过与 ER 竞争结合，另一方面通过下调 *ER* mRNA 的表达来影响基因转录中其他转录因子发挥作用。

7.3　慢性砷暴露对小鼠动情周期的影响

7.3.1　慢性砷暴露小鼠动情周期的测定结果

1. 慢性砷暴露对小鼠动情周期的影响

通过宫颈黏液结晶法检查小鼠动情周期，结果显示：对照组动情周期为 (5.50 ± 1.07) 天，0.05 μg/mL、0.1 μg/mL、0.2 μg/mL 及 0.4 μg/mL 砷暴露组动情周期分别为 (4.87 ± 1.07) 天、(5.88 ± 1.13) 天、(5.38 ± 1.60) 天及 (5.13 ± 1.36) 天。与对照组相比，0.05 μg/mL、0.2 μg/mL 及 0.4 μg/mL 砷暴露组使小鼠动情周期天数有不同程度的缩短；0.1 μg/mL 砷暴露组使小鼠的动情周期天数延长。由结果可以看出慢性砷暴露小鼠的动情周期发生了紊乱（表7-6）。

表 7-6　慢性砷暴露对小鼠动情周期的影响 $(\bar{x}\pm S)$　　　（单位：d）

指标	对照组	0.05 μg/mL	0.1 μg/mL	0.2 μg/mL	0.4 μg/mL
动情周期	5.50±1.07^A	4.87±1.07^A	5.88±1.13^A	5.38±1.60^A	5.13±1.36^A

注：肩标相同字母者差异不显著 $(P>0.05)$，不同字母者差异显著 $(P<0.05)$

2. 慢性砷暴露对小鼠动情期的影响

动情期的观察结果显示：对照组小鼠动情期平均为 (45.75 ± 19.82) h，0.05 μg/mL、0.1 μg/mL、0.2 μg/mL 及 0.4 μg/mL 砷暴露组动情期分别为 (55.29 ± 13.18) h、(55.50 ± 1.23) h、(54.00 ± 21.99) h 及 (30.75 ± 18.62) h。与对照组相比，0.05 μg/mL、0.1 μg/mL 及 0.2 μg/mL 砷暴露组小鼠的动情期有不同程度的延长；0.4 μg/mL 砷暴露组则缩短了小鼠的动情期，与对照组比较差异不显著，但与其他三个暴露组相比差异显著。可见慢性砷暴露小鼠动情期同样发生了紊乱（表7-7）。

表 7-7　慢性砷暴露对小鼠动情期的影响 $(\bar{x}\pm S)$　　　（单位：h）

指标	对照组	0.05 μg/mL	0.1 μg/mL	0.2 μg/mL	0.4 μg/mL
动情期	45.75±19.82^{AB}	55.29±13.18^A	55.50±1.23^A	54.00±21.99^A	30.75±18.62^B

注：肩标相同字母者差异不显著 $(P>0.05)$，不同字母者差异显著 $(P<0.05)$

7.3.2 慢性砷暴露对小鼠动情周期的影响分析

慢性砷暴露与许多疾病的发生关系密切,然而砷化物的毒性及其作用机制一直备受争议,其原因就是无法用动物实验证实砷暴露能够诱导这些疾病的发生。慢性砷暴露小鼠子宫内膜较易产生囊状增生。然而由于砷的雌激素样效应提出的较晚,多数研究者将重点致力于砷的雌激素样效应与癌症发生的关系,因此尚未有砷暴露对雌性动物的动情周期影响的研究。动情周期检查是评价外源化合物对性激素影响的较早的反应特征指标。本实验通过对不同浓度砷暴露小鼠动情周期的检查发现,不同浓度的 As_2O_3 均使小鼠动情周期发生紊乱(动情周期有缩短或延长,且无明显规律),尤其是动情期。动情周期的紊乱是反应性激素代谢失调的敏感指标,雌激素的主要分泌器官为卵巢和子宫,而卵巢和子宫内膜的周期性变化主要通过下丘脑—垂体—卵巢轴调控,即下丘脑和垂体分泌的激素调节和影响卵巢的周期性变化,卵巢产生的激素又调节子宫内膜的周期性变化。因为下丘脑、垂体、子宫及卵巢含有丰富的 ER,环境雌激素可诱导或抑制这些器官中 ER 的表达,或通过 ER 介导影响垂体激素及其调节因子的合成与释放,也可以直接作用于分泌器官产生雌激素样效应。我们的前期研究证实三氧化二砷具有雌激素样效应,影响 ER 表达,本研究进一步证实了三氧化二砷具有干扰内分泌的作用,使动情周期发生紊乱。那么动情周期发生紊乱是砷的雌激素样作用对小鼠下丘脑—垂体—卵巢轴的内分泌调节产生了影响,还是对分泌器官的直接作用,需要进一步对慢性砷暴露小鼠进行研究。

总之,动情期的延长正是雌激素作用水平持续处于高峰期的表现,动情周期紊乱预示着内分泌失调。本研究结果进一步从体内实验证明砷具有雌激素样效应,属环境雌激素类物质,其雌激素样效应是通过何种途径发挥的,具体机理还有待于进一步研究。

7.4 慢性砷暴露对雌性小鼠生殖器官 *ER*、*PR* 表达的影响

7.4.1 实验结果

1. 总 RNA 的电泳结果

分别提取未孕雌鼠子宫、卵巢的总 RNA,为了检测 RNA 的完整性和纯度,

取 3 μL 总 RNA，用 1.2% 琼脂糖凝胶电泳（90 V，40 min）检查其完整性，结果得到清晰的、无拖尾的两条带，即 28 S rRNA 和 18 S rRNA（图7-11）。

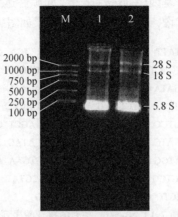

图 7-11　小鼠各组织总 RNA 的检测

M. DL2000 DNA marker；1. 子宫总 RNA；2. 卵巢总 RNA

2. RT-PCR 管家基因和目的基因电泳结果

管家基因和目的基因的 RT-PCR 产物经 1% 的琼脂糖凝胶电泳检测后，β-actin、*PR*、*ER* 基因分别在 639 bp、148 bp、187 bp 处可见清晰条带，片段大小与预期相符，说明 RT-PCR 的反应条件正确，所测基因是目的基因（图7-12）。

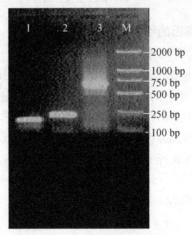

图 7-12　RT-PCR 产物的检测

M. DL2000 DNA marker；1. *PR* 产物；2. *ER* 产物；3. β-actin 产物

3. RT-PCR 管家基因和目的基因的序列测定

将管家基因和目的基因的 RT-PCR 产物送测序公司测序，将测序结果与 GenBank 中小鼠的 β-actin、*ER*、*PR* 基因序列进行比较，同源性达到 100%，说明对管家基因和目的基因进行了特异性扩增，核苷酸序列测定结果如图 7-13 ~ 图 7-15 所示。

```
  1    ACTCTTTAGA AACTTCTATT TACTACGATG TAATATTTCA GCTGATGGCC GTAATGCAAC
 61    GAAGGCGGTA CAATCCCACT TTCCATTCCT TTCACGTGCT GCGCGATGCC TATCGCCTCT
121    TGCCGCTCAC TGTGCTGATA GAACCCTTCA CCGTGACAAC GTGAAACAGA TTCTTACTCG
181    TGAACTGCCA TTTTCCTCGG ATCTAATCAA CTATGCACAC CATGTCAATT CATCATCCCT
241    TACTACCTCT CAAGGCGTCG AAGCGGCTCG TTTGGTAGCT CAAGTTTATG GGGAACAAGT
301    ACCGTTCGAT CACATTTATC CTACTGGTTC AGCGACATAC TGTCCTGGTG CAATCGCAAA
361    TGCTATTTCT CGCATTATGG CTGGCTTTGT ACCTCGTGAA GGTGATGACT TTGCTCCGAG
421    TGGCCCTATT GACTACCTCG CTGCTGACCT GATCGCGTAT AAGTTTGTGC TCCCTTACAT
481    GCTTGACATG GTAGATGGTC GTCCTCAGAT TGTCCTG
```
图 7-13 β-actin 基因的核苷酸序列

```
  1    CGGGATTGGA TAGAATGTAT TCAAGCAGTA CAGGTGGAGC TGTTTCACAA GATCATGCAA
 61    GCTGTCGAGA AGTTTTGTGA GTTGGTAGAA GCGCTGTGAC
```
图 7-14 *ER* 基因的核苷酸序列

```
  1    CTCCATGCCT TTGTTACTCA TGTGCCGGAT ATGGGAAAGA ATGAGAAGGA GCTGAGCTAG
 61    GCGGCGATGC TGCTGCTGCA GAGTCAGGCC AGCTTTGGCC ATCAGGTGGA TCAAAGTGTC
121    TGTGATCTTG TCCAGGACAC GGTA
```
图 7-15 *PR* 基因的核苷酸序列

4. 管家基因和目的基因的标准曲线和熔解曲线

评价标准曲线的优劣有两个指标：相关系数（R^2）和斜率。相关系数的理想值应为 0.98 ~ 1，斜率应为 0.25 ~ 0.34。对于某一 PCR 扩增产物，其熔解温度（T_m）为固定的值，所以理想的熔解曲线应该是单一峰型的曲线。

选取 C_t 值较小样品的 RNA 作为标准品，将样品的总 RNA（500 ng）反转录获得的 cDNA 用 EASY Dilution 按 10 倍梯度（0、10^1、10^2、10^3、10^4倍）稀释作为模板，进行实时定量 PCR 反应，分别制作管家基因和目的基因的标准曲线和熔解曲线。

1）管家基因的标准曲线

管家基因的标准曲线为 $y = -0.30x + 11.26$、$R^2 = 1$，所以 β-actin 的标准曲线为理想标准曲线，可以对样品进行准确定量。标准曲线如图 7-16 所示。

2）管家基因的熔解曲线

管家基因的熔解曲线为单一峰型，说明 PCR 产物为单一特异性产物。管家基因的 T_m 为 88℃。熔解曲线如图 7-17 所示。

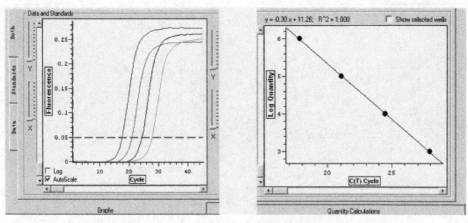

图 7-16　β-actin 基因的标准曲线

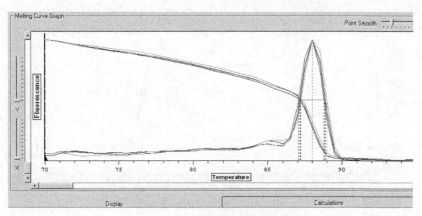

图 7-17　β-actin 基因的熔解曲线

3）目的基因 *ER* 的标准曲线

目的基因 *ER* 的标准曲线为 $y = -0.32x + 13.08$、$R^2 = 0.999$，所以 *ER* 的标准曲线为理想标准曲线，可以对样品进行准确定量。标准曲线如图 7-18 所示。

4）目的基因 *ER* 的熔解曲线

目的基因 *ER* 的熔解曲线为单一峰型，说明 PCR 产物为单一特异性产物。目的基因 *ER* 的 T_m 为 86℃。熔解曲线如图 7-19 所示。

5）目的基因 *PR* 的标准曲线

目的基因 *PR* 的标准曲线为 $y = -0.30x + 12.51$、$R^2 = 1$，所以 *PR* 的标准曲线为理想标准曲线，可以对样品进行准确定量。标准曲线如图 7-20 所示。

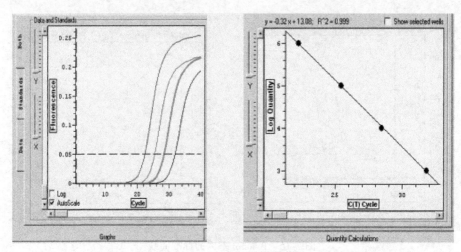

图 7-18 *ER* 基因的标准曲线

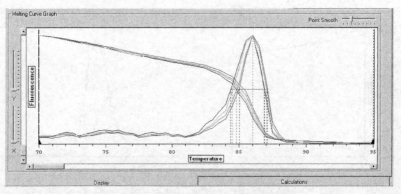

图 7-19 *ER* 基因的熔解曲线

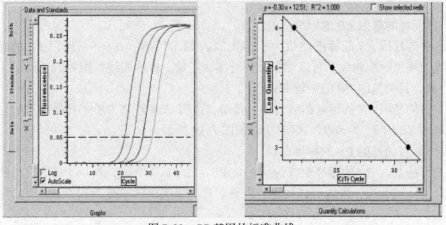

图 7-20 *PR* 基因的标准曲线

6）目的基因 *PR* 的熔解曲线

目的基因 *PR* 的熔解曲线为单一峰型，说明 PCR 产物为单一特异性产物。*PR* 基因的 T_m 为 83.4℃。熔解曲线如图 7-21 所示。

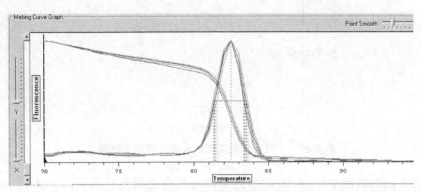

图 7-21 *PR* 基因的熔解曲线

7）小鼠血砷与水砷相关性分析

用离子质谱仪（ICP-MS）测定小鼠血清中砷浓度。结果显示，对照组，0.05 μg/mL、0.10 μg/mL、0.20 μg/mL 及 0.40 μg/mL As$_2$O$_3$ 组血砷浓度分别为（96.16±23.05）ng/mL、（136.98±35.64）ng/mL、（178.08±45.29）ng/mL、（269.20±29.25）ng/mL 及（267.33±48.73）ng/mL，从这些结果可以看出随着饮水砷浓度的增加，小鼠血砷浓度大体也在增加（表 7-8），两者呈显著正相关。从图 7-22 可以看出，当饮水砷达到一定浓度后，血砷浓度不再增加，说明机体代谢达到一定水平后，过量的砷可能直接沉积于组织、器官或排出体外，同时也说明血砷更能准确地反映机体对砷的负荷状况。

表 7-8 小鼠血砷浓度分析结果（$\bar{x}\pm S$）

组别	血砷/（ng/mL）
对照组	96.16±23.05
0.05 μg/mL 组	136.98±35.64
0.10 μg/mL 组	178.08±45.29
0.20 μg/mL 组	269.20±29.25
0.40 μg/mL 组	267.33±48.73

8）砷暴露小鼠子宫 *ER*、*PR* mRNA 的表达

用 RT-PCR 测定小鼠子宫 *ER*、*PR* mRNA 的表达情况。与对照组相比，砷暴露小鼠子宫 *ER*、*PR* 的表达水平下降，各组 ER 与对照组之间差异显著；0.1 μg/mL

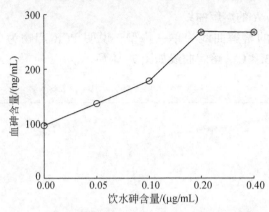

图 7-22　小鼠血砷浓度随饮水砷含量的变化趋势

组和 0.2 μg/mL 组 *PR* mRNA 的表达量与对照组之间差异显著；子宫 *ER* mRNA 的表达水平也高于 *PR* mRNA 表达水平，差异极显著（表 7-9 和图 7-23）。

表 7-9　未孕雌性小鼠子宫 *ER*、*PR* mRNA 表达量变化表 （$\bar{x} \pm S$）

组别	*ER*	*PR*
对照组	8.2141±1.5355	0.0138±0.0065
0.05 μg/mL 组	6.2563±1.0258 *	0.0091±0.0025
0.1 μg/mL 组	5.4806±1.3606 *	0.0051±0.0033 *
0.2 μg/mL 组	5.6356±1.1962 *	0.0044±0.0013 *
0.4 μg/mL 组	6.4735±0.8080 *	0.0112±0.0052

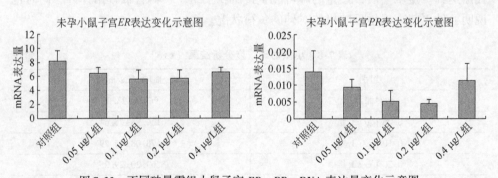

图 7-23　不同砷暴露组小鼠子宫 *ER*、*PR* mRNA 表达量变化示意图

9）砷暴露小鼠血砷与子宫 *ER*、*PR* mRNA 表达相关性分析

血砷与子宫 *ER*、*PR* mRNA 表达的相关性分析结果显示，血砷与 *ER* mRNA 的相关系数为 –0.719，血砷与 *PR* mRNA 的相关系数为 –0.649，可以看出血砷与

子宫 *ER*、*PR* mRNA 表达呈负相关。即随着血砷浓度的升高，*ER*、*PR* mRNA 的表达量呈下降趋势（图 7-24 和图 7-25）。*ER* mRNA 与 *PR* mRNA 的相关系数为 0.917，两者表达呈显著正相关，变化趋势一致（图 7-26）。

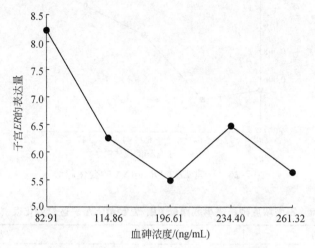

图 7-24　血砷对子宫 *ER* mRNA 表达的影响

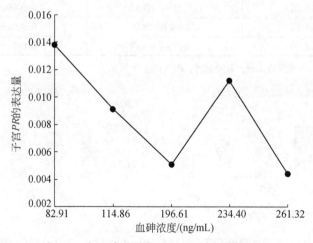

图 7-25　血砷对子宫 *PR* mRNA 表达的影响

10）砷暴露小鼠卵巢 *ER*、*PR* mRNA 的表达

与对照组比较，随着砷暴露浓度的增加，卵巢 *ER* mRNA 表达水平呈下降趋势，0.1 μg/mL 组和 0.4 μg/mL 组与对照组比较差异显著；除 0.05 μg/mL 组 *PR* mRNA 表达稍有增加外，其他各组 *PR* mRNA 表达水平也呈下降趋势，但各组之间无显著差异。*ER* 的表达水平高于 *PR* 的表达水平，差异极显著（表 7-10 和图 7-27）。

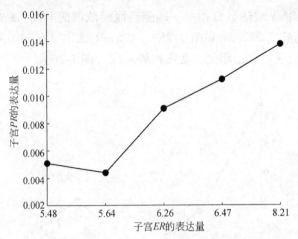

图 7-26 子宫 *ER*、*PR* mRNA 的变化趋势

表 7-10 不同浓度砷暴露小鼠卵巢 *ER*、*PR* mRNA 表达量变化表（$\bar{x}\pm S$）

组别	*ER*	*PR*
对照组	3.0138±0.7378	0.0014±0.0006
0.05 μg/mL 组	2.7312±0.3281	0.0018±0.0006
0.1 μg/mL 组	1.5275±0.3186*	0.0009±0.0007
0.2 μg/mL 组	2.0082±0.5858	0.0004±0.0003
0.4 μg/mL 组	1.0477±0.4083*	0.0012±0.0011

注："*"表示与对照组比较，差异显著，$P<0.05$。下同

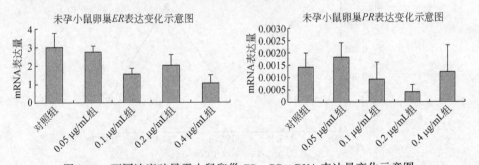

图 7-27 不同浓度砷暴露小鼠卵巢 *ER*、*PR* mRNA 表达量变化示意图

11）砷暴露小鼠血砷与卵巢 *ER*、*PR* 表达相关性分析

小鼠血砷与卵巢 *ER*、*PR* mRNA 的相关系数分别为 -0.816 和 -0.799，可以看出血砷与卵巢 *ER*、*PR* mRNA 的表达呈负相关，即随着血砷浓度的升高，*ER*、*PR* mRNA 的表达呈下降趋势（图 7-28 和图 7-29）。*ER* 与 *PR* mRNA 之间的相关系数为 0.462，*ER* 与 *PR* mRNA 的表达也没有相关性（图 7-30）。

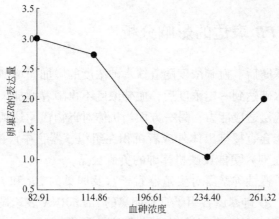

图 7-28 血砷对卵巢 *ER* mRNA 表达的影响

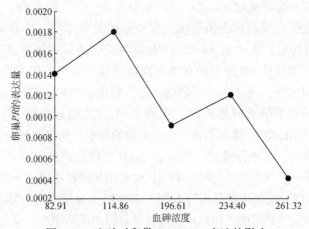

图 7-29 血砷对卵巢 *PR* mRNA 表达的影响

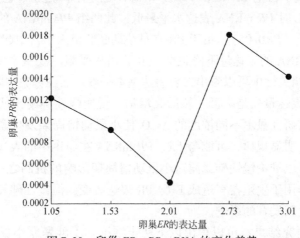

图 7-30 卵巢 *ER*、*PR* mRNA 的变化趋势

7.4.2 ER、PR 表达的影响分析

小鼠饮水砷暴露后，血砷浓度随着饮水砷浓度的增加而增加，二者呈显著正相关，然而当饮水砷达到一定浓度后，血砷浓度不再随着增加，一方面机体对外界毒物有一定的代偿适应能力，另一方面当机体对毒物代谢达到一定程度后，进入机体的毒物可能会直接排出体外或者沉积在组织、器官中产生直接毒害作用。因此内暴露（即血砷）更能反映机体砷的负荷状况。

本研究探讨了慢性砷暴露对生殖器官子宫及卵巢的 ER 和 PR mRNA 表达的影响，结果显示：① 砷暴露各组子宫和卵巢的 ER mRNA 表达显著降低，并与对照组之间差异显著（$P<0.05$）。从血砷与子宫、卵巢 ER mRNA 表达的相关趋势来看，也是随着血砷浓度增加，ER mRNA 表达总体呈下降趋势。在子宫中，ER 占主导作用，在子宫成熟和胚胎附植过程中起着重要作用，砷暴露各组子宫 ER mRNA 表达显著降低，无论是 As_2O_3 与 ER 竞争结合还是抑制转录下调 ER mRNA 的表达，其结果都是使 ER 介导的雌激素作用减弱，子宫内膜发育被抑制，与胚泡的发育失去同步性，使之呈不可容受状态，导致胚泡着床障碍，而使着床率下降，其结果是导致不孕或容易流产。在卵巢中，ER 通过负反馈回路调节排卵，ERα 受体缺乏（ERαKO）雌鼠不育，卵泡由原始卵泡、初级卵泡发育到有腔卵泡，但停止于排卵前期，不进行排卵。因此如果 ER 在卵泡内的量不足，卵泡的成熟、激素产生和排卵一系列生理活动将会受限，也会增加雌性小鼠的不孕概率。②实验中卵巢的 PR mRNA 的表达量虽有降低但与对照组无显著差异，卵巢中 PR mRNA 的正常表达是排卵所必需的，因此推论慢性砷暴露小鼠排卵功能受损可能不是主要的。砷暴露小鼠子宫的 PR mRNA 表达量总体也呈下降趋势，且砷暴露浓度为 0.1~0.2 μg/mL 时 PR mRNA 表达水平最低，此两组 PR mRNA 的表达量与对照组比较差异显著（$P<0.05$），由于 PR 在早孕期胚胎植入子宫中起着关键的作用，因此子宫 PR mRNA 的表达量下降也会使胚胎植入受阻。③从本实验子宫 ER 与 PR mRNA 表达相关性中可以看出二者表达基本一致。而在卵巢中随着 ER 表达量的增加，PR 的表达量先是降低，然后又增加，说明慢性砷暴露使卵巢功能发生紊乱。我们先前研究显示不同浓度的 As_2O_3 使小鼠动情周期发生紊乱，与对照组无显著差异也无明显规律，可能与 ER、PR mRNA 在卵巢中的表达有关。与上述结果相互参照可以推论慢性砷暴露对小鼠动情周期影响的机制之一是 As_2O_3 雌激素样效应直接作用于生殖器官造成 ER、PR 表达改变，但慢性砷暴露更主要的还是对小鼠子宫内膜发育的影响。

综合以上研究结果，可以得出以下初步结论：①砷暴露小鼠生殖器官 ER、

PR mRNA 的变化会影响到激素作用的发挥，因此认为 As_2O_3 生殖毒性的雌激素样效应机制之一是影响或改变生殖器官 *ER*、*PR* 的表达。②砷暴露引起的早期生殖毒性主要是子宫内膜发育受抑制使胚泡着床障碍而引起的。③As_2O_3 雌激素样效应具有一定的剂量反应，但高浓度砷暴露时对机体是否具有雌激素样效应有待研究。④As_2O_3 雌激素样效应分子与基因水平的作用途径和机制尚需进一步研究。

7.5 慢性砷暴露对雄性小鼠生殖器官 *ER*、*PR* 表达的影响

7.5.1 试验结果

1. 总 RNA 的电泳结果

提取雄鼠睾丸 RNA，为了检测 RNA 的完整性和纯度，取 3 μL 总 RNA，用 1.2% 琼脂糖凝胶电泳（90 V，40 min）检查其完整性，结果得到清晰的、无拖尾的两条带，即 28 S rRNA 和 18 S rRNA（图 7-31）。

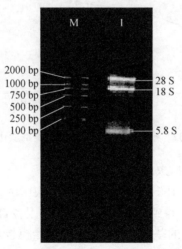

图 7-31 雄鼠睾丸总 RNA 的检测

M. DL2000 DNA marker；1. 睾丸总 RNA

2. 小鼠血砷与水砷相关性分析

随着饮水砷浓度的增加，雄鼠血砷浓度也在增加（表 7-11），两者进行相关性分析，相关系数为 0.945，两者呈显著正相关（图 7-32），水砷从 0.10 μg/mL 增加

到 0.20 μg/mL 时，血砷浓度增加较快，小于 0.10 μg/mL 或大于 0.20 μg/mL 时血砷浓度增加缓慢。

表 7-11　雄鼠血砷浓度分析结果 ($\bar{x}\pm S$)

组别	血砷/(ng/mL)
对照组	92.71±28.25
0.05 μg/mL 组	125.36±38.64
0.10 μg/mL 组	138.73±40.39
0.20 μg/mL 组	222.38±52.15
0.40 μg/mL 组	247.95±46.93

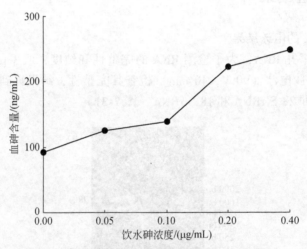

图 7-32　雄鼠血砷浓度随水砷浓度的变化趋势

3. 砷暴露对睾丸组织 *ER*、*PR* 表达的影响

将睾丸组织的 RNA（100 ng）反转录，得到 cDNA。并将 cDNA 在 Opticon-2 定量 PCR 扩增仪中扩增，得到目的基因与管家基因各自的 C_t 值，并通过各自的标准曲线得到每个样本目的基因与管家基因的起始模板量；将每个样本的目的基因与管家基因的定量结果相比，求出校正值。结果显示：与对照组比较，砷暴露各组雄鼠睾丸中 *ER* mRNA 的表达水平升高，且以 0.2 μg/mL 组最高；*PR* mRNA 的表达水平明显高于对照组，以 0.1 μg/mL 组最高（表 7-12 和图 7-33）。

表7-12　各组雄鼠睾丸 *ER*、*PR* 基因表达情况 ($\bar{x}\pm S$)

组别	睾丸	
	ER mRNA	*PR* mRNA
对照组	0.1018±0.0246	0.0003±0.0001
0.05 μg/mL 组	0.1160±0.0388	0.0049±0.0010
0.10 μg/mL 组	0.1096±0.0276	0.0053±0.0007
0.20 μg/mL 组	0.1476±0.0434	0.0044±0.0025
0.40 μg/mL 组	0.1227±0.0310	0.0049±0.0011

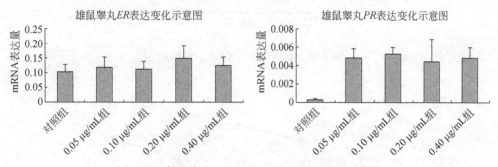

图7-33　雄鼠睾丸 *ER* 和 *PR* mRNA 表达水平示意图

4. 砷暴露雄鼠血砷与睾丸 *ER*、*PR* mRNA 表达相关性分析

随着血砷浓度的增加，睾丸 *ER*、*PR* mRNA 表达总体呈上升趋势，两两进行相关性分析，血砷与 *ER* 的相关系数为 0.765，血砷与 *PR* 的相关系数为 0.537，可见血砷与 *ER*、*PR* mRNA 的表达相关性不显著。在低血砷浓度时，*ER* mRNA 表达增加不明显，在中浓度时 *ER* mRNA 表达有一个明显增加的过程，但在高浓度时，*ER* mRNA 表达又降低（图7-34）。砷暴露各组 *PR* mRNA 表达高于对照组，但当血砷达到一定浓度时，*PR* mRNA 表达量又呈下降趋势（图7-35）。随着 *ER* mRNA 表达增加，睾丸 *PR* mRNA 的表达量略呈下降趋势（图7-36）。

7.5.2　雄性小鼠生殖器官 *ER*、*PR* 表达的影响分析

精子发生是指不成熟的生殖细胞经历分裂、分化，发展成为精子的过程。正常的精子发生需要生殖细胞与体细胞如间质细胞、支持细胞之间复杂的相互作用，需要黄体生成素（LH）、尿促卵泡素（FSH）、雄激素和内源性雌激素的精密调节，还涉及许多基因的相互作用。雌激素对睾丸的功能具有双向调节作用，

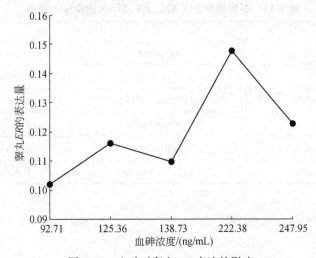

图 7-34　血砷对睾丸 *ER* 表达的影响

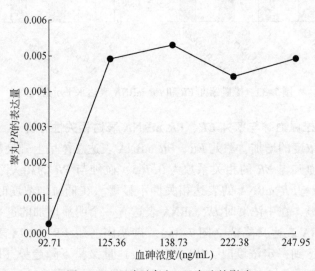

图 7-35　血砷对睾丸 *PR* 表达的影响

而且与雌激素的剂量有关。雌激素是通过雌激素受体并且很可能主要是通过 ER 介导产生相应的生理效应，从而对雄性生殖系统的发育产生影响。目前已发现睾丸和附睾中 ER 的表达都很高，甚至比子宫中还高。支持细胞在精子发生过程中为精子的发生提供营养支持，并具有血睾屏障的作用，其数目与精子生成的数量也密切相关，一定数目的支持细胞只能维持一定数量的生殖细胞，因此支持细胞越少，产生的精子越少；由于生殖细胞、间质细胞和支持细胞都含有雌激素受

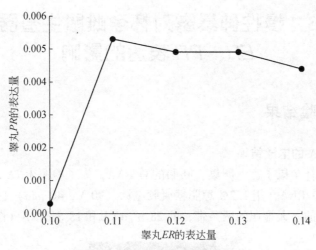

图 7-36   睾丸 *ER*、*PR* 的变化趋势

体，除了间接影响外，外源性雌激素能直接作用于这些细胞而导致细胞数量和质量异常，并可能引起某些靶基因表达的改变。

砷暴露各组小鼠睾丸 *ER* mRNA 表达水平高于对照组，且随着血砷浓度的增加，*ER* mRNA 表达也增加，但在高浓度时，*ER* mRNA 表达又有所下降。*ER* mRNA 表达增强，其所介导的雌激素作用增强，其结果使得睾丸间质细胞、支持细胞及生精细胞可能会出现先增殖，随着雌激素作用进一步增强，雌激素则负反馈性抑制间质细胞和支持细胞的分裂和成熟，减少细胞的数量。对生殖细胞的影响主要表现在细胞凋亡率增加、精子数量减少、活力降低等。砷暴露各组小鼠睾丸 *PR* mRNA 表达水平升高，反向调节使小鼠体内孕激素分泌减少，间接影响睾酮的生成，进一步造成精子发生及精子释放障碍。

本研究砷暴露各组睾丸 *ER*、*PR* mRNA 尽管与对照组比较表达增强，但与对照组相比，本实验中设定的砷（As_2O_3）暴露浓度对于雄性小鼠似乎无显著的雌激素样作用。由于环境雌激素作用的复杂性，ER 在睾丸中明确的分布和定位仍不清楚，因此进一步从 ER 在睾丸中的分布和定位进行研究可能会有助于揭示砷的雌激素样效应在雄性生殖毒性中的作用。另外，不排除砷的雌激素样效应通过神经内分泌系统发挥作用。

本研究结果说明雄性生殖器官睾丸中有 *ER* 及 *PR* mRNA 的表达，慢性砷暴露对其表达有一定的影响，具体的影响后果及砷的雌激素样效应在雄性生殖毒性中的作用机制有待于进一步深入研究。

7.6 慢性砷暴露对怀孕雌鼠生殖器官 *ER*、*PR* 表达的影响

7.6.1 试验结果

1. 总 RNA 的电泳结果

分别提取怀孕鼠子宫、卵巢、胚胎的总 RNA，为了检测 RNA 的完整性和纯度，取 3 μL 总 RNA，用 1.2% 琼脂糖凝胶电泳（90 V，40 min）检查其完整性，结果得到清晰的、无拖尾的两条带，即 28 S rRNA 和 18 S rRNA（图 7-37）。

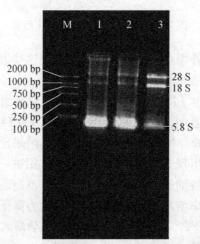

图 7-37 怀孕雌鼠各组织总 RNA 的检测

M. DL2000 DNA marker；1. 子宫总 RNA；2. 卵巢总 RNA；3. 胚胎总 RNA

2. 怀孕小鼠血砷与水砷相关性分析

随着饮水砷浓度的增加，怀孕小鼠血砷浓度也在增加（表 7-13），血砷与饮水砷呈正相关。当小鼠高砷暴露时，血砷浓度不再增加，且略有降低，说明过量的砷有可能穿透胎盘屏障直接沉积于胚胎（图 7-38）。

表 7-13 孕鼠血砷浓度分析结果 （$\bar{x} \pm S$）

组别	血砷/（ng/mL）
对照组	82.91±33.04
0.05 μg/mL 组	114.86±45.67

组别	血砷/(ng/mL)
0.10 μg/mL 组	196.61±50.21
0.20 μg/mL 组	261.32±40.34
0.40 μg/mL 组	234.40±46.33

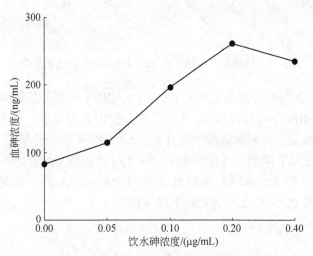

图 7-38　孕鼠血砷浓度随水砷浓度的变化趋势

3. 砷暴露怀孕小鼠子宫 *ER*、*PR* mRNA 的表达

与对照组相比，砷暴露怀孕小鼠子宫 *ER*、*PR* mRNA 的表达呈上升趋势，但各组 *ER*、*PR* mRNA 与对照组之间差异不显著（表 7-14 和图 7-39）。

表 7-14　不同砷暴露组怀孕小鼠子宫 *ER*、*PR* 表达量变化（$\bar{x}\pm S$）

组别	*ER*	*PR*
对照组	0.4012±0.0822	0.9159±0.1727
0.05 μg/mL 组	0.4824±0.0923	1.1871±0.2726
0.10 μg/mL 组	0.5108±0.1011	1.2081±0.2136
0.20 μg/mL 组	0.5164±0.1328	1.2848±0.2851
0.40 μg/mL 组	0.4976±0.0819	1.2812±0.1907

4. 砷暴露怀孕小鼠血砷与子宫 *ER*、*PR* mRNA 表达相关性分析

进行血砷与孕鼠子宫 *ER*、*PR* mRNA 表达的相关性分析，结果血砷与怀孕小

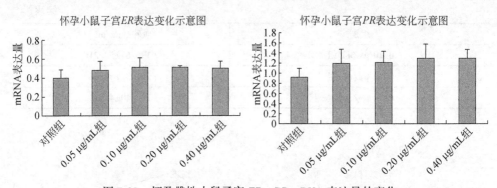

图 7-39   怀孕雌性小鼠子宫 *ER*、*PR* mRNA 表达量的变化

鼠子宫 *ER* mRNA 的相关系数为 0.831，与 *PR* mRNA 的相关系数为 -0.002，可见孕鼠子宫 *ER* mRNA 的表达与血砷呈正相关，但相关不显著，子宫 *PR* mRNA 的表达与血砷不相关。即随着血砷浓度升高，*ER* mRNA 的表达量呈上升趋势，*PR* mRNA 的表达量呈下降趋势（图 7-40）。*ER* 与 *PR* mRNA 的表达不相关，两者变化趋势不一致，即 *ER* mRNA 相对低表达时 *PR* mRNA 的表达量增加，当 *ER* mRNA 高表达时 *PR* mRNA 的表达量下降（图 7-41）。

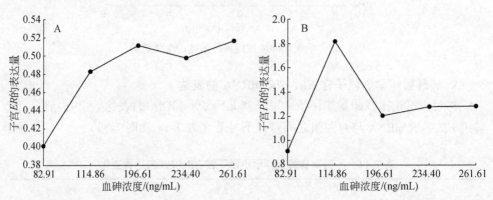

图 7-40   血砷对怀柔小鼠子宫 *ER* mRNA（A）和 *PR* mRNA（B）表达的影响

5. 砷暴露怀孕小鼠卵巢 *ER*、*PR* mRNA 的表达

与对照组比较，卵巢中 *ER* mRNA 的表达水平降低，且与 0.10 μg/mL 组、0.20 μg/mL 组、0.40 μg/mL 组之间差异显著；*PR* mRNA 的表达水平升高，且与 0.10 μg/mL 组、0.20 μg/mL 组、0.40 μg/mL 组之间差异显著（表 7-15 和图 7-42）。另外，怀孕小鼠卵巢的 *ER*、*PR* mRNA 的表达水平低于子宫和胚胎中的 *ER*、*PR* mRNA 的表达水平，差异显著。

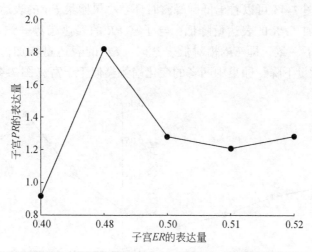

图 7-41　怀孕小鼠子宫 *ER*、*PR* mRNA 的变化趋势

表 7-15　怀孕小鼠卵巢 *ER*、*PR* mRNA 表达量变化表　($\bar{x} \pm S$)

组别	ER	PR
对照组	0.5874±0.0943	0.0311±0.0064
0.05 μg/mL 组	0.4188±0.1007	0.0405±0.0089
0.10 μg/mL 组	0.3857±0.0979 *	0.0570±0.0075 *
0.20 μg/mL 组	0.2877±0.0310 *	0.0468±0.0098 *
0.40 μg/mL 组	0.3266±0.0755 *	0.0439±0.0167 *

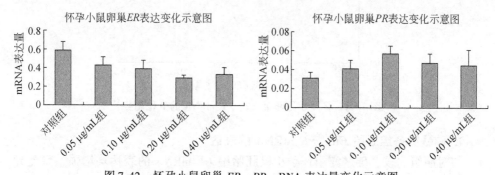

图 7-42　怀孕小鼠卵巢 *ER*、*PR* mRNA 表达量变化示意图

6. 砷暴露怀孕小鼠血砷与卵巢 *ER*、*PR* mRNA 表达的相关性分析

卵巢 *ER* mRNA 的表达与血砷呈显著负相关，卵巢 *PR* mRNA 的表达与血砷不相关（图 7-43）。趋势图也显示随着血砷浓度的增加，卵巢 *ER* 的表达量呈下

降趋势；但从图 7-43 可以看出低砷暴露时怀孕小鼠卵巢 *PR* 的表达量增加，随着血砷浓度的增加，*PR* 的表达量降低，与子宫 *PR* 的表达趋势一致。*ER* 与 *PR* 的表达变化趋势不一致，即 *ER* 相对低表达时，*PR* 的表达量增加，当 *ER* 高表达时，*PR* 的表达量下降，卵巢中两者的变化趋势类似于子宫（图 7-44）。

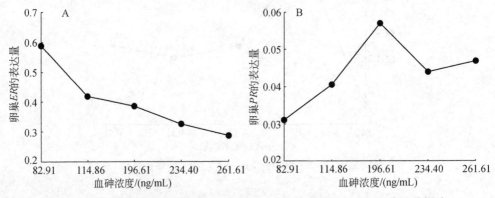

图 7-43　血砷对怀孕小鼠卵巢 *ER* mRNA（A）和 *PR* mRNA（B）表达的影响

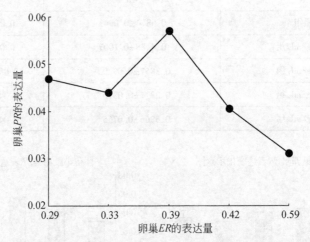

图 7-44　怀孕小鼠卵巢 *ER*、*PR* mRNA 的变化趋势

7. 砷暴露各组胚胎 *ER*、*PR* mRNA 的表达

与对照组比较，砷暴露组怀孕小鼠胚胎中 *ER* mRNA 的表达均增强，且差异显著；*PR* mRNA 的表达水平虽也高于对照组，但无显著差异（表 7-16 和图 7-45）。

表 7-16　怀孕小鼠胚胎 *ER*、*PR* mRNA 表达量变化表 ($\bar{x}\pm S$)

组别	*ER*	*PR*
对照组	0.3192±0.0980	0.7893±0.1843
0.05 μg/mL 组	0.5827±0.0788 *	0.9144±0.2536
0.10 μg/mL 组	0.6487±0.1326 *	1.2342±0.1093
0.20 μg/mL 组	0.6275±0.1653 *	1.1136±0.3775
0.40 μg/mL 组	0.5162±0.1379 *	0.9918±0.2449

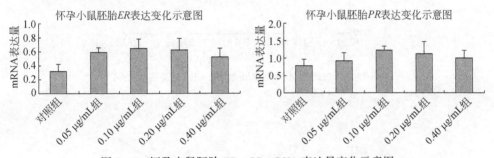

图 7-45　怀孕小鼠胚胎 *ER*、*PR* mRNA 表达量变化示意图

8. 砷暴露怀孕小鼠血砷与胚胎 *ER*、*PR* mRNA 表达的相关性分析

胚胎 *ER*、*PR* mRNA 的表达与血砷呈正相关，相关性不显著。趋势图也显示随着血砷浓度的增加，胚胎 *ER*、*PR* mRNA 的表达基本呈增强趋势（图 7-46 和图 7-47），但当血砷浓度达到一定高值时，*ER*、*PR* mRNA 的表达量又呈下降趋势；*ER* 与 *PR* mRNA 的表达呈正相关，但相关不显著，两者变化趋势基本一致（图 7-48）。

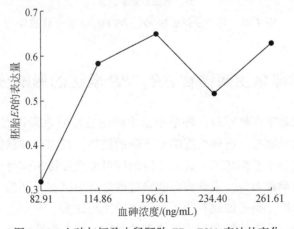

图 7-46　血砷与怀孕小鼠胚胎 *ER* mRNA 表达的变化

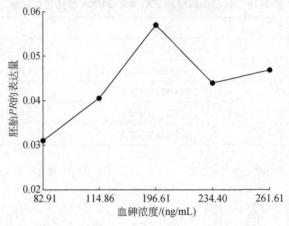

图 7-47　血砷与怀孕小鼠胚胎 *PR* mRNA 表达的变化

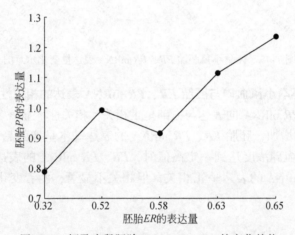

图 7-48　怀孕小鼠胚胎 *ER*、*PR* mRNA 的变化趋势

7.6.2　怀孕雌鼠生殖器官 *ER*、*PR* 表达的影响分析

在低、中水砷浓度暴露时，怀孕小鼠血砷浓度随着水砷浓度的升高而升高，然而在高砷饮水暴露时，血砷浓度略有下降的趋势，说明当砷暴露达到一定浓度时，机体代谢也趋于平衡状态，进入体内的砷可能直接排出体外或沉积在某些器官、组织。对于孕鼠而言，血砷有可能穿过胎盘屏障沉积于胚胎，从而造成对胚胎的直接毒性作用，是否如此有待于进一步的实验证实。

胚泡着床是一个极其复杂和精密协调的过程，其不仅涉及母体卵巢激素的调节，也涉及胚泡与子宫内膜间的同步协调与识别。雌孕激素在妊娠建立及维持过程中起重要作用，如果这些激素减少或消失则可引起胚胎植入及发育毒性。实验中怀孕小鼠子宫 ER 的表达量随砷暴露浓度的增加而增加，PR 的表达量随砷暴露浓度的增加反而降低，孕激素作用于子宫内膜和子宫肌，适应孕卵着床和维持妊娠，ER、PR 的表达结果使得子宫对雌激素作用敏感而对孕激素作用减弱，对于刚刚着床的胚胎是非常不利的，有造成流产的可能。正常生理情况下，怀孕前子宫 ER 的表达量升高使子宫对雌激素的作用增强，促使子宫内膜发育，为胚泡着床做准备。而在我们前期的实验中，未孕小鼠子宫 ER 的表达量随着血砷浓度的增加而降低，因此从怀孕前及怀孕后子宫 ER 的表达规律分析，可以判断慢性砷暴露的生殖毒性与 ER 的表达量有关，换言之与砷的雌激素样效应有关。怀孕后卵巢雌激素分泌相对降低，孕激素分泌相对升高，这是机体正常的激素调节，从怀孕小鼠卵巢 ER、PR 的表达结果分析，随着血砷浓度的升高，ER 的表达降低，PR 的表达增强，基本符合正常的生理状态，因此推断慢性砷暴露对孕鼠卵巢功能的影响不是主要的，慢性砷暴露对未孕小鼠卵巢的影响与对照组也没有显著差异，因此两个实验的结果是一致的，即慢性砷暴露造成的早期生殖毒性主要是由子宫的功能状态改变引起的。

以前对于雌孕激素是直接作用于胚胎还是通过母体生殖道发挥作用不清楚。从实验结果可以看出，慢性砷暴露小鼠胚胎 ER 的表达随着血砷浓度的升高而增强，且与对照组差异显著，其结果是雌激素持续或高浓度作用于胚胎，一方面当这种作用超过胚胎本身可调控范围或生理耐受阈值时导致整体性调控失衡，最终出现某些组织、器官发育异常（低剂量雌激素促进细胞增殖，高剂量抑制细胞增殖）。另一方面，在各种胚胎器官中，性器官的 ER 是高表达，因为性器官发育过程是激素依赖的，所以当雌激素作用过剩时，会造成雌胎成年后卵巢体积减小，卵泡数量减少，并且有相对的卵巢基质增生和雄激素过多症。而对于雄胎来说，在整个胎儿期，睾丸间质细胞、发育中的睾丸输出小管均有 ER 的表达。ER 在胚胎中的表达量升高，正向反馈使雌激素分泌增加，雌激素的过度分泌能使雄性小鼠胚胎期米勒管形成延迟或退化不完全，雄性生殖器发育异常，导致出生时雄性胎儿雌性化。同时雄胎性腺发育受到影响，成体后会出现睾丸萎缩、生精细胞受损等，直接结果是精子数目减少与形态异常直至完全不育。

目前砷的胚胎毒性作用机制并不完全清楚，然而慢性砷暴露孕鼠的子宫、胚胎 ER 的表达量显著增加，从侧面证实砷具有雌激素样效应，且砷的雌激素样效应是砷的发育毒性不可忽视的机制之一。

7.7 慢性砷暴露对 Km 雌鼠的雌激素样效应

7.7.1 组织形态学观察（HE 染色）结果

1. 慢性砷暴露 Km 雌鼠的卵巢发育

与对照组比较，随着 As$_2$O$_3$ 浓度的增加，各剂量组卵巢的卵泡数均有减少的趋势，主要表现为卵母细胞发育不良，成熟卵泡减少，卵泡早衰，发育异常（图7-49）。

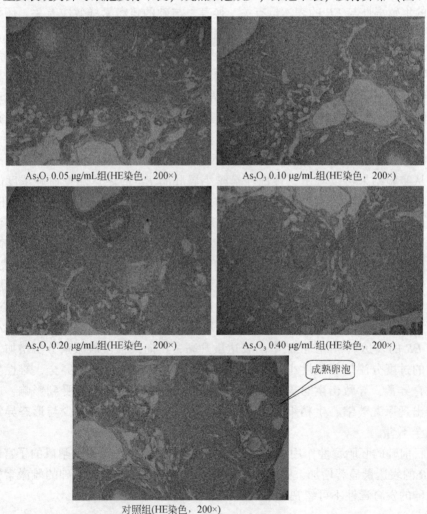

As$_2$O$_3$ 0.05 μg/mL组(HE染色，200×) As$_2$O$_3$ 0.10 μg/mL组(HE染色，200×)

As$_2$O$_3$ 0.20 μg/mL组(HE染色，200×) As$_2$O$_3$ 0.40 μg/mL组(HE染色，200×)

成熟卵泡

对照组(HE染色，200×)

图 7-49 不同浓度砷暴露 Km 雌鼠卵巢形态学变化（HE 染色，200×）

2. 慢性砷暴露 Km 雌鼠的子宫发育

与对照组比较，随着 As₂O₃ 浓度的增加，其雌激素样作用呈减弱趋势，表现为子宫内膜腺体减少，腺腔变小，腺上皮细胞由柱状变矮，间质增宽，子宫内膜变薄（图 7-50）。

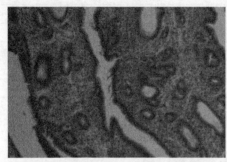
As₂O₃ 0.05 μg/mL组(HE染色，200×)

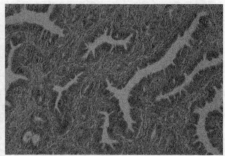
As₂O₃ 0.10 μg/mL组(HE染色，200×)

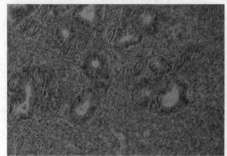
As₂O₃ 0.20 μg/mL组(HE染色，200×)

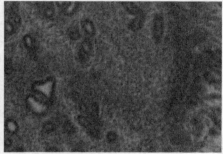
As₂O₃ 0.40 μg/mL组(HE染色，200×)

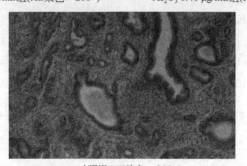
对照组(HE染色，200×)

图 7-50　不同浓度砷暴露小鼠子宫形态变化情况（HE 染色，200×）

3. 慢性砷暴露 Km 雌鼠血清雌二醇的含量

如表 7-17 和图 7-51 所示，各染毒组小鼠血清雌二醇（E_2）含量较对照组均有不同程度的升降，其中 0.05 μg/mL 组与 0.10 μg/mL 组与对照组比较，差异无统计学意义；0.20 μg/mL 组与 0.40 μg/mL 组雌二醇含量降低，与对照组比较差异均有统计学意义。

表 7-17　各组 Km 雌鼠血清 E_2 水平的比较（$\bar{x}\pm S$）

组别	例数	血清 E_2 含量/（pg/mL）
对照组	12	65.19±9.11
0.05 μg/mL 组	12	69.51±14.20
0.10 μg/mL 组	12	66.76±12.92
0.20 μg/mL 组	12	52.08±4.93 **
0.40 μg/mL 组	12	52.72±7.14 *

注：单因素方差分析，与对照组相比，" * "表示 $P<0.05$，" * * "表示 $P<0.01$。下同

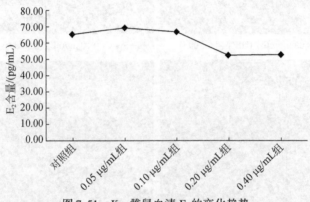

图 7-51　Km 雌鼠血清 E_2 的变化趋势

4. 慢性砷暴露 Km 雌鼠血清孕酮的含量

如表 7-18 所示，各染毒组小鼠血清孕酮（P）含量较对照组均有变化，其中 0.10 μg/mL 组孕酮含量减少，与对照组比较差异极显著；0.05 μg/mL 组、0.20 μg/mL组和 0.40 μg/mL 组与对照组比较，差异无统计学意义（图 7-52）。

表 7-18　各组 Km 雌鼠血清孕酮水平的比较（$M\pm Q$）

组别	例数	血清 P 含量/（ng/mL）
对照组	12	53.89±8.07
0.05 μg/mL 组	12	55.74±6.73
0.10 μg/mL 组	12	33.48±9.11 **
0.20 μg/mL 组	12	72.19±25.27
0.40 μg/mL 组	12	66.44±32.36

注：Kruskal–Wallis 检验，$P<0.001$

Mann-Whitney 检验，与对照区相比，" * * "表示 $P<0.001$

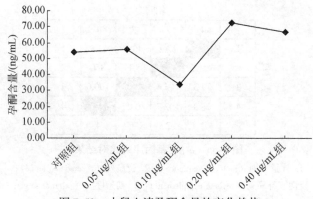

图 7-52 小鼠血清孕酮含量的变化趋势

5. 管家基因和目的基因的序列测定

将含有目的片段的重组质粒送测序公司进行序列测定，测序结果与 GenBank 公布的小鼠 *c-fos*、*c-jun* 和 β-actin 基因序列运用 DNAStar 软件进行比对，其中 *c-fos* 和 *c-jun* 基因的同源性为 100%，β-actin 基因的同源性为 99.6%，说明引物设计符合实验要求，管家基因和目的基因进行了特异性扩增，核苷酸序列比对结果如图 7-53 ~ 图 7-58 所示。

相同度

	1	2	3	4	
1		23.5	8.8	100.0	1
2	104.5		4.4	24.2	2
3	145.0	350.0		9.4	3
4	0.0	108.2	147.0		4
	1	2	3	4	

图 7-53 *c-fos* 基因序列比对结果

1. 计量序列（metered sequence）；2. 逆序列（reverse sequence）；
3. 反向互补序列（reverse complement）；4. 初始序列（original sequence）

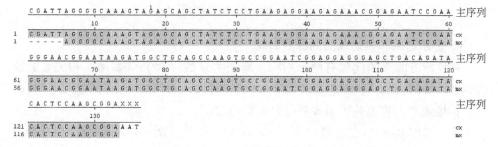

图 7-54 *c-fos* 基因同源序列比较

相同度

	1	2	3	4	
1	■	12.2	40.7	43.5	1
2	121.7	■	8.1	8.7	2
3	77.3	103.4	■	100.0	3
4	76.3	102.7	0.0	■	4
	1	2	3	4	

差异度

图 7-55 *c-jun* 基因序列比对结果

1. 计量序列（metered sequence）；2. 逆序列（reverse sequence）；
3. 反向互补序列（reverse complement）；4. 初始序列（original sequence）

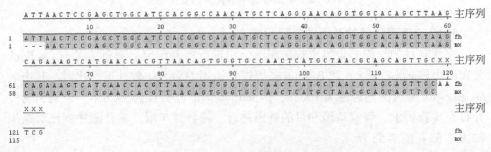

图 7-56 *c-jun* 基因同源序列比较

相同度

	1	2	3	4	
1	■	13.1	8.7	9.0	1
2	100.6	■	6.0	6.1	2
3	102.7	186.7	■	99.6	3
4	103.1	173.4	0.4	■	4
	1	2	3	4	

差异度

图 7-57 β-actin 基因序列比对结果

1. 计量序列（metered sequence）；2. 逆序列（reverse sequence）；
3. 反向互补序列（reverse complement）；4. 初始序列（original sequence）

6. 管家基因和目的基因的标准曲线

评价标准曲线的优劣有两个指标，即相关系数（R^2）和斜率。相关系数反映标准曲线的直线性，理想值应大于 0.98，越接近 1 说明定量越准确。斜率反映 PCR 扩增效率，理想的扩增效率应为 0.8 ~ 1.2。

管家基因 β-actin 的标准曲线为 $y = -0.32x + 9.56$、$R^2 = 0.999$，为理想标准曲线，可以对样品进行准确定量（图 7-59）。

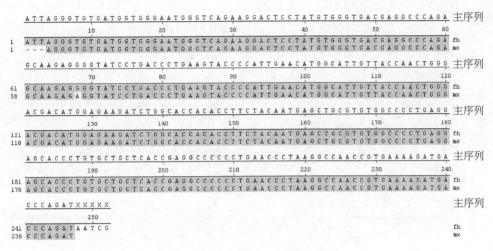

图 7-58　β-actin 基因同源序列比较

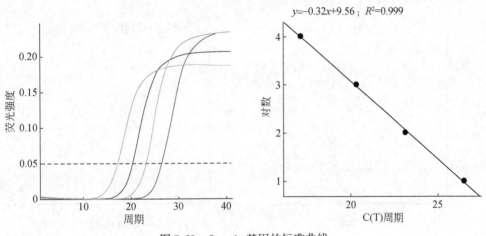

图 7-59　β-actin 基因的标准曲线

目的基因 *c-fos* 的标准曲线为 $y = -0.84x + 26.97$、$R^2 = 1.000$，为理想标准曲线，可以对样品进行准确定量（图 7-60）。

目的基因 *c-jun* 的标准曲线为 $y = -0.30x + 10.61$、$R^2 = 0.992$，为理想标准曲线，可以对样品进行准确定量（图 7-61）。

7. 管家基因和目的基因的扩增曲线与熔解曲线

管家基因 β-actin 的扩增曲线为平滑的 S 形曲线（图 7-62），熔解曲线为单一峰型（图 7-63），熔解温度（T_m）为 87℃，说明反应条件合适，PCR 产物为特异性产物。

目的基因 *c-fos* 的扩增曲线为平滑的 S 形曲线（图 7-64），熔解曲线为单一峰

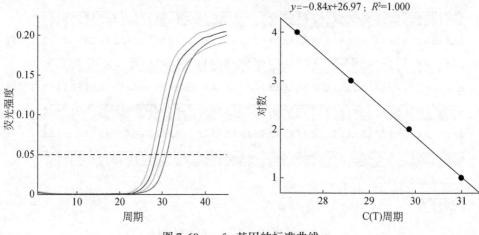

图 7-60　*c-fos* 基因的标准曲线

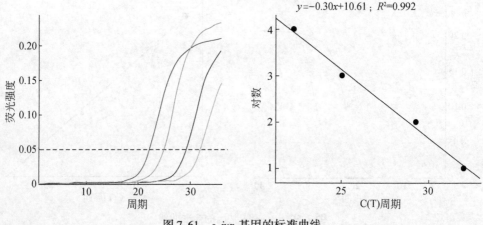

图 7-61　*c-jun* 基因的标准曲线

型（图 7-65），熔解温度（T_m）为 85℃，说明反应条件合适，PCR 产物为特异性产物。

目的基因 *c-jun* 的扩增曲线为平滑的 S 形曲线（图 7-66），熔解曲线为单一峰型（图 7-67），熔解温度（T_m）为 84.5～85℃，说明反应条件合适，PCR 产物为特异性产物。

管家基因和目的基因的 RT-PCR 产物经 2% 的琼脂糖凝胶电泳检测后，β-actin、*c-fos*、*c-jun* 基因分别在 244 bp、128bp、115bp 处可见清晰条带，片段大小与预期相符（图 7-68～图 7-73）。

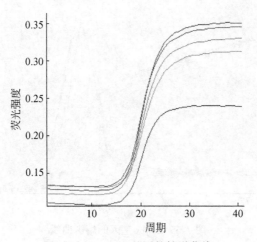

图 7-62　β-actin 基因的扩增曲线

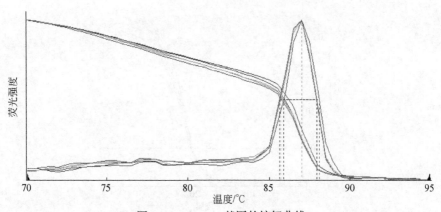

图 7-63　β-actin 基因的熔解曲线

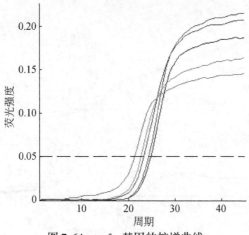

图 7-64　*c-fos* 基因的扩增曲线

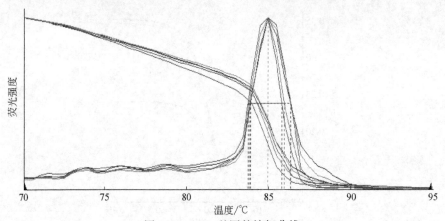

图 7-65　*c-fos* 基因的熔解曲线

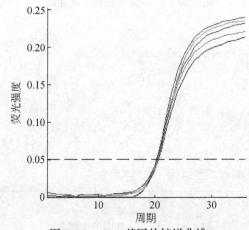

图 7-66　*c-jun* 基因的扩增曲线

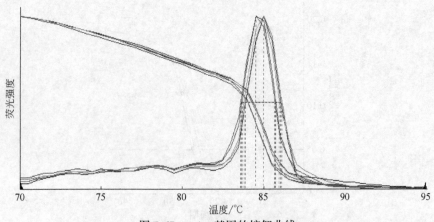

图 7-67　*c-jun* 基因的熔解曲线

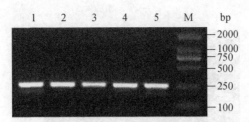

图 7-68　卵巢 β-actin 基因的 RT-PCR 产物

M. DL2000 marker；1. 对照；2. 0. 05 μg/mL 组；3. 0. 10 μg/mL 组；4. 0. 20 μg/mL 组；5. 0. 40 μg/mL 组

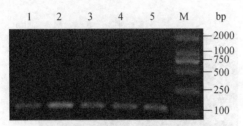

图 7-69　卵巢 c-fos 基因的 RT-PCR 产物

M. DL2000 marker；1. 对照；2. 0. 05 μg/mL 组；3. 0. 10 μg/mL 组；4. 0. 20 μg/mL 组；5. 0. 40 μg/mL 组

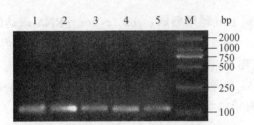

图 7-70　卵巢 c-jun 基因的 RT-PCR 产物

M. DL2000 marker；1. 对照；2. 0. 05 μg/mL 组；3. 0. 10 μg/mL 组；4. 0. 20 μg/mL 组；5. 0. 40 μg/mL 组

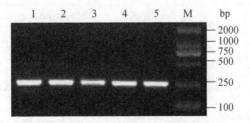

图 7-71　子宫 β-actin 基因的 RT-PCR 产物

M. DL2000 marker；1. 对照；2. 0. 05 μg/mL 组；3. 0. 10 μg/mL 组；4. 0. 20 μg/mL 组；5. 0. 40μg/mL 组

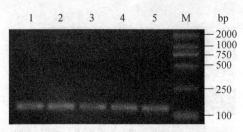

图 7-72 子宫 *c-fos* 基因的 RT-PCR 产物

M. DL2000 marker；1. 对照；2. 0.05 μg/mL 组；3. 0.10 μg/mL 组；4. 0.20 μg/mL 组；5. 0.40 μg/mL 组

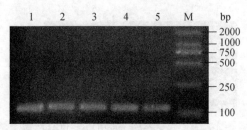

图 7-73 子宫 *c-jun* 基因的 RT-PCR 产物

M. DL2000 marker；1. 对照；2. 0.05 μg/mL 组；3. 0.10 μg/mL 组；4. 0.20 μg/mL 组；5. 0.40 μg/mL 组

8. 慢性砷暴露对 Km 雌鼠卵巢 *c-fos*、*c-jun* mRNA 表达的影响

如表 7-19 所示，卵巢 *c-fos* mRNA 的表达量随着 As_2O_3 剂量的增加呈降低趋势，0.20 μg/mL 组和 0.40 μg/mL 组与对照组比较，差异有统计学意义，*c-jun* mRNA 表达量随着 As_2O_3 剂量的增加未呈现明显规律性，其中 0.40 μg/mL 组与对照组比较差异具有统计学意义。

表 7-19 Km 雌鼠卵巢 *c-fos*、*c-jun* mRNA 表达水平变化表

组别	例数	*c-fos* ($\bar{x}\pm S$)	*c-jun* ($M\pm Q$)
对照组	10	2.821±0.005	1.1159±0.0033
0.05 μg/mL 组	10	2.816±0.008	1.1152±0.0028
0.10 μg/mL 组	10	2.815±0.008	1.1143±0.0034
0.20 μg/mL 组	10	2.813±0.005[A]	1.1163±0.0042
0.40 μg/mL 组	10	2.811±0.003[A]	1.1149±0.0013[B]

注：单因素方差分析，与对照区相比，A 表示 $P<0.05$

Kruskal-Wallis 检验，$P>0.05$

Mann-Whitney 检验，与对照区相比，B 表示 $P<0.05$

9. 慢性砷暴露对 Km 雌鼠子宫 *c-fos*、*c-jun* mRNA 表达的影响

如表 7-20 所示，随着 As_2O_3 剂量的增加，子宫 *c-fos*、*c-jun* mRNA 的表达量呈

下降趋势，各染毒组与对照组比较，0.40 μg/mL 组 *c-fos* mRNA 差异有统计学意义，其余三组 *c-fos* mRNA 和各组 *c-jun* mRNA 差异均无统计学意义。

表 7-20　Km 雌鼠子宫 *c-fos*、*c-jun* mRNA 表达水平变化表

组别	例数	*c-fos*	*c-jun*
对照组	10	2.8192±0.0077	1.1158±0.0013
0.05 μg/mL 组	10	2.8173±0.0111	1.1161±0.0064
0.10 μg/mL 组	10	2.8154±0.0035	1.1158±0.0013
0.20 μg/mL 组	10	2.8139±0.0062	1.1152±0.0034
0.40 μg/mL 组	10	2.8130±0.0047 *	1.1159±0.0013

注：Kruskal-Wallis 检验，$P>0.05$

Mann-Whitney 检验，与对照区相比，"＊"表示 $P<0.05$

7.7.2　慢性砷暴露对 Km 雌鼠雌激素样效应分析

1. 砷对血清激素 E_2、P 水平的影响

环境雌激素是具有雌激素样作用的环境化学物，其模拟或干扰天然激素的生理和生化作用，扰乱激素水平进而产生毒性。而作为外来环境雌激素类物质与机体接触后，可以干扰生殖发育的任何环节，并造成损害作用。另外，动物的性激素对生殖发育过程也具有调节作用，正常的生殖发育必须在激素调节下才能完成。在哺乳动物，E_2、P 主要是由女性/雌性性腺卵巢直接分泌的性激素，对于女性/雌性生殖组织的生长、分化及生育功能和月经周期/动情周期的维持具有十分重要的作用。

砷的生殖毒性，如动情周期（或月经周期）、卵泡发育和排卵功能障碍，可能是由于其对下丘脑—垂体—性腺轴的性激素分泌及调节功能的损害造成的。前期实验表明，不同浓度的砷暴露可使小鼠动情期和动情周期发生紊乱（夏雅娟等，2009）。本研究通过对不同浓度慢性砷暴露 Km 雌鼠血清 E_2 及 P 含量的测定发现，不同浓度的 As_2O_3 可使 Km 雌鼠血清 E_2 及 P 水平较对照组均有不同程度的升降，反映了砷发挥雌激素样效应，干扰了体内正常激素水平。实验结果未呈现明显的剂量-效应关系可能与一定时期、一定浓度条件下，Km 雌鼠机体的代偿作用对砷产生了一定的适应性有关，或者是通过反馈作用的轴向调节使机体内分泌系统趋于平衡状态。

2. E_2、P 对子宫和卵巢发育的影响

下丘脑—垂体—卵巢三级结构形成一个机能中心来维持雌性生殖的正常功能活动，下丘脑垂体系统调节卵巢的周期性变化，卵巢产生的激素又使子宫内膜发

生周期性变化。作为性激素，E_2 和 P 对雌性生殖和发育起决定作用。雌激素可促进子宫发育，引起子宫平滑肌肌细胞的增生和肥大，肌层变厚，子宫的收缩力增强，促使内膜增生，腺体和血管增多，宫颈黏液分泌增加。子宫内膜在雌激素和孕酮的共同作用下，发生周期性的增殖、分化和破裂，以适应胚胎植入，同时二者对胚胎发生、维持妊娠及胎儿的正常发育起重要作用。雌激素对卵巢本身的发育也是必需的，卵巢生发上皮的功能及在皮质各期卵泡的生长和发育均需要雌激素的刺激。雌激素也可以通过下丘脑垂体前叶，发挥正负反馈两个方面的调节作用，促进或抑制促性腺激素的释放，间接影响卵巢的功能和形态。

本研究观察到随着 As_2O_3 浓度的增加，各剂量组卵巢的卵泡数呈减少趋势，卵母细胞发育不良，成熟卵泡减少，卵泡早衰，发育异常；子宫内膜腺体减少，腺腔变小，腺上皮细胞变为低柱状，间质增宽，内膜变薄。组织形态学的改变出现与血清激素 E_2、P 水平变化不太一致的现象，一方面，是由于正负反馈作用靶器官的 E_2、P 含量与血清激素 E_2、P 含量存在差异；另一方面，形态学的变化也与激素受体表达量的高低有关。

3. 砷与雌激素受体的表达

环境内分泌干扰物（EED）对 ER 的影响包括抑制受体与内源性雌激素相互作用；通过受体激活靶基因或抑制靶基因；占领受体，但不产生任何作用；改变受体的表达水平等。

最新研究表明，砷引起的 ER 表达改变与小鼠的增生性变化有关。增生早期 ER 的表达量增加，严重增生的 ER 的表达量则降低（Waalkes et al., 2000）。夏雅娟（2008）经研究发现，随着砷暴露浓度的增加，未孕 Km 雌鼠卵巢和子宫 *ER* mRNA 的表达水平呈下降趋势，子宫各组 *ER* mRNA 与对照组比较差异显著，卵巢 0.10 μg/mL 组和 0.40 μg/mL 组与对照组比较差异显著，推测 As_2O_3 可能通过抑制转录下调 *ER* mRNA 的表达。本研究中实验动物的暴露方式的研究结果表明，Km 雌鼠卵巢及子宫的组织形态学变化与上述结论基本一致，即呈现雌激素样作用减弱趋势。

4. *c-fos*、*c-jun* 基因的表达

原癌基因 *c-fos* 又称促凋亡基因，属即刻早期基因（immediate early gene, ICE）家族，有丝分裂原刺激时能快速瞬间表达，对信号刺激反应起开关作用。即刻早期基因的表达被认为是程序性细胞死亡通路的重要部分，参与调节细胞的生长和分化；另外，*c-jun* 和 *c-fos* 作为核转录因子，可能参与调节其他凋亡相关基因的表达，如 *p53*、*bcl-2* 和 *bax* 等（Smith et al., 1992）。*c-fos* 和 *c-jun* 的基因产物 c-Fos 和 c-Jun 蛋白结合成二聚体激活蛋白-1（activator protein-1, AP-1），后者作为转录调节蛋白，将细胞外刺激信号转导给细胞核，进而激活 AP-1 位点的靶基因转录。

砷可激活转录因子激活蛋白-1（AP-1），增强其调控基因的 mRNA 表达和翻译后修饰。Brown 和 Kitchin（1996）用组织化学方法和增殖细胞核抗原（PCNA）免疫方法染色观察到，长期暴露于砷的小鼠膀胱上皮和表皮细胞增生，这种砷刺激生长的作用是与增加 AP-1 与 DNA 连接及上调 *c-fos*、*c-jun* 表达相伴随的。本研究中对实验动物采取长期染毒方式，结果显示，长期砷暴露 Km 雌鼠随着 As$_2$O$_3$ 浓度的增加，*c-fos*、*c-jun* 基因的表达量呈下降趋势，且与前期研究中未孕 Km 雌鼠卵巢和子宫 *ER* 表达水平的变化基本一致，从而进一步证明了砷是一种环境雌激素类物质，通过抑制转录下调 *ER* 的表达可能是其发挥雌激素样效应的机制之一。

本研究从无机砷化物对机体内源性性激素的影响及其在转录水平对受体表达的影响两方面来探讨砷的雌激素样效应及其性腺毒性的作用机制，为砷中毒的发病机理提供进一步的实验依据，同时为砷性癌症的预防及雌激素依赖器官肿瘤的治疗提供了新的思路。

7.8 饮水型地方性砷中毒病区人群血液 *AhR* mRNA 和 *CYP1A1* mRNA 研究

7.8.1 试验结果

1. 研究基本情况

1）研究现场及调查对象的基本情况

本次研究所选调查点的居民全部为汉族，生产方式、经济状况和饮食习惯接近，使用燃料类型、取暖方式基本相同，无其他途径的砷污染。调查对象饮水砷含量为 0.76 ~ 824.7 μg/L，分别为对照组、低剂量组、中剂量组、高剂量组 4 个组。

经统计学分析发现，各组间研究对象的年龄、暴露年限、吸烟情况及饮酒情况均无统计学差异（表 7-21）。

表 7-21　不同饮水砷剂量组调查对象基本情况

组别	性别		年龄/岁			暴露年限		吸烟		饮酒		合计
	男	女	10 ~ 30	31 ~ 45	≥46	≤20	>20	是	否	是	否	
对照组	27	28	20	15	20	43	12	19	36	6	49	55
低剂量组	20	27	9	21	17	39	8	16	31	10	37	47
中剂量组	24	21	19	17	9	37	8	16	29	12	33	45
高剂量组	44	42	24	32	30	71	15	33	53	19	67	86

2）总 RNA 的 OD 值与目的基因的序列测定

用微量紫外分光光度计测得 OD_{260}/OD_{280} 值均为 1.8~2.0，内参基因和目的基因的 RT-PCR 产物经 1.2% 琼脂糖凝胶电泳后，β-actin、*AhR*、*CYP1A1* 基因分别在 144bp、137bp 和 147bp 处出现清晰可见条带，片段大小与预期相符，见图 7-74。目的基因 PCR 片段克隆测序结果与美国国立生物技术信息中心（NCBI）上发表的序列对比，同源性在 99% 以上（图 7-75 和图 7-76）。

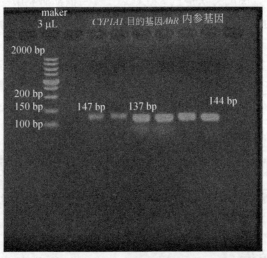

图 7-74 *AhR*、*CYP1A1*、β-actin 基因的 PCR 产物电泳图

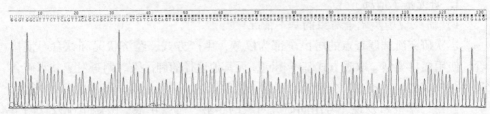

图 7-75 *CYP1A1* 基因 PCR 片段克隆测序图谱

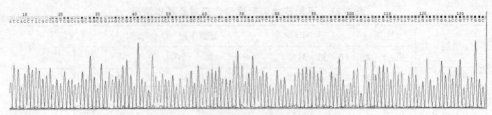

图 7-76 *AhR* 基因 PCR 片段克隆测序图谱

3）内参基因与目的基因熔解曲线分析

运用 RT-PCR，通过 PCR 反应生成双链 DNA，SYBR Green Ⅰ 与双链 DNA 结合产生荧光，通过检测不同产物所扩增的荧光强度不但可以检测反应体系中的 DNA 扩增量，而且可以测定扩增产物的 DNA 熔解温度（T_m）。

β- actin、*CYP1A1*、*AhR* 的熔解温度（T_m）分别为 85.01℃、82.75℃、83.27℃，曲线均为单一峰，说明没有非特异性扩增，定量准确（图 7-77 ~ 图 7-79）。

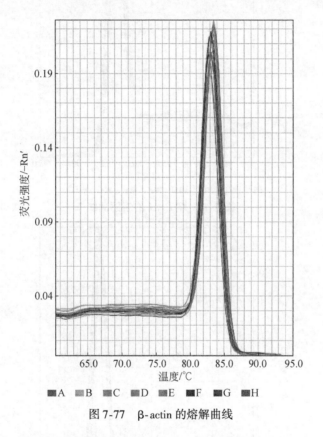

图 7-77　β-actin 的熔解曲线

2. 不同砷暴露组人群血液 *AhR*、*CYP1A1* mRNA 的表达

1）不同砷暴露组人群血液目的基因的表达情况

与对照组人群血液 *AhR* mRNA 和 *CYP1A1* mRNA 的表达水平相比，低、中剂量组人群血液 *AhR* mRNA 和 *CYP1A1* mRNA 的表达水平均无统计学差异，但高剂量组人群血液 *AhR* mRNA 和 *CYP1A1* mRNA 的表达水平与对照组比较有显著性差异（表 7-22）。

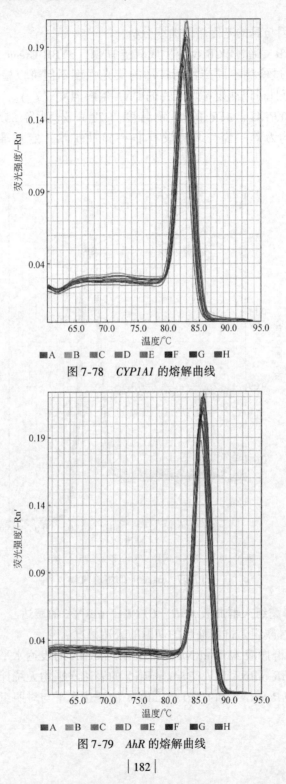

图 7-78　*CYP1A1* 的熔解曲线

图 7-79　*AhR* 的熔解曲线

表 7-22　不同饮水砷剂量组人群血液 *AhR* 和 *CYP1A1* mRNA 的表达水平 [M (Q)]

组别	例数	*AhR*	*CYP1A1*
对照组	55	2.3×10^{-3} (1.67×10^{-3})	9.99×10^{-4} (1.49×10^{-3})
低剂量组	47	2.45×10^{-3} (2.29×10^{-3})	1.1×10^{-3} (1.92×10^{-3})
中剂量组	45	2.49×10^{-3} (1.38×10^{-3})	1.26×10^{-3} (1.15×10^{-3})
高剂量组	86	3.18×10^{-3} (2.02×10^{-3}) *	1.58×10^{-3} (1.93×10^{-3}) *

注: "＊"表示与对照组相比,在 $P < 0.05$ 水平有统计学差异

2) 不同影响因素对目的基因表达的影响

性别、年龄、砷暴露时间对人群血液 *AhR* mRNA 的表达均无影响,但吸烟、饮酒可上调人群血液 *AhR* mRNA 的表达水平。进一步分析发现,性别、年龄、暴露时间、吸烟及饮酒对人群血液 *CYP1A1* mRNA 的表达水平均无影响(表 7-23 和表 7-24)。

表 7-23　不同影响因素对 *AhR* mRNA 表达的影响 [M (Q)]

因素		例数	*AhR* mRNA	统计量	P
性别	男	117	2.74×10^{-3} (2.29×10^{-3})	$Z = -0.83$	>0.05
	女	118	2.61×10^{-3} (1.52×10^{-3})		
年龄	10~30	72	2.44×10^{-3} (1.62×10^{-3})	$\chi^2 = 2.77$	>0.05
	31~45	85	2.89×10^{-3} (1.69×10^{-3})		
	≥46	76	2.65×10^{-3} (1.85×10^{-3})		
暴露年限	≤20	190	2.6×10^{-3} (1.72×10^{-3})	$t = -0.891$	>0.05
	>20	43	2.98×10^{-3} (2.02×10^{-3})		
吸烟	是	84	2.97×10^{-3} (2.28×10^{-3})	$Z = -1.99$	<0.05
	否	159	2.55×10^{-3} (1.54×10^{-3})		
饮酒	是	47	2.96×10^{-3} (1.86×10^{-3})	$Z = -2.71$	<0.05
	否	196	2.56×10^{-3} (1.71×10^{-3})		

表 7-24　不同影响因素对 *CYP1A1* mRNA 表达的影响 [M (Q)]

因素		例数	*CYP1A1* mRNA	统计量	P
性别	男	117	1.22×10^{-3} (1.56×10^{-3})	$t = -0.132$	>0.05
	女	118	1.27×10^{-3} (1.87×10^{-3})		
年龄	10~30	72	1.19×10^{-3} (1.05×10^{-3})	$F = 1.129$	>0.05
	31~45	85	1.24×10^{-3} (1.64×10^{-3})		
	≥46	76	1.32×10^{-3} (1.94×10^{-3})		

续表

因素		例数	*CYP1A1* mRNA	统计量	*P*
暴露年限	≤20	190	$1.26×10^{-3}$（$1.65×10^{-3}$）	$t=0.185$	>0.05
	>20	43	$1.14×10^{-3}$（$1.51×10^{-3}$）		
吸烟	是	84	$1.27×10^{-3}$（$1.88×10^{-4}$）	$t=1.34$	>0.05
	否	159	$1.06×10^{-3}$（$1.37×10^{-3}$）		
饮酒	是	47	$1.21×10^{-3}$（$1.73×10^{-3}$）	$t=-1.248$	>0.05
	否	196	$1.06×10^{-3}$（$1.37×10^{-3}$）		

3）目的基因与水砷、尿砷、指甲砷含量之间的关系

AhR mRNA 的表达量随水砷、尿砷、指甲砷含量的变化趋势，经回归分析，相关系数分别为0.243、0.231、0.229，决定系数分别为0.059、0.053、0.052；*CYP1A1* mRNA 的表达量随水砷、尿砷、指甲砷含量的变化趋势，经回归分析，相关系数分别为0.191、0.213、0.177，决定系数分别为0.036、0.045、0.031（图7-80～图7-85）。但是由于本研究的样本含量较大，而相关系数较小，虽然上述分析结果均具有统计学意义，但是不存在实际意义。

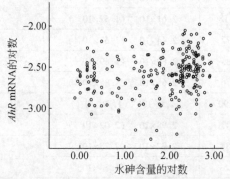

图 7-80　*AhR* mRNA 的表达水平与水砷含量的关系

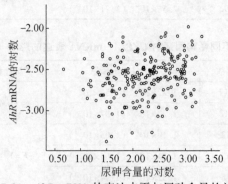

图 7-81　*AhR* mRNA 的表达水平与尿砷含量的关系

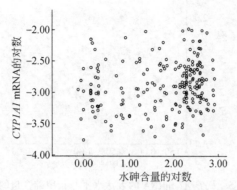

图 7-82　*CYP1A1* mRNA 的表达水平与水砷含量的关系

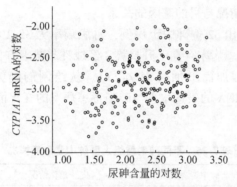

图 7-83　*CYP1A1* mRNA 的表达水平与尿砷含量的关系

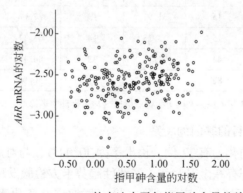

图 7-84　*AhR* mRNA 的表达水平与指甲砷含量的关系

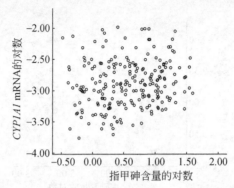

图 7-85　*CYP1A1* mRNA 的表达水平与指甲砷含量的关系

3. 不同砷中毒情况与目的基因的关系

1）砷中毒基本情况与目的基因的关系

本次研究中共检出 82 例砷中毒病例，总患病率为 35.19%，与对照组相比，各剂量组人群砷中毒患病率存在上升趋势；经线性趋势卡方检验发现，砷中毒患病率随水砷浓度的增加而增加（表 7-25）。从绘制的趋势图可以发现，*AhR* mRNA 及 *CYP1A1* mRNA 的表达水平与砷中毒患病率的变化情况一致（图 7-86 和图 7-87）。

表 7-25　不同砷剂量组人群砷中毒患病情况

组别	例数	砷中毒患病情况		皮肤角化情况		色素脱失	
		例数	患病率/%	例数	患病率/%	例数	患病率/%
对照组	55	8	14.55	7	12.73	3	5.45
低剂量组	47	15	31.91	13	27.66	3	6.38
中剂量组	45	15	33.33	14	31.11	3	6.67
高剂量组	86	44	51.16	38	44.19	23	26.74
合计	233	82	35.19	72	30.90	32	13.73

注：砷中毒诊断参照中华人民共和国卫生行业标准《地方性砷中毒诊断》（WS/T 211—2015）

2）皮肤角化与目的基因的关系

其中存在皮肤角化的有 72 例，检出率为 30.90%，与对照组相比，各剂量组人群皮肤角化患病率存在上升趋势；经线性趋势卡方检验发现，皮肤角化患病率随水砷浓度的增加而增加（表 7-25）。将人群按皮肤角化程度分组，分别计算 *AhR* mRNA 及 *CYP1A1* mRNA 的均数及标准差，发现与对照组相比，Ⅲ 度皮肤角化人群 *AhR* mRNA 的表达水平升高；*CYP1A1* mRNA 的表达也随皮肤角化程度的加重而升高（表 7-26、图 7-88 和图 7-89）。

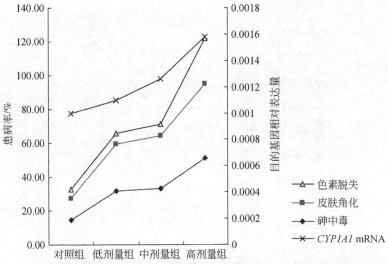

图 7-86 *CYP1A1* mRNA 的表达水平与砷中毒特征指标变化图

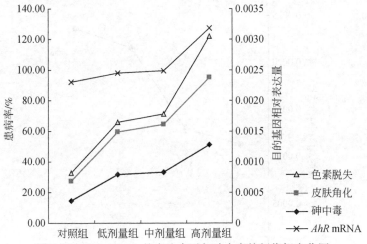

图 7-87 *AhR* mRNA 的表达水平与砷中毒特征指标变化图

表 7-26 不同皮肤角化程度人群的目的基因表达情况 [*M*（*Q*）]

角化程度	例数	患病率/%	*AhR* mRNA 相对表达量	*CYP1A1* mRNA 相对表达量
正常	161	69.10	2.54×10^{-3}（1.67×10^{-3}）	1.12×10^{-3}（1.74×10^{-3}）
Ⅰ度	51	21.89	2.93×10^{-3}（1.7×10^{-3}）	1.29×10^{-3}（1.51×10^{-3}）
Ⅱ度	16	6.87	3.18×10^{-3}（2.9×10^{-3}）	2.15×10^{-3}（5.23×10^{-3}）
Ⅲ度	5	2.16	4.45×10^{-3}（6.2×10^{-3}）*	2.36×10^{-3}（2.42×10^{-3}）

注："*"表示与对照组相比，在 $P<0.05$ 水平有统计学差异

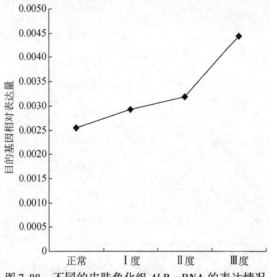

图 7-88　不同的皮肤角化组 *AhR* mRNA 的表达情况

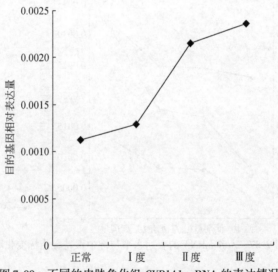

图 7-89　不同的皮肤角化组 *CYP1A1* mRNA 的表达情况

3）色素脱失与目的基因的关系

其中存在皮肤色素脱失的有 32 例，检出率为 13.73%，与对照组相比，各剂量组人群皮肤色素脱失患病率存在上升趋势；经线性趋势卡方检验发现皮肤色素脱失患病率随水砷浓度的增加而增加（表 7-25）。将人群按色素脱失程度分组，分别计算 *AhR* mRNA 及 *CYP1A1* mRNA 的均数及标准差，发现与对照组相比，Ⅲ度色素脱失人群 *AhR* mRNA 的表达水平升高；*CYP1A1* mRNA 的表达水平随皮肤色素脱失的程度呈先升高后下降的趋势（表7-27、图7-90 和图7-91）。

表 7-27　不同色素脱失程度人群的目的基因表达情况 [*M*（*Q*）]

色素脱失程度	例数	患病率/%	*AhR* mRNA 相对表达量	*CYP1A1* mRNA 相对表达量
正常	201	86.27	$2.57×10^{-3}$（$1.76×10^{-3}$）	$1.17×10^{-3}$（$1.67×10^{-3}$）
Ⅰ度	23	9.87	$2.78×10^{-3}$（$2.34×10^{-3}$）	$2.06×10^{-3}$（$4.25×10^{-3}$）
Ⅱ度	6	2.56	$3.23×10^{-3}$（$5.82×10^{-3}$）	$1.79×10^{-3}$（$6.78×10^{-3}$）
Ⅲ度	3	1.29	$4.45×10^{-3}$ *	$1.65×10^{-3}$

注："*"表示与对照组相比，在 $P<0.05$ 水平有统计学差异

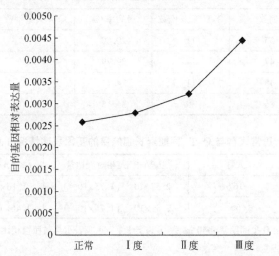

图 7-90　不同的色素脱失组 *AhR* mRNA 的表达情况

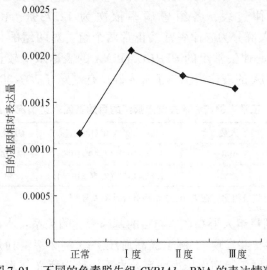

图 7-91　不同的色素脱失组 *CYP1A1* mRNA 的表达情况

4. 目的基因的表达对相关疾病的影响

（1）Q-Tc 间期延长与目的基因的表达情况：本次研究共收集到 233 例调查对象的心电图资料，发现 Q-Tc 间期延长 66 例，各组患病率依次为 20.00%、29.79%、24.44%、34.88%（表7-28）。将调查人群分为 Q-Tc 间期延长及正常两个组，对两组的目的基因表达情况进行 t 检验，发现 Q-Tc 间期延长组的 *CYP1A1* mRNA 的表达水平较正常人群高，而 Q-Tc 期间延长组 *AhR* mRNA 的表达情况与正常人群没有差异（表7-29）。

表7-28　不同砷剂量组人群心电图异常情况

组别	例数	Q-Tc 延长例数	患病率/%	心律失常例数	患病率/%
对照组	55	11	20.00	7	12.73
低剂量组	47	14	29.79	5	10.64
中剂量组	45	11	24.44	6	13.33
高剂量组	86	30	34.88	17	19.77

表7-29　正常人群与 Q-Tc 间期延长组的目的基因表达情况 [*M*（*Q*）]

组别	人数	*AhR* mRNA 相对表达量	*CYP1A1* mRNA 相对表达量
正常组	167	2.57×10^{-3}（1.75×10^{-3}）	1.16×10^{-3}（1.72×10^{-3}）
Q-Tc 间期延长组■	66	2.89×10^{-3}（1.75×10^{-3}）	1.46×10^{-3}（1.84×10^{-3}）*

注："■"表示校正 Q-T 间期，>440 ms 为 Q-Tc 延长；"*"表示与对照组相比，在 $P<0.05$ 水平有统计学差异

（2）心律失常与目的基因的表达情况：本次调查共发现心律失常患者 35 例，多表现为窦性心律过缓，各组患病率依次为 12.73%、10.64%、13.33%、19.77%。将调查人群分为心律失常及正常两个组，对两组的目的基因表达情况进行 t 检验，发现心律失常组的 *CYP1A1* mRNA 的表达水平较正常人群高，而心律失常组 *AhR* mRNA 的表达情况与正常人群没有差异（表7-30）。

表7-30　正常人群与心律失常患病组的目的基因表达情况 [*M*（*Q*）]

组别	人数	*AhR* mRNA 相对表达量	*CYP1A1* mRNA 相对表达量
正常组	198	2.64×10^{-3}（1.69×10^{-3}）	1.26×10^{-3}（1.67×10^{-3}）
心律失常组	35	2.88×10^{-3}（2.66×10^{-3}）	1.38×10^{-3}（1.94×10^{-3}）*

注："*"表示与对照组相比，在 $P<0.05$ 水平有统计学差异

（3）不同砷剂量组人群高血压与目的基因表达的关系：本次共调查 233 例研究对象的血压资料，共发现 41 例 1 级高血压、13 例 2 级高血压、6 例 3 级高血压，不同剂量组人群各级高血压患病率差异无统计学意义（表7-31）。

表 7-31　不同砷剂量组人群高血压患病情况

组别	例数	1 级高血压		2 级高血压		3 级高血压		合计	
		例数	检出率/%	例数	检出率/%	例数	检出率/%	例数	检出率/%
对照组	55	8	14.55	4	7.27	1	1.82	13	23.64
低剂量组	47	13	27.66	4	8.51	1	2.13	18	38.30
中剂量组	45	6	13.33	3	6.67	0	0.00	9	20.00
高剂量组	86	14	16.28	2	2.33	4	4.65	20	23.26
合计	233	41	17.60	13	5.58	6	2.58	60	25.75

注：将《中国高血压防治指南（2018 年修订版）》作为高血压判定标准

　　将人群按患高血压状况分组分别计算 AhR mRNA 及 CYP1A1 mRNA 的表达水平，发现与正常组相比，高血压各组的 AhR mRNA 及 CYP1A1 mRNA 的表达水平没有显著差异，但是从数据上可以看出，随着高血压病情程度加重，AhR mRNA 的表达量呈上升的趋势，而 CYP1A1 mRNA 的表达水平却是逐渐下降（表 7-32）。

表 7-32　正常人群与高血压患病组的目的基因表达情况 $[M(Q)]$

高血压	例数	检出率/%	AhR mRNA 相对表达量	CYP1A1 mRNA 相对表达量
正常	173	76.39	2.66×10^{-3} (1.81×10^{-3})	1.26×10^{-3} (1.7×10^{-3})
1 级	41	17.60	2.52×10^{-3} (1.45×10^{-3})	1.43×10^{-3} (1.98×10^{-3})
2 级	13	5.58	2.87×10^{-3} (1.24×10^{-3})	0.99×10^{-3} (0.92×10^{-3})
3 级	6	2.58	3.91×10^{-3} (2.68×10^{-3})	0.90×10^{-3} (1.47×10^{-3})

　　将人群按舒张压水平分组分别计算 AhR mRNA 及 CYP1A1 mRNA 的表达水平，发现与正常组相比，各组的 AhR mRNA 及 CYP1A1 mRNA 的表达水平没有显著差异，但是从数据上可以看出，随着患病组舒张压的升高，AhR mRNA 的表达量呈上升的趋势，而 CYP1A1 mRNA 的表达水平却是逐渐下降（表 7-33）。

表 7-33　舒张压的变化与目的基因表达情况 $[M(Q)]$

舒张压	例数	检出率/%	AhR mRNA 相对表达量	CYP1A1 mRNA 相对表达量
正常	193	82.83	2.61×10^{-3} (1.78×10^{-3})	1.26×10^{-3} (1.68×10^{-3})
1 级	28	12.02	2.70×10^{-3} (1.46×10^{-3})	1.24×10^{-3} (4.3×10^{-3})
2 级	8	3.43	3.18×10^{-3} (1.97×10^{-3})	0.81×10^{-3} (0.8×10^{-3})
3 级	4	1.72	3.66×10^{-3} (2.68×10^{-3})	0.80×10^{-3} (2.3×10^{-3})

　　将人群按收缩压水平分组分别计算 AhR mRNA 及 CYP1A1 mRNA 的表达水平，发现收缩压与 AhR mRNA 及 CYP1A1 mRNA 的表达水平之间的关系同舒张压

的相同（表 7-34）。

表 7-34 收缩压的变化与目的基因表达情况 [$M (Q)$]

收缩压	例数	检出率/%	AhR mRNA 相对表达量	$CYP1A1$ mRNA 相对表达量
正常	182	78.11	2.69×10^{-3} (1.8×10^{-3})	1.26×10^{-3} (1.67×10^{-3})
1 度	34	14.59	2.47×10^{-3} (1.57×10^{-3})	1.28×10^{-3} (2.05×10^{-3})
2 度	12	5.15	2.64×10^{-3} (1.46×10^{-3})	1.01×10^{-3} (1.9×10^{-3})
3 度	5	2.15	4.34×10^{-3} (2.48×10^{-3})	0.52×10^{-3} (1.02×10^{-3})

5. 目的基因的蛋白表达情况

在砷暴露人群的血液中存在 AhR 及 $CYP1A1$ 的基因表达，因此又采用酶联免疫吸附试验的方法检测砷暴露人群血清中 AhR 和 CYP1A1 的蛋白表达水平，计算均数及标准差（表 7-35）。

表 7-35 血清中目的基因的表达情况（$\bar{x}\pm S$）（单位：ng/mL）

目的蛋白	$\bar{x}\pm S$（ng/mL）
AhR	$(1.8\times10^4) \pm (7.2\times10^3)$
CYP1A1	0.79 ± 0.37

7.8.2 讨论

由于长期低剂量的砷暴露可以引起皮肤的色素脱失和（或）色素沉着、掌趾角化为主的皮肤损伤，并可以诱发心血管疾病、糖尿病，引起神经功能失调及生殖毒性效应等。目前，饮水型地方性砷中毒已经成为全世界共同关注的公共卫生问题，但其发病机理尚不明确。慢性砷中毒可能与它的环境内分泌干扰效应有关。

本研究选择 233 位来自砷暴露地区的砷暴露居民及在饮食习惯、生活方式等方面均衡匹配的非砷暴露居民。分析在不同砷暴露条件下人群血液中 AhR mRNA 和 $CYP1A1$ mRNA 的表达情况，分析 AhR 和 $CYP1A1$ 的表达与慢性砷中毒的关系。

1. 不同砷浓度下 AhR mRNA 及 $CYP1A1$ mRNA 的表达情况

饮水砷水平是判定饮水型地方性砷中毒的重要指标，尿砷水平代表了近期内砷暴露水平，而指甲砷可以作为砷暴露的生物标志物，随着饮水砷浓度的升高，尿砷与指甲砷的水平随之升高，三者呈正相关。与对照组相比，当饮水砷浓度超过 200 μg/L 时，AhR mRNA 及 $CYP1A1$ mRNA 的表达均显著增加，差异有统计学意义。这说明长期砷暴露可以影响 AhR 及 CYP1A1 的表达情况，高浓度砷暴露会导致二者基因表达水平上升，表明 AhR 与 CYP1A1 的表达异常在慢性砷暴露引起癌症发生方面可能存在一定的联系。

AhR mRNA 及 CYP1A1 mRNA 的表达与饮水砷、尿砷及指甲砷含量之间存在弱相关，但由于本研究的样本含量较大，而相关系数较小，虽然上述分析结果均具有统计学意义，但是可能不存在实际意义。对不同性别、年龄、暴露时间、吸烟及饮酒情况对目的基因表达的情况进行了分析，除吸烟和饮酒会上调 AhR mRNA 的表达外，上述外在因素不会影响 AhR mRNA 和 CYP1A1 mRNA 的表达量。以往研究认为砷可以通过引起 AhR 活化导致其配体 CYP 家族的表达量上升，但不会引起 AhR mRNA 的改变。随着不同的组织类型、不同的培养方式、不同的外源化合物的刺激，AhR mRNA 和 CYP1A1 mRNA 的表达情况不尽相同。血液中 AhR mRNA 和 CYP1A1 mRNA 的表达随着砷浓度的升高而升高，这可能是砷导致血液中 AhR 的表达量升高，引起 CYP1A1 的表达增加，从而增强了对外来毒性物质的代谢分解。

2. 不同砷中毒情况与目的基因的关系

慢性砷中毒最明显的变化就是皮肤的改变，而砷中毒的判定标准也是以皮肤的病变进行分级的。因此，本次研究通过对砷中毒的患病情况及皮肤改变情况进行研究，探讨芳香烃受体通路与砷中毒所致疾病之间的关系。本研究首先对不同砷暴露组的砷中毒情况进行了比较分析，相较于对照组砷中毒的患病率为14.55%，低、中、高剂量组的砷中毒患病率分别为 31.91%、33.33%、51.16%，认为饮水砷浓度与砷中毒的患病率呈剂量-效应关系，砷中毒患病率随饮水砷浓度的升高而增加。AhR mRNA 和 CYP1A1 mRNA 的表达水平与砷中毒的患病情况存在着一定关系，当砷中毒患病率升高时，AhR mRNA 和 CYP1A1 mRNA 的表达水平也随之升高。这也提示长期砷暴露会干扰多环芳烃受体信号转导通路，影响信号转导作用，进一步可能会导致砷中毒的发生。人体的砷暴露情况对 AhR mRNA 和 CYP1A1 mRNA 的基因表达的影响并不明显，但当机体的暴露剂量达到一定程度时将会罹患地方性砷中毒，此时 AhR mRNA 和 CYP1A1 mRNA 的基因表达水平会随着患病情况的加重明显上升，这提示砷中毒的发生会导致 AhR mRNA 和 CYP1A1 mRNA 的表达异常。我们推测慢性砷中毒可能引起 AhR 的表达上调进一步影响其下游 CYP1A1 的表达，增强了二者的转录活性，进而形成一定的生物学效应，从而会加重砷中毒的病情。

与对照组相比，各剂量组人群皮肤角化患病率存在上升趋势，说明随着饮水砷浓度的增加，皮肤角化的患病率逐渐上升。按皮肤角化情况进行分级分析，发现随皮肤角化程度的加重，AhR mRNA 的表达水平逐渐上升，与对照组相比，Ⅲ

度皮肤角化人群 *AhR* mRNA 的表达水平明显升高。对色素脱失情况进行分析，与对照组相比，各剂量组人群皮肤色素脱失患病率存在上升趋势，说明随着饮水砷浓度的增加，皮肤色素脱失的患病率逐渐上升。按皮肤色素脱失情况进行分级分析，发现随皮肤色素脱失程度的加重，*AhR* mRNA 的表达水平明显升高，与对照组相比，Ⅲ度色素脱失人群 *AhR* mRNA 的表达水平升高；而 *CYP1A1* mRNA 却表现出先上升后下降的趋势。研究结果表明砷中毒所引起的皮肤改变可能是由于砷影响了芳香烃受体的表达，导致 *AhR* mRNA 升高，进而影响了人表皮的异常分化及皮肤色泽改变。

3. 砷暴露对相关疾病及目的基因表达情况的分析

慢性砷暴露可以引起外周血管系统、心血管系统、脑血管系统等器官的损害，长时间的砷暴露还会增加糖尿病、高血压的发病风险。流行病学研究显示，慢性砷中毒与各种心血管疾病存在剂量–效应关系，认为慢性砷中毒是心血管疾病的独立危险因素（Balakumar and Kaur，2009）。

各组 Q-Tc 间期延长率依次为 20.00%、29.79%、24.44%、34.88%，发现与对照组相比，低、中、高剂量组 Q-Tc 间期延长均有所增加，Q-Tc 间期延长率随饮水砷浓度的增加呈一种先升高再有所下降然后再次升高的变化。各组心律失常患病率依次为 12.73%、10.64%、13.33%、19.77%，呈先下降后上升的趋势。Q-Tc 间期代表了心室除极与复极总时间，是诊断心肌缺血的敏感指标，运动后测试 Q-Tc 间期延长有助于诊断冠心病。长期高浓度慢性砷暴露最终会引起 Q-Tc 间期延长、心律失常的发病率升高。因此，我们可以进一步推测饮水砷浓度达到一定程度，病区居民患心脏损害疾病的危险性会增加。

调查人群分为 Q-Tc 间期延长及正常两个组进行比较，发现 Q-Tc 间期延长组的 *CYP1A1* mRNA 的表达水平较正常人群高，而 Q-Tc 间期延长组的 *AhR* mRNA 的表达情况与正常人群没有差异。将调查人群分为心律失常及正常两个组进行比较，发现心律失常组的 *CYP1A1* mRNA 的表达水平较正常人群高，而心律失常组 *AhR* mRNA 的表达情况与正常人群没有差异。这些结果表明 CYP1A1 可能是慢性砷暴露引起心血管系统损害的一个重要危险因素，长期砷暴露导致 CYP1A1 的表达升高，引起心血管疾病的发生。

低剂量砷暴露（<100 μg/L）的高血压发病率明显要高于其他砷暴露组。低剂量砷暴露（<100 μg/L）1 级、2 级高血压的发病率明显要高于其他组别；而通过进一步的分析发现，在患高血压的人群中，收缩压升高的人数明显多于舒张压，这可能是砷暴露导致内皮血管功能改变，导致血管收缩引起的。不同的高血压、舒张压及收缩压的情况下，对 *AhR* mRNA 及 *CYP1A1* mRNA 的表达情况进行分析发现，随着高血压病情的加重，*AhR* mRNA 的表达量上升，而 *CYP1A1* mRNA 的表达水平却逐渐下降。由此我们推测血压升高导致 *AhR* mRNA 的表达量上升，起到对血管的保护作用，而 *CYP1A1* 的表达下降，失去其对血管的保护作用，并且刺激 ROS 大量释放，最终引起血压升高。

对上述心血管疾病与 *AhR* mRNA 及 *CYP1A1* mRNA 表达情况的研究发现，*CYP1A1* 的表达与 Q-Tc 间期延长、心律失常的发生之间呈正相关，而 *AhR* 在该方面的作用较少，这说明 CYP1A1 在心血管疾病的发生中起到了重要的作用。在高血压的研究中，目前我们只发现随病情的加剧，*AhR* mRNA 的表达有一定程度的升高，而 *CYP1A1* mRNA 的表达出现下降，需要进一步探讨。

4. 砷暴露对 AhR 及 CYP1A1 蛋白表达情况的影响

在研究慢性砷暴露人群 *AhR* mRNA 及 *CYP1A1* mRNA 的表达情况的同时，我们对 AhR 及 CYP1A1 蛋白的表达情况进行探索性检测，发现 AhR 及 CYP1A1 在砷暴露人群的血清中都有蛋白表达，且 AhR 的表达量很高。由于本次研究重点在于砷暴露人群血液中的 *AhR* mRNA 及 *CYP1A1* mRNA 的表达，对 AhR 及 CYP1A1 蛋白的表达所做的工作尚少，关于砷暴露对 AhR 及 CYP1A1 蛋白表达的影响及其意义方面还需要进一步的探讨。

综上所述，长期砷暴露会导致砷中毒的发生，进而引起 *AhR* mRNA 及 *CYP1A1* mRNA 表达异常，而二者的异常表达可能会进一步加重砷中毒的病情。通过进一步的研究认为，砷中毒可能会通过影响芳香烃信号转导通路而引起皮肤损伤、心血管疾病。结合以往的研究结果发现，砷对多条信号通路的关键调控因子的基因表达都有影响，但其对不同的信号调控因子表达的影响并不相同，说明砷对机体的影响具有一定的复杂性。高砷暴露会导致芳香烃受体（AhR）的表达水平升高，诱发一系列的级联效应，进一步可能会影响其下游与之结合发挥作用的 CYP1A1 的表达，从而产生上述有关砷中毒的病理效应。因此，研究砷作为环境内分泌干扰物引起的信号通路表达，可能是研究砷的致癌机制的有效途径，但具体的机制需要我们进一步的探讨。

|第8章| 饮水型地方性砷中毒的防治

8.1 补 硒 治 疗

无机砷是一种致癌物质，流行病学调查表明长期暴露在高砷环境中能引起严重癌变，如皮肤癌、肺癌和膀胱癌及其他内皮组织癌变。砷暴露同时也引起非癌疾病如糖尿病、末端血管病变、脑血管疾病、缺血性心脏病和高血压等，最常见的疾病为皮肤损伤如过度角化、脱色和色素沉着。

硒是一种营养元素，补硒已广泛用于癌症、血管硬化、糖尿病和心脏病等的预防。多年前人们就知道硒和砷是一对拮抗元素，硒能有效地降低砷的毒性，动物实验证实硒能增加砷在胆汁、尿中的排泄，并能降低砷对生物细胞结构和功能的影响，抑制砷引起的人类淋巴细胞的染色体异常。

补硒措施已广泛用于我国低硒地区克山病和大骨节病的预防，并被用于癌症的预防和辅助治疗，人类现场实验证实补硒能有效降低锡矿地区人类的肺癌发生率。

自 1996 年 3 月开始，在内蒙古阿拉善左旗巴音毛道农场饮水型地方性砷中毒地区进行了为期 14 个月的补硒来防治地方性砷中毒的实验研究，本章将详细报告这一研究成果。在补硒实验的同时，全场切断高砷水源，供应砷含量小于 0.05 mg/L 的低砷水。因此，严格地说这是一个由供应低砷饮水控制的补硒干预实验。

8.1.1 研究方法

1. 饮水砷中毒病区的选择

内蒙古西北部为我国地方性砷中毒流行较为严重的区域之一，实验地点选定在本区阿拉善左旗巴音毛道农场。该农场居民饮用高砷水的历史在 15 年以上，饮水中含砷量见表 8-1。居民饮用低砷水者 182 人，饮用水含砷量为 0.06 ~ 0.09 mg/L 者 340 人，>0.1 mg/L 者 1480 人（表 8-1）。

表 8-1　实验地区饮水中的含砷量

指标	≤0.05 mg/L	0.06 ~ 0.09 mg/L	0.1 ~ 0.19 mg/L	0.2 ~ 0.29 mg/L	0.3 ~ 0.39 mg/L	0.4 ~ 0.49 mg/L	≥0.5 mg/L
井数	80	37	67	38	39	26	43
比例/%	24.24	11.21	20.30	11.52	11.82	7.88	13.03
暴露人群	182	340	1480				
比例/%	9.09	16.98	73.93				

注：根据1986年1月实施的国颁《生活饮用水标准检验法》检测

全农场常住人口 2085 人，分布在 19 个自然村。实验前普查人口 2002 人，受检率 96.02%，检出慢性砷中毒 311 人，患病率 15.53%，部分患者出现了鲍恩病。

2. 病例的选择

在普查的基础上，实验前对 300 例慢性砷中毒患者进行了重新复判，基于居民驻地分散，离场部较远，为便于临床观察和实验室检查及管理，相对集中选择 186 例患者按自然村分两组进行实验观察。重点观察硒组 100 例，实验组 86 例。

3. 实验方法

于实验前全场切断高砷水源，供应含砷量<0.05 mg/L 的低砷饮水。

硒治疗组：每人服用硒维康 2 片/d（含硒量 100 μg/片）3 个月，再改服 1 片/d 3 个月，第 6 个月恢复每人服硒 2 片/d，至第 9 个月服用 1 片/d，全程 14 个月。服药由当地的乡村医生或生产组长监督进行。

安慰剂组：服用安慰剂 1 片/d（淀粉片），疗程同上。

硒维康片的主要成分为硒酵母，填充剂为淀粉，批号 960215。淀粉片市购。

分别于服药前、药后 3 个月、药后 9 个月和药后 14 个月进行临床诊断和采样，共 4 次。

4. 观察指标和诊断标准

依中华人民共和国卫生部（现为国家卫生健康委员会）地方病防治司制定的《地方性砷中毒病区划分和临床诊断暂行规定》为主，参照砷中毒病人群健康调查方法具体如下。

临床症状调查：包括头疼、头晕、胸疼、胸闷、手足麻木、手足疼痛、手足发凉、腰腿疼痛、四肢水肿、抽搐等。

皮肤体征检查：包括皮肤色沉、脱色、角化、皲裂。

本研究临床皮肤改变分度依据中华人民共和国卫生部地方病防治司制定的《地方性砷中毒病区划分和临床诊断暂行规定》为标准，并参考其他文献（表 8-2）。

表 8-2　砷中毒临床皮肤变化诊断标准

症状	Ⅰ度	Ⅱ度	Ⅲ度
掌趾角化	掌部轻度点状，米粒大小	明显丘疹和结节	角化皮厚，面积大，干燥坚硬，手足背部亦角化，严重者出现皲裂
色素色沉	数量不多，米粒大小	褐色斑点或皮肤呈灰褐色	皮肤灰黑色，或密集豆大褐色斑
脱色斑点	色沉散在分布，不明显	白色色素脱色斑	密集如雨点状

疗效判定和评估：鉴于对地方性砷中毒治疗效果，目前国内外尚无统一标准，我国也无暂行标准和方法。本研究采用综合判定指标进行疗效判定，即以临床症状、体征两类指标中出现消失，减轻者病情分度指标改变 1 度或以上判定为有效，无明显改变者为不变，加重者指病情分度加重 1 度以上者。以对实验室指标进行逐项单一评估的方法判定疗效。

每一例患者每次都由相同的两个医生进行皮肤检查。整个实验由中国科学院地理科学与资源研究所和内蒙古地方病防治研究所地方性砷中毒的专家会同农场领导共同完成。

5. 现场实验检查

（1）肝功能：用血清转氨酶（SGPT）、麝香草酚浊度及絮状反应检测，均用试剂盒法，并参照《实用临床医学检验》进行，结果按常规检查判定。

（2）B 超检查：用日本 TOSHLBA、SAL-32B 型超声仪进行，肝右叶长径超过 14.5 cm（包括 14.5 cm）判定为肝大，正常值依常规检查为标准。所有检查均由同一人完成。

（3）心电图：按一般常规法进行诊断，标准以黄宛著《临床心电图学》（第二版）为准。

（4）甲皱微循环：采用 XQX-IA 型微循环显微镜，对患者的甲皱微循环各项指标进行观察，包括管袢外观、数量、长度、管径、流速和血球聚集状态等，以前后两次总积分值之差大于 2.0 作为微循环是否明显改变的判定值，即总积分值减少 2.0 判为好转，增加 2.0 判为恶化。

（5）谷胱甘肽过氧化物酶（GSH-Px）活性的测定：现场随机选择部分硒组和安慰剂组全血样品，用 5,5-二巯基双-2-硝基苯甲酸（DTNB）法测定（夏亦明和朱莲珍，1987）。

（6）超氧化物歧化酶（SOD）。

6. 实验分析

血、发、尿的采集：以不锈钢剪刀采取枕部头发；血样由医护人员采集臂部静脉血样,加抗坏血酸于冰箱保存;尿样取随机尿低温保存。所有样品砷、硒含量的测定由中国科学院地理科学与资源研究所理化中心实验室完成。

(1)尿、血、发砷测定:用氢化物发生–等离子体发射光谱法测定。精确称取0.3 g发样或精确量取1~2 mL血样、2~4 mL尿样置于高脚烧杯中,加入3 mL的HNO_3、1 mL的$HClO_4$,在电热板上消化到冒白烟,冷却后加2 mL HCl,转入刻度试管,定容到8 mL,摇匀上机测定。仪器:ICP-2070型时序式等离子体发射光谱仪。

(2)尿、血、发硒测定:用2,3-二氨基萘(DAN)荧光法。精确称取0.3 g发样或精确量取2 mL血样、5 mL尿样置于锥形瓶中,以硝酸/高氯酸消化,用日立MPF-11荧光分析仪测定。

(3)红细胞电镜观察:取患者新鲜血液,红细胞分离洗涤后以2.0%戊二醛固定,然后按电镜制备血细胞标准常规制作。随机选择硒组与安慰剂组各18例患者以扫描电镜和透射电镜观察。

虽然不是所有患者都参加每次临床诊断和样品采集,但所有患者都全程服硒或安慰剂。每次检查人数和采样人数见表8-3,第一次检查患者的性别和年龄分布见表8-4。

临床症状、体征:砷、硒监测结果输入计算机以MINITAB(release 13.1,MINITAB INC)统计软件处理。每次血、尿、发砷和血、尿、发硒按平均值+/−3倍标准差进行循环取舍,降低样品分析误差。

表8-3 实验过程中检查和采样人数的变化情况

组别		检查人数	采样人数		
			血样	发样	尿样
硒组	实验前	100	93	91	99
	3个月	100	92	86	97
	9个月	100	77	88	86
	14个月	100	76	86	85
安慰剂组	实验前	86	83	86	71
	3个月	86	69	77	70
	9个月	86	42	45	49
	14个月	86	54	57	59

表 8-4　检查患者的性别和年龄分布

年龄	硒组		安慰剂组	
	男	女	男	女
≤25	6	4	7	4
26～35	8	9	9	6
36～45	20	20	16	14
46～55	14	15	8	11
>55	3	1	5	6

8.1.2　砷暴露区人群硒水平

1. 病区人群发、尿、血硒总体水平

巴音毛道农场所有人群生物组织样品的硒含量见表 8-5。表 8-5 表明该地区人群体内硒含量高于我国硒适宜地区的正常参考值。

表 8-5　巴音毛道农场人群体内的硒含量

样品名称	含量	正常参考值
全血/（mg/L）	0.135	0.095
尿/（mg/L）	0.167	0.026
头发/（mg/kg）	0.457	0.360

2. 砷中毒皮肤损伤患者、非患者体内硒的营养状况

表 8-6 表明，砷中毒患者血液硒的浓度明显低于非患者，而尿硒恰恰相反，患者明显高于非患者。

表 8-6　砷中毒患者和非患者体内硒含量的比较

分组	全血/（mg/L）	尿/（mg/L）	头发/（mg/kg）
患者	0.131	0.167	0.459
非患者	0.192	0.109	0.447
P	<0.05	<0.05	>0.05

3. 砷中毒皮肤损伤不同病情患者体内硒含量的比较

表 8-7 表明不同病情患者体内硒的含量没有明显差异。

表8-7　不同病情患者体内硒含量的比较

分组	全血/(mg/L)	尿/(mg/L)	头发/(mg/kg)
Ⅰ度患者	0.132	0.162	0.453
Ⅱ度患者	0.130	0.165	0.471
Ⅲ度患者	0.125	0.167	0.453

　　上述结果表明该砷中毒地区硒并不缺乏，但患者血硒低、尿硒高表明患者硒的利用水平低，可能与患者硒的吸收功能低有关，也可能是高砷暴露促进了硒的排泄。

4. 砷中毒皮肤损伤患者发砷与饮水砷的关系

　　砷暴露人群的发砷明显高于非暴露人群，发砷对非暴露人群体内砷含量也是较好的指标。尽管有些学者认为外源性砷的污染限制了砷作为暴露指标的作用，但对于内蒙古农村地区的人群来说，由于空气砷的污染非常有限，发砷与经过饮食吸收的砷具有良好的关系。本研究选择了70位成年患者，同时检测他们的饮用水中砷的含量，结果表明饮水砷与患者发砷含量有非常显著的相关关系（图8-1）。

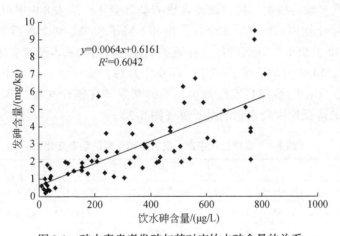

图8-1　砷中毒患者发砷与其对应饮水砷含量的关系

8.1.3　补硒前后砷中毒患者体内硒、砷含量的变化

1. 实验前后硒的动态变化

　　表8-8表明，硒组血硒在服硒后3个月增加约23%，然后基本保持稳定，而发硒在服硒9个月后增加约15%，尿硒在服硒后9个月约增加87%，两者都保

持稳定到 14 个月。而服安慰剂组血液、头发和尿液硒含量基本没有变化。

表 8-8 治疗过程中血、发、尿硒含量的动态变化

组别		治疗前	治疗后		
			3 个月	9 个月	14 个月
血砷	硒组/(mg/L)	0.128±0.029 (93)	0.158±0.026 (90)	0.159±0.020 (77)	0.181±0.025 (76)
	安慰剂组/(mg/L)	0.133±0.028 (80)	0.135±0.024 (69)	0.139±0.016 (42)	0.132±0.015 (54)
	P	0.206	<0.001	<0.001	<0.001
发砷	硒组/(mg/kg)	0.443±0.060 (91)	0.483±0.055 (75)	0.510±0.089 (67)	0.506±0.067 (65)
	安慰剂组/(mg/kg)	0.476±0.066 (86)	0.464±0.079 (77)	0.474±0.083 (41)	0.477±0.057 (53)
	P	0.001	0.076	0.035	0.014
尿砷	硒组/(mg/L)	0.152±0.078 (89)	0.237±0.129 (89)	0.284±0.116 (77)	0.280±0.142 (74)
	安慰剂组/(mg/L)	0.210±0.127 (74)	0.172±0.067 (65)	0.206±0.079 (48)	0.174±0.079
	P	<0.05	<0.01	<0.01	<0.01

注：括号内为例数

2. 实验前后砷的动态变化

表 8-9 是实验前后血、发、尿砷含量的动态变化。从表 8-9 中可以看出，服安慰剂组在停止饮用高砷水后 3 个月，血砷下降了 36%，9 个月后下降了 44%，14 个月后下降了 55%；而服硒组在补硒 3 个月后，血砷基本没有变化，9 个月后下降了 55%，14 个月后下降了 67%，即 9 个月后，服硒组血砷的下降程度大于服安慰剂组。无论硒组或是安慰剂组，发砷和尿砷在整个实验过程中都持续降低，但硒组的降低速度较安慰剂组要快（图 8-2）。

表 8-9 治疗过程中血、发、尿砷含量的动态变化

组别		0 个月	3 个月	9 个月	14 个月
血砷	硒组/(mg/L)	0.049±0.023 (89)	0.048±0.034 (92)	0.022±0.007 (72)	0.016±0.006 (75)
	安慰剂组/(mg/L)	0.055±0.031 (83)	0.035±0.014 (67)	0.031±0.014 (39)	0.025±0.008 (54)
	P	0.105	0.001	0.001	0.000
发砷	硒组/(mg/kg)	2.56±1.17 (90)	2.01±0.74 (86)	1.25±0.78 (88)	0.718±0.51 (86)
	安慰剂组/(mg/kg)	2.43±1.79 (86)	2.35±1.66 (76)	1.85±1.51 (45)	1.23±0.90 (53)
	P	0.550	0.099	0.014	0.000
尿砷	硒组/(mg/L)	0.190±0.140	0.110±0.066	0.049±0.030	0.022±0.012
	安慰剂组/(mg/L)	0.190±0.150	0.140±0.110	0.069±0.047	0.043±0.024
	P		0.010	0.001	0.001

注：括号内为例数

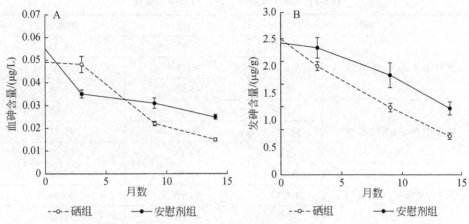

图 8-2　实验前后血砷（A）、发砷（B）含量的动态变化（平均值±标准误差）

　　为比较硒组与对照组（安慰剂组）的排砷效果，我们统计不同患者治疗后血、尿、发砷含量与治疗前血、尿、发砷含量比值的平均值（治疗后砷含量/治疗前砷含量），并将其列于表 8-10。

表 8-10　治疗后与治疗前血、尿、发砷含量比

组别	血	尿	发
硒组	0.356±0.238（88）	0.268±0.347（85）	0.284±0.209（88）
对照组	0.478±0.239（68）	0.323±0.279（59）	0.532±0.300（62）
P	$P<0.005$	$P<0.20$	$P<0.0005$

注：括号内为例数

　　硒组治疗后，血、尿、发砷的含量只为治疗前的 35.6%、26.8% 和 28.4%，分别比治疗前下降了 64.4%、73.2% 和 71.6%；而对照组则分别为 47.8%、32.3% 和 53.2%，仅下降了 52.2%、67.7% 和 46.8%，说明砷中毒患者经有机硒治疗后，血、尿、发砷的降低量都比只改用低砷水源措施大得多。其中血砷和发砷的差异更为明显，在改水措施状态下，尿砷含量下降量较大，血砷次之，发砷最慢；经有机硒治疗后，除尿砷外，血砷和发砷含量都明显降低，以发砷下降最为明显。

　　选用《地方性砷中毒病区划分和临床诊断暂行规定》给定的砷中毒患者发砷（>0.6 mg/kg）和尿砷（>0.09 mg/L）标准及目前公认的正常人血砷标准（<0.025 mg/L），对治疗前后血、尿、发进行频率统计，结果见表 8-11。

表8-11 治疗前后发、尿、血频率的变化

指标		硒组	对照组
发砷<0.6 mg/kg 比例/%	治疗前	0.96	15.79
	治疗后	46.59	30.65
	增加	45.63	14.86
尿砷<0.09 mg/L 比例/%	治疗前	29.50	25.66
	治疗后	96.63	85.71
	增加	67.13	60.05
血砷<0.025 mg/L 比例/%	治疗前	11.76	14.68
	治疗后	95.60	50.00
	增加	83.84	35.32

硒治疗组治疗前的发砷含量仅有0.96%的患者达到正常水平,经治疗之后,有46.59%的患者下降到正常水平,增加了45.63%,而对照组仅增加了14.86%;治疗组治疗后有高达95.60%的患者血砷下降到正常水平,而对照组仅为50.00%;治疗前后两者尿砷分布水平大体相当,但治疗组治疗后尿砷正常水平人数比例也高于对照组。两者对比分析表明,从群体上看,有机硒能显著降低体内蓄积的过量砷。

图8-3和图8-4分别是硒治疗过程中发砷和血砷频率分布的动态变化,由图8-3和图8-4可以看出,无论发砷或血砷,在整个硒治疗过程中向低含量范围聚集的速度较对照组要快得多。

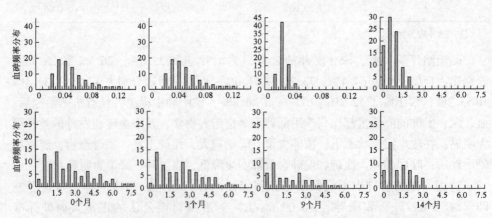

图8-3 实验过程中血砷频率分布的动态变化(上:硒组;下:安慰剂组)

血砷>0.025 mg/L 和发砷>0.6 mg/kg 被卫生部定为地方性砷中毒的标准,用

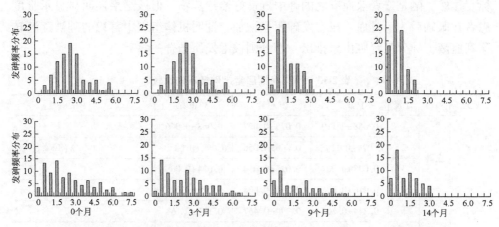

图 8-4 实验过程中发砷频率分布的动态变化（上：硒组；下：安慰剂组）

这一标准进行衡量，服硒后 14 个月，发砷和血砷基本达到非病区的水平，平均值分别为 0.016 mg/L 和 0.718 mg/kg（表 8-12）。

表 8-12 实验过程中血砷、发砷与砷中毒标准的比较 （%）

组别	实验前	实验后		
		3 个月	6 个月	14 个月
血砷（>0.025 mg/L）				
硒组	89.9	74.4	26.6	4.8
安慰剂组	90.4	72.1	61.9	54.8
发砷（>0.6 mg/kg）				
硒组	99.0	98.0	80.6	51.7
安慰剂组	81.6	84.4	68.6	67.2

3. 不同病情患者体内砷含量的动态变化

表 8-13 为硒治疗前后不同病情患者发、尿、血砷的动态变化。由表 8-13 可以看出，病情越重机体内蓄积的砷越多。统计结果表明，硒对不同蓄积量砷的排除效应，从下降率来看差异不大，如发砷服硒组Ⅲ度皮肤损伤患者治疗后砷下降率分别为 75.56%、75.03% 和 71.83%，对照组有相似的趋势，但绝对排除量前者显著高于后者。该结果表明，尽管机体组织蓄积砷的水平不同，但机体组织对砷的结合或束缚能力似乎并无差异。上述结果提示，只有在一定的措施下，才能提高砷的排除作用，因此，对某种措施的评估，除考虑到其排砷作用外，对该措施是否对砷已经形成的损伤和潜在远期影响具有消除或预防效应是必不可少的指

标。显然，硒是二者兼而有之的砷中毒良好治疗药物。但该结果还明显显示Ⅲ度患者在服硒后3个月血、尿、发砷明显增加，证明机体组织中蓄积的砷被逐渐转移到血液，部分经肾脏由尿排出，部分则被毛发所结合。

表8-13 不同病情患者排砷情况的比较

处理	项目	疗程	1°患者	2°患者	3°患者	P
硒组	血砷	1	0.068±0.119	0.075±0.067	0.068±0.046	
		2	0.074±0.119*	0.066±0.056	0.082±0.081*	*(1:2)
		3	0.023±0.007	0.026±0.014	0.024±0.008	
		4	0.016±0.006	0.015±0.004	0.018±0.007	
	尿砷	1	0.244±0.204	0.299±0.467	0.181±0.163	*(1:2)
		2	0.189±0.200	0.188±0.208	0.237±0.240*	Ⅰ:Ⅲ*，Ⅱ:Ⅲ*
		3	0.094±0.115	0.078±0.087	0.224±0.337	Ⅰ:Ⅲ*，Ⅱ:Ⅲ*
		4	0.025±0.016	0.033±0.044	0.046±0.032	
	发砷	1	2.725±1.334	2.691±1.279	4.203±2.650	Ⅰ:Ⅲ*，Ⅱ:Ⅲ*
		2	2.647±2.694	2.647±1.669	4.616±3.189*	*(1:2)，Ⅰ:Ⅲ*，Ⅱ:Ⅲ*
		3	1.507±1.292	1.625±1.603	2.242±1.899	Ⅰ:Ⅲ*，Ⅱ:Ⅲ*
		4	0.775±0.609	0.672±0.419	1.148±0.765	
对照组	血砷	1	0.110±0.217	0.110±0.266	0.062±0.032	
		2	0.045±0.036	0.046±0.037	0.044±0.039	
		3	0.029±0.013	0.034±0.020	0.032±0.013	
		4	0.025±0.010	0.029±0.012	0.028±0.009	
	尿砷	1	0.369±0.469	0.338±0.506	0.720±0.629	Ⅰ:Ⅲ*，Ⅱ:Ⅲ*
		2	0.205±0.337	0.201±0.208	0.244±0.194	
		3	0.094±0.084	0.082±0.085	0.142±0.158	
		4	0.048±0.031	0.064±0.063	0.055±0.045	
	发砷	1	2.215±1.840	2.869±2.212	4.019±2.977	Ⅰ:Ⅲ*
		2	1.949±1.579	3.177±2.443	6.467±9.260*	*(1:2)，Ⅰ:Ⅲ*，Ⅰ:Ⅱ*
		3	1.529±1.310	2.085±1.719	3.514±1.929	Ⅰ:Ⅲ*
		4	1.115±0.875	1.840±1.661	2.014±2.395	Ⅰ:Ⅱ*

注："*"指两组比较 $P<0.05$，（）内为两个疗程的比较

4. 硒排砷作用的评估

由上述各项硒治疗效果可见，硒对砷中毒的治疗作用是整体效应，同时表明，硒对砷中毒的治疗具有理想的预后效应和远期效应。

表8-14为治疗过程中血、尿、发砷比值的动态变化。由表8-14可知，砷中毒患者停止饮用高砷水源3个月，尿砷和血砷水平即开始降低，而发砷仍维持在原来水平；3个月后，尿砷和发砷分别以约33%和13%的速度均匀下降，发砷也开始逐渐下降。整个过程中，尿砷下降速度最快，血砷和发砷相对缓慢。血砷的下降速度没有明显变化，尿砷在停水3~9个月时下降速度较前3个月快，而发砷则在9个月以后下降速度才明显加快。

表8-14　治疗过程血、尿、发砷比值的平均值

指标		治疗组	对照组	P
血砷	2/1	1.615±2.890（95）	0.914±0.804（71）	<0.025
	3/2	0.641±0.511（78）	0.851±0.448（41）	<0.025
	4/3	0.720±0.299（69）	0.888±0.364（33）	<0.01
		$P_{2/1:3/2}<0.005$； $P_{3/2:4/3}>0.05$	$P_{2/1:3/2}>0.5$； $P_{4/3:3/2}>0.5$	
尿砷	2/1	1.313±2.277（96）	0.893±0.869（70）	<0.1
	3/2	0.682±0.659（87）	0.680±0.908（44）	>0.5
	4/3	0.456±0.283（65）	0.648±0.300（29）	<0.005
		$P_{2/1:3/2}<0.010$； $P_{3/2:4/3}<0.010$	$P_{2/1:3/2}<0.10$； $P_{4/3:3/2}>0.5$	
发砷	2/1	1.001±0.816（98）	0.982±0.581（73）	>0.5
	3/2	0.601±0.364（95）	0.878±0.295（46）	<0.0005
	4/3	0.660±0.640（85）	0.715±0.320（37）	>0.5
		$P_{2/1:3/2}<0.0005$； $P_{3/2:4/3}>0.05$	$P_{2/1:3/2}>0.05$； $P_{4/3:3/2}<0.05$	

注：1. 治疗前；2. 治疗后3个月；3. 治疗后9个月；4. 治疗后14个月

硒组3个月，尿砷和血砷水平明显升高，其中以血砷升高最为明显，说明硒组患者组织中蓄积的砷正逐渐被转移到血液，进而通过肾排出体外。3个月后，血、尿、发砷下降速度均明显加快；9个月后，除尿砷外，血砷和发砷的下降速度较为稳定。与对照组相比，治疗过程中，血、尿、发砷的下降速度明显要快，仍以尿砷最快，发砷次之，血砷较慢。

砷在机体内蓄积是造成砷中毒对人体机能损伤及远期潜在性危害的原因之一。对防治砷中毒效果的观察评估，排砷作用无疑是不可缺少的重要指标。表8-15表明硒组的排砷作用很有效。

表 8-15　排砷作用结果比较

组别		实验前	实验后 14 个月	下降率/%
硒组	血砷	0.070±0.099（98）	0.016±0.006（88）	77.14
	尿砷	0.255±0.306（99）	0.030±0.030（85）	88.24
	发砷	2.907±1.627（99）	0.798±0.603（88）	72.55
对照组	血砷	0.101±0216（74）	0.027±0.011（68）	73.27
	尿砷	0.381±0.535（71）	0.053±0.045（59）	86.09
	发砷	2.824±2.264（76）	1.480±1.447（62）	47.59

血砷、尿砷指示人体现时含砷的状态，补硒对于长期积蓄的砷具有明显的排砷作用。由这些结果可以看出硒对砷引起的慢性中毒有显著的疗效，且价格低廉、简便易行，是一种很好的预防药物。

砷在机体内的蓄积是砷中毒对人体机能损伤和远期潜在性危害的原因之一，对防治砷中毒效果的评估，除判定其疗效外，排砷作用也是不可缺少的重要指标。如有机体砷水平下降到正常值，治疗即成为对过量砷所形成的损伤的修复过程。切断砷源一般可以在一定时间内使尿砷和血砷含量下降，但对组织蓄积砷的作用甚缓。有报告指出，切断砷源后 9 年，发砷含量仍然很高，过量砷在体内长期蓄留，可能是形成砷中毒远期危害的原因之一。统计发砷在治疗过程中的变化（图 8-5），服硒前发砷含量分布在<10 μg/g 范围，服硒后 3 个月发砷分布在<19 μg/g 范围，表明服硒后发砷含量有较大幅度增加，至第 9 个月时，发砷含量<8 μg/g，14 个月时分布在<2.2 μg/g 水平。

以上发砷的动态变化证明机体蓄积的砷在服硒后整体大幅度下降，其效率高且持续时间长。

以上的研究结果表明：

（1）切断高砷水源，可以在一定时间内使尿砷、血砷下降，但下降速度缓慢而均匀；有机硒治疗后，血、尿砷下降速度明显持续加快。

（2）头发既是砷的排泄器官，更是砷的蓄积器官，单独停止高砷暴露的条件，其下降速度和幅度都低于尿和血液，说明切断砷源对组织蓄积砷的作用甚缓。有报告指出，切断砷源后 9 年，发砷仍然很高，有机硒治疗之后，发砷下降速度和下降幅度明显高于尿砷和血砷，说明硒对组织蓄积的过量砷有显著的排除作用。过量砷在体内长期蓄留，可能是形成砷中毒远期危害的原因之一。

（3）有机硒治疗 3 个月后，尿砷和血砷含量显著升高，证明机体组织中蓄积的砷逐渐转移到血液，主要经肾由尿排出。

（4）由尿砷的排泄曲线看，服用巯基化合物后，第一个疗程（3 d 为一个疗

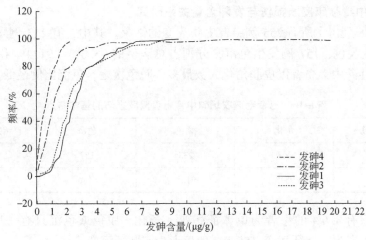

图 8-5   治疗前后发砷含量的动态变化

程，两个疗程间隔一个月）尿砷高于治疗前，至第 2、3 疗程即接近治疗前尿砷含量，表明巯基化合物的排砷作用主要集中在第一个疗程。而有机硒治疗后，机体血、尿、发砷含量大幅度下降，说明蓄积的砷在服硒后整体排泄，其效率高而持续。这表明硒对砷中毒的治疗作用是整体效应，硒对砷中毒的治疗具有理想的预后效应和远期效应。

（5）硒组经长达 14 个月的连续服硒治疗后，机体血、尿、发硒含量的上升幅度并不十分显著，表明硒并未在砷中毒患者体内造成明显蓄积，其作用是安全的。

机体蓄积过量的砷，不仅是砷中毒的基本原因，也可能是形成砷中毒远期恶性化的原因之一。因此，对治疗效果的判定，评估排砷作用是不可缺少的指标。硒维康的排砷效果与目前其他方法比较，如与饮用低砷水 1.5 ~ 2.5 年的效果比较，前者发砷一年后比试验前下降 71.6%，平均发砷值为（0.798±0.603）mg/kg，后者 2.5 年后发砷下降 59.35%，平均值>1.500 mg/kg，是硒组的 2 倍。这显示硒维康的排砷作用显著而快速，临床使用无副作用。

8.1.4   补硒对砷中毒患者体征和症状的作用

皮肤色素沉着（色沉）、色素脱失和过度角化等皮肤损伤是慢性砷中毒临床上改变的特征指标，一般认为这些改变很难消失甚至终生不变，并有远期癌变的倾向，因此临床上皮肤病便是诊断和判定疗效的基本依据，本书将这些皮肤损伤定义为砷中毒的体征指标。此外，砷中毒患者还伴有头疼、头晕、胸疼、胸闷、手足麻木、手足疼痛、手足发凉、腰腿疼痛、四肢水肿、抽搐等感官病变，本书将这些感官病变的询问调查定义为砷中毒的症状指标。

1. 砷中毒临床皮肤损伤与发砷含量关系研究

表8-16列出了所有255例患者皮肤改变的结果。其中,有243例发生角化,233例发生脱色,157例发生色沉,分别占总病例的95.3%、91.4%和61.6%。这说明慢性砷中毒患者以皮肤角化人数最多,脱色次之,色沉比例最低。

表8-16 巴音毛道农场砷中毒患者皮肤损伤的基本特点

皮肤损伤	角化	脱色	色沉	共计
病例	243	233	157	255
比例/%	95.3	91.4	61.6	100

其中只有8.6%的患者为单体征病变(角化、脱色或色沉只有一项病变),34.5%的患者为双体征病变;56.9%的患者为三联征病变。

在22例单体征改变病例中,以单角化为主,占86.4%;单脱色仅占13.6%,无单色沉病例;88例双体征改变病例中,以角化并脱色病例为主,占86.4%,脱色并色沉病例占10.2%,而角化并色沉仅占3.4%(表8-17)。

表8-17 地方性砷中毒患者皮肤改变结果

类型	皮肤改变	例数(比例)
	合计	22(8.6%)
单体征	单角化	19
	角化 I°	19
	单脱色	3
	脱色 I°	3
	合计	88(34.5%)
	角化+脱色	76
	角化 I°+脱色 I°	65
	角化 II°+脱色 I°	9
	角化 I°+脱色 II°	2
双体征	角化+色沉	3
	角化 I°+色沉 I°	3
	脱色+色沉	9
	脱色 I°+色沉 I°	6
	脱色 II°+色沉 I°	2
	脱色 II°+色沉 II°	1

类型	皮肤改变	例数（比例）
	合计	145（56.9%）
	角化Ⅰ°+脱色Ⅰ°+色沉Ⅰ°	59
	角化Ⅰ°+脱色Ⅱ°+色沉Ⅰ°	14
	角化Ⅰ°+脱色Ⅰ°+色沉Ⅱ°	2
	角化Ⅰ°+脱色Ⅱ°+色沉Ⅱ°	12
	角化Ⅰ°+脱色Ⅲ°+色沉Ⅲ°	1
三联征	角化Ⅱ°+脱色Ⅰ°+色沉Ⅰ°	16
	角化Ⅱ°+脱色Ⅱ°+色沉Ⅰ°	9
	角化Ⅱ°+脱色Ⅰ°+色沉Ⅱ°	3
	角化Ⅱ°+脱色Ⅱ°+色沉Ⅱ°	11
	角化Ⅱ°+脱色Ⅲ°+色沉Ⅲ°	2
	角化Ⅲ°+脱色Ⅰ°+色沉Ⅰ°	2
	角化Ⅲ°+脱色Ⅱ°+色沉Ⅱ°	3
	角化Ⅲ°+脱色Ⅲ°+色沉Ⅲ°	11

进一步分析表明，单角化病例全部为角化Ⅰ°；角化并脱色病例中，以角化Ⅰ°并脱色Ⅰ°为主，占85.5%；三联征改变病例中，以角化Ⅰ°并脱色Ⅰ°和色沉Ⅰ°为主，占三联征的40.7%，以下依次为角化Ⅱ°并脱色Ⅰ°和色沉Ⅰ°、角化Ⅰ°并脱色Ⅱ°和色沉Ⅰ°、角化Ⅰ°并脱色Ⅱ°和色沉Ⅱ°、角化Ⅱ°并脱色Ⅱ°和色沉Ⅱ°及角化Ⅲ°并脱色Ⅲ°和色沉Ⅲ°，分别占三联征的11.0%、9.7%、8.3%、7.6%和7.6%，其他组合仅占15.1%。

综上所述，地方性砷中毒患者临床皮肤改变可能是首先出现皮肤角化，然后发生脱色，在角化和脱色的基础上出现色沉。

表8-18列出了皮肤改变主要组合（>10例）的患者发砷含量。从单角化到角化+脱色再到角化+脱色+色沉，随病情的加重，发砷含量逐渐增加。

表8-18 砷中毒患者发砷含量与皮肤改变的关系

皮肤改变	例数	发砷含量/（$\mu g/g$）
角化Ⅰ°	19	1.966±0.969
角化Ⅰ°+脱色Ⅰ°	65	2.149±1.465
角化Ⅰ°+脱色Ⅰ°+色沉Ⅰ°	59	2.258±1.476
角化Ⅰ°+脱色Ⅰ°+色沉Ⅱ°	2	3.237±2.320

皮肤改变	例数	发砷含量/(μg/g)
角化Ⅰ°+脱色Ⅱ°+色沉Ⅱ°	12	3.241±1.945
角化Ⅱ°+脱色Ⅰ°+色沉Ⅰ°	16	2.605±1.461
角化Ⅱ°+脱色Ⅱ°+色沉Ⅱ°	11	4.235±2.258
角化Ⅲ°+脱色Ⅲ°+色沉Ⅲ°	11	4.462±2.681

Mandal 等（1996）把砷中毒的健康危害分为4个阶段，即临床前阶段、临床阶段、并发症阶段和恶化阶段，皮肤改变是临床阶段的主要特征。目前研究主要把砷中毒皮肤各种损伤统一视为一种症状，但也有学者将各种损伤分别讨论。许多研究认为角化是砷中毒最普遍和最早出现的症状，也有个别研究认为砷中毒皮肤改变从色沉开始。我们的这一结果与许多国内的报道相类似，但显然不同于孟加拉国的结果，他们认为砷中毒患者皮肤角化率最低，而其他病变率较高。

前面已经谈到发砷能较好地反映内蒙古地区人群的暴露情况，虽然一些学者认为尿砷是地方性砷中毒的最好指标，但尿砷对近期暴露比较敏感，而对长期暴露来说，发砷可能更好。虽然也有一些研究表明暴露人群发砷含量比非暴露人群高，重度患者比轻度患者高。但目前为止，还没有系统讨论发砷含量与临床发病阶段关系的报道。本研究表明，在不同剂量、摄砷总量和暴露时间下，发砷蓄积达到2.0 mg/kg左右时，出现临床皮肤改变，随发砷含量的增加，病情逐渐加重，从群体上证实了地方性砷中毒患者临床病情程度与发砷含量的关系。

2. 服硒后皮肤损伤的转归研究

在所观察的100例服硒治疗组患者中，7%的患者为单体征皮肤损伤，36%的患者为双体征皮肤损伤，57%的患者为三联征损伤，而安慰剂组的86例中单体征、双体征和三联征皮肤损伤的比例分别是8.1%、33.7%和58.2%，实验前硒组和安慰剂组皮肤损伤患者的特征没有明显差异。经过14个月的实验后，服硒组67%的患者皮肤体征明显好转，其中单体征患者中有28.6%的患者好转，双体征患者77.8%好转，三联征患者64.9%好转。而安慰剂组患者总共只有24.4%的患者皮肤损伤明显好转，其中单体征患者也有28.6%的患者好转，与服硒组相同，但双体征患者只有41.4%的患者好转，而三联征患者只有14%的好转，明显低于服硒组（表8-19）。这一结果表明，补硒对重度患者的皮肤损伤的修复作用更明显。

表 8-19　补硒 14 个月后砷中毒患者皮肤的修复效果

皮肤损伤		例数	占组比例/%	好转人数	好转率/%	P
单体征	硒组	7	7.0	2	28.6	
	安慰剂组	7	8.1	2	28.6	
双体征	硒组	36	36.0	28	77.8	
	安慰剂组	29	33.7	12	41.4	
三联征	硒组	57	57.0	37	64.9	
	安慰剂组	50	58.2	7	14.0	
合计	硒组	100	100.0	67	67.0	<0.01
	安慰剂组	86	100	21	24.4	

　　硒组中双体征好转的患者中有 64.3% 的患者为一项体征好转，有 35.7% 为两项全部好转，而安慰剂组所有的患者只有一项体征好转；对三联征患者来说，硒组好转的患者有 37.8% 的患者为三项体征全部好转，32.5% 的患者为两项体征好转，29.7% 的患者为一项体征好转，而服安慰剂组只有 14.3% 的患者为三项体征都好转和 28.6% 的患者为两项体征好转，大部分患者只有一项体征好转（57.1%）（表 8-20）。

表 8-20　砷中毒患者皮肤损伤修复的详细分析

组别	双体征			三联征			
	好转例数	一项好转占比	二项好转占比	好转例数	一项好转占比	二项好转占比	三项好转占比
硒组	28	18 (64.3%)	10 (35.7%)	37	11 (29.7%)	12 (32.5%)	14 (37.8%)
安慰剂组	12	12 (100.0%)	0 (0.0%)	7	4 (57.1%)	2 (28.6%)	1 (14.3%)

　　逐项病变体征分析表明，实验前，硒组有 96% 的患者发生角化，91% 的患者发生脱色，62% 的患者发生色沉；安慰剂组分别是 95.4%、91.9% 和 59.3%，实验前两者没有明显差异，经过 14 个月实验后，服硒组角化的好转率为 36.5%，脱色的好转率为 49.4%，色沉的好转率为 41.9%，而服安慰剂组角化的好转率只有 14.6%，脱色的好转率只有 19.0%，色沉的好转率只有 9.8%（表 8-21）。

表 8-21　砷中毒患者各单项体征好转的时间顺序

组别		总例数 （占比）	总有效例数 （占比）	3 个月好转例数 （占比）	3~9 个月好转 例数（占比）	9~14 个月好转 例数（占比）
硒组	角化	96 (96.0%)	35 (36.5%)	14 (40.0%)	14 (40.0%)	7 (20.0%)
	脱色	91 (91.0%)	45 (49.4%)	2 (4.4%)	26 (57.8%)	17 (37.8%)
	色沉	62 (62.0%)	26 (41.9%)	2 (7.7%)	8 (30.8%)	16 (61.5%)
安慰 剂组	角化	82 (95.4%)	12 (14.6%)	7 (58.3%)	4 (33.3%)	1 (8.3%)
	脱色	79 (91.9%)	15 (19.0%)	0 (0)	11 (73.3%)	4 (26.7%)
	色沉	51 (59.3%)	5 (9.8%)	0 (0)	2 (40.0%)	3 (60.0%)

对以上各单项体征改变的时间动态分析表明，服硒组和安慰剂组分别为17.0%和21.9%的好转病例发生在实验的前3个月，且大部分都发生在前9个月；同样，大部分的脱色好转病例都发生在服药后3~9个月，而色沉好转病例大部分发生在最后的5个月。

上述结果说明，角化好转发生在前，脱色次之，色沉最慢。结合有关砷中毒各体征病变的分析，我们认为角化是地方性砷中毒最早出现的体征病变，在治疗条件下又是最快发生逆转的病变；脱色的发生和逆转速度次于角化，而色沉是发生和逆转都最慢的病变。

不同病区地方性砷中毒患者临床症状表现的差异很大，王连方等（1996）在新疆15个饮水砷含量不同的调查点，采用非诱导性询问方式调查居民群体的临床症状与砷中毒患病率并进行相关性分析，结果表明肢体麻木、疲乏无力、失眠、食欲减退等症状与水砷浓度或砷中毒患病率呈显著正相关。但整体来说，新疆病区的主观症状较少，症状也轻，而内蒙古病区患者的症状多，发生率高。据马恒之等（1994）对内蒙古砷中毒病区患者的临床调查研究，饮水砷含量与消化系统、神经系统、呼吸系统等感官症状明显相关。表8-22为本实验服硒前后主要临床症状的综合判断结果，从中可以看出，服硒组在皮肤损伤症状上较对照组也有明显改善。

表 8-22　砷中毒临床症状转归的比较

组别	例数	好转例数（占比）	不变例数（占比）	恶化例数（占比）	好转-恶化*例数（占比）
硒组	100	55 (55.00%)	45 (45.00%)	0 (0)	0 (0)
安慰剂组	86	21 (24.42%)	51 (59.30%)	13 (15.12%)	1 (1.16%)

注："*" 指体征和症状两类指标中有好转也有恶化者

3. 临床症状转归的比较

由于目前农村人口流动性较大，观察期间部分患者外出及因农忙季节或自然死亡等无法参加复查。观察结束时，硒组有 26 人、对照组有 40 人只有第 1 或 1.2 次复查记录，故上述患者不予统计分析。硒组 100 例和对照组 86 例患者 14 个月的病情转归见表 8-23。

表 8-23　硒组和对照组体征和临床症状综合疗效的比较

处理	例数	有效		不变		恶化		好转-恶化*	
		例数	占比/%	例数	占比/%	例数	占比/%	例数	占比/%
硒组	100	88	88.00	7	7.00	4	4.00	1	1.00
安慰剂组	86	27	31.39	35	40.70	13	15.12	11	12.79

注："*"指体征和症状两类指标中有好转也有恶化者

硒组有效率为 88.00%、不变 7.00%、恶化 4.00%、好转-恶化 1.00%，对照组有效率为 31.39%、不变 40.70%、恶化 15.12%、好转-恶化 12.79%。

表 8-24 为硒组和对照组体征和临床症状转归的比较。硒组体征好转的比例为 75.00%、不变 20.00%、恶化 4.00%、好转-恶化 1.00%，对照组相应为 25.58%、60.47%、10.47% 和 3.49%。

症状转归表明硒治疗组好转的比例为 55.00%、不变 45.00%、无恶化者，对照组好转 21.41%、不变 59.30%、恶化 15.12%。

表 8-24　硒组和对照组体征和临床症状转归的比较

体征/症状		例数	好转例数（占比）	不变例数（占比）	恶化例数（占比）	好转-恶化例数（占比）
硒治疗组	体征	100	75（75.00%）	20（20.00%）	4（4.00%）	1（1.00%）
	症状	100	55（55.00%）	45（45.00%）	0（0）	0（0）
对照组	体征	86	22（25.58%）	52（60.47%）	9（10.47%）	3（3.49%）
	症状	86	21（21.42%）	51（59.30%）	13（15.12%）	1（1.16%）

色沉、脱色、角化、皲裂是慢性砷中毒患者的典型体征改变指标，一般认为这些指标中如色沉、脱色在短期内很难改变或长期乃至终生不变，并有皮肤恶性化的倾向。本实验就此进行了详细观察，其中有效者指其症状消失或减轻 1 度以上者，恶化也以此为判定标准。

硒组色沉有效率为 48.39%、不变 48.39%、恶化 3.22%，对照组有效率仅为 9.80%、无变化 90.20%，硒组脱色有效率为 58.24%、不变 39.56%、恶化 2.20%，对照组相应为 18.99%、78.48%、2.53%；硒组角化者有效率为

38.54%、不变 56.25%、恶化 5.21%，对照组相应为 12.20%、74.39%、13.41%；硒组皲裂有效率为 50.00%，对照组仅为 6.67%、不变 86.66%、恶化 6.67%，与硒组差异均显著（表 8-25）。

表 8-25　硒组和对照组体征转归的逐项分析

体征	硒组				对照组			
	例数	有效例数（占比）	不变例数（占比）	恶化例数（占比）	例数	有效例数（占比）	不变例数（占比）	恶化例数（占比）
色沉	62	30（48.39%）	30（48.39%）	2（3.22%）	51	5（9.80%）	46（90.20%）	0（0）
脱色	91	53（58.24%）	36（39.56%）	2（2.20%）	79	15（18.99%）	62（78.48%）	2（2.53%）
角化	96	37（38.54%）	54（56.25%）	5（5.21%）	82	10（12.20%）	61（74.39%）	11（13.41%）
皲裂	18	9（50.00%）	9（50.00%）	0（0）	15	1（6.67%）	13（86.66%）	1（6.67%）

　　本项实验对疗效的判定则采用以可定量化的体征改变（改变 1 个分度等级以上者）为主要指标，参考临床症状转归的综合判定方法，并分别列出临床症状和体征转归的统计结果，具有定量化、客观、直接反映患者实质性改变的特点。我们认为本方法较为科学合理，具有可比性，可供今后制定地方性砷中毒治疗效果判据时参考。

8.1.5　对肝脏损伤的修复作用

1. 砷中毒患者肝脏损伤的一般特征

　　本研究对实验前的 252 例砷中毒患者的肝脏检查结果表明，肝大者有 51 例，异常率为 20.24%，男女性别比为 42∶9；肝功能阳性患者为 38 例，男女性别比为 23∶15（表 8-26）。由肝脏异常和临床症状、体征的关系来看，两者主要分布于Ⅰ、Ⅱ度患者中，表明肝脏异常率并不随临床症状加重而增多。

表 8-26　252 例患者肝脏检查结果

项目	异常例数（占比）	性别		病情		
		男（占比）	女（占比）	Ⅰ°（占比）	Ⅱ°（占比）	Ⅲ°（占比）
肝大	51（20.24%）	42（16.67%）	9（3.57%）	20（7.94%）	21（8.33%）	10（3.97%）
肝功能阳性	38（15.08%）	23（9.13%）	15（5.95%）	17（6.75%）	16（6.35%）	5（1.98%）

2. 肝功能转归的比较

　　在所观察的 25 例服硒组和 13 例服安慰剂组的病例中，14 个月后硒组转阴者占 80%，安慰剂组为 46.15%，不变者硒组占 20.00%，安慰剂组为 53.85%（表 8-27）。

表 8-27　硒组和安慰剂组肝功能阳性转归的比较

组别	阳性例数	转阴		阳性	
		例数	占比/%	例数	占比/%
硒组	25	20	80.00	5	20.00
安慰剂组	13	6	46.15	7	53.85

肝大者经治疗后，24 例肝大中痊愈 8 例，占 33.33%，好转 7 例，占 29.17%，总有效率为 62.50%，不变 9 例，为 37.50%，无加重者。安慰剂组痊愈 1 例，好转 3 例，总有效率为 30.77%，不变 3 例，占 23.08%，其中加重 6 例，占 46.15%（表 8-28）。

表 8-28　硒组和安慰剂组肝大转归的比较

组别	总例数	痊愈例数（占比）	好转例数（占比）	总有效率例数（占比）	不变例数（占比）	加重例数（占比）
硒组	24	8 (33.33%)	7 (29.17%)	15 (62.50%)	9 (37.50%)	0 (0)
安慰剂组	13	1 (7.69%)	3 (23.08%)	4 (30.77%)	3 (23.08%)	6 (46.15%)

关于地方性砷中毒肝脏异常的流行病学调查资料有限，本观察所见肝脏异常率、性别比例与报道基本相似。有报道指出，职业性砷中毒肝功能阳性检出率很低，采用一般肝功能试验不易检出肝脏异常。我们同时对患者进行了肝功能试验和 B 超检查，结果表明二者临床重合率很低，89 例肝脏异者中仅见 12 人肝功能阳性同时又肝大，可见无论单独使用 B 超或肝功能试验均不能准确反映患者肝脏异常，因此对砷中毒肝脏异常的临床诊断尚需进行更多的研究探讨。

无论肝功能试验或 B 超检查均显示，二者的检出率并不随临床症状和体征的加重而增加。这一结果揭示，在砷中毒出现临床症状或体征改变以前，肝脏可能已经发生异常。由生化改变早于病理改变的一般规律推论，砷中毒肝脏异常也有可能早于临床症状或体征改变出现以前。假定上述推论成立，那么对所谓的砷中毒病区"健康人"的概念则需进一步探讨，同时对全面认识砷中毒早期诊断有一定意义。

对砷中毒所致肝脏病变的机理，20 世纪 70 年代以前进行了许多研究并进入了细胞分子学水平，其结果如不同形态的砷与肝脏、肾脏线粒体肿胀，ATP 酶活性，磷代谢的关系等，进而证实砷作为一种原浆毒的客观真实性。但近年的研究揭示, 患者膜结构受损和功能异常, 机体抗氧化能力下降, 脂质过氧化及其产物 MDA 升高, 动物实验有类似结果, 显示自由基损伤在病理过程中具有重要作用。基于硒和砷的化学结构相似, 可互为解毒剂, 并有清除自由基、增加抗氧化能力和保护肝脏的特殊生物功能, 因而在以硒治疗砷中毒时, 显示对肝脏异常和病变有着良好的治疗和预防作用。这一结果从临床和药效学角度证实了自由基损伤可能是砷中毒的另一重要机理。

3. 肝 B 超异常及转归的比较

对服硒组 25 例和服安慰剂组的 13 例肝大患者的观察表明, 硒组肝 B 超检查痊愈 32.00%、好转 28.00%, 总有效率为 60.00%, 无一例加重; 对服安慰剂组只有 7.69% 痊愈、好转 23.08%, 总有效率为 30.77%, 不变 23.08%, 其中加重 46.15% (表 8-29)。

表 8-29　硒组和安慰剂组肝 B 超异常转归的比较

组别	例数	痊愈例数 （占比）	好转例数 （占比）	总有效率例数 （占比）	不变例数 （占比）	加重例数 （占比）
硒组	25	8 (32.00%)	7 (28.00%)	15 (60.00%)	10 (40.00%)	0 (0)
安慰剂组	13	1 (7.69%)	3 (23.08%)	4 (30.77%)	3 (23.08%)	6 (46.15%)

8.1.6　补硒对砷中毒患者循环系统的影响

循环系统改变是地方性砷中毒主要病理变化之一, 本研究观察了心电图、微循环和血液红细胞电镜三项指标, 结果如下。

1. 砷中毒患者心电图异常和补硒作用研究

在所观察的硒组 100 例、安慰剂组 86 例患者中, 有完整心电图记录的 159 例, 其中有 69 例异常, 男女性别比为 43:26 (表 8-30)。

表 8-30　159 例患者心电图检查结果与男、女占比

受检人数			正常			异常		
总计	男 （占比）	女 （占比）	合计	男 （占比）	女 （占比）	合计 （占比）	男 （占比）	女 （占比）
159	81 (50.94%)	78 (49.06%)	90 (56.60%)	38 (42.22%)	52 (57.78%)	69 (44.23%)	43 (62.32%)	26 (37.68%)

表 8-31 表明, 患者心电图改变以心肌缺血和心律失常者较多, 除电轴左偏略高于其他病区外未见明显的特殊规律。一般认为属于弥漫性心肌损害, 其病理

基础是基于砷可以作为动脉粥样硬化因子的基本作用,造成血管弥漫性水肿和退行性改变,导致系统动脉闭塞,但与老年性闭塞性动脉硬化病因不同。异常者中除 1 例窦性心律失常及 1 例窦性心律过缓兼心肌缺血外,其他均为单项改变。心电图异常总检出率低于新疆病区(78.80%),但同内蒙古其他病区(34.00% ~ 37.20%)相近。

表 8-31　69 例心电图改变分类

心电图改变		阳性数	合计	比例/%
心肌缺血		24	24	34.78
心律失常	窦性心动过缓	10	25	36.23
	窦性心动过速	4		
	频发室性早搏	4		
	窦性心律失常	7		
传导阻滞	完全右束支阻滞	1	2	2.90
	左前分支阻滞	1		
其他	电轴左偏	14	18	26.09
	左心室肥厚	1		
	肺性 P 波	2		
	陈旧性心肌梗死	1		
合计		69		100

表 8-32 为治疗前后心电图转归的比较。经 14 个月实验,服硒组好转率为 84.78%、不变为 13.04%、1 例加重(2.17%),而服安慰剂组好转率为 44.83%,两组正常者均未见新发患者。

表 8-32　治疗前后心电图转归的比较

组别	治疗前			治疗后				
	总例数	异常	正常	异常			正常	
				好转(占比)	不变(占比)	恶化(占比)	正常	恶化
硒组	97	46	51	39(84.78%)	6(13.04%)	1(2.17%)	51	0
安慰剂组	63	29	34	13(44.83%)	13(44.83%)	3(13.79%)	34	0

从表 8-33 可见,有机硒对慢性砷中毒所致各种心电图异常均有明显的治疗效果,而单饮低砷水的效果显著低于硒治疗组,似对心律失常者的纠正效果欠佳。这表明单以切断高砷水源的方法干预地方性砷中毒的效果是有限的,欲使患

者整体健康状况得以改善或恢复，采取一定的药物治疗措施是不可缺少的，尤其对防止砷中毒远期恶性化实为必需。这与报道的单一切断高砷水源的干预试验结论是一致的。

表 8-33　治疗前后心电图改变转归的比较

心电图改变		硒组阳性例数（占比）		安慰剂组阳性例数（占比）	
		治疗前	治疗后	治疗前	治疗后
心肌缺血		15（34.09%）	2（4.55%）	9（36.00%）	3（12.00%）
心律失常	窦性心动过缓	8	2	2	1
	窦性心动过速	16（36.36%）	2（4.55%）	9（36.00%）	5（20.00%）
	频发室性早搏	2		2	
	窦性心律失常	3		4	1
传导阻滞	完全右束支阻滞	1		1	
	不完全右束支阻滞	2（4.55%）		1（4%）	
	前分支阻滞	1			
其他	电轴左偏	9		5	
	左心室肥厚	1			
	低电压	11（25.00%）	1（2.27%）	7（28.00%）	4（16.00%）
	陈旧性心肌梗死			1	1
	肺性 p 波	1		1	
合计		44	6	25	12

硒制剂是预防和治疗心血管病的良好药物之一。硒治疗组好转率在80%以上，恶化率也低于对照组。其药效学作用，除了硒能排除机体内蓄积的过量砷以外，谷胱甘肽过氧化物酶活性显著提高，患者整体健康状况有明显的改善。硒对地方性砷中毒的治疗作用，是综合的整体效应。其疗效体现于不同的方面，这一特征为其他药物和方法难能所及。

2. 砷中毒甲皱微循环异常和补硒的修复作用

砷中毒引起血管系统改变，尤其是末端微循环改变极为普遍，台湾高砷地区乌脚病是砷中毒所致末梢血管的病理变化的典型实例。此外，微循环改变和许多病理变化与许多疾病，如心脑血管疾病相关联。虽然砷中毒所致微循环的改变并无特异性，但在砷中毒地区是一极为普遍的病理改变，因而微循环的改变对早期诊断砷中毒具有参考价值，有的患者在未诊断为砷中毒前即出现微循环改变。保护微循环系统病变是硒的生物学特性之一。本研究对 94 例服硒组患者和 61 例安慰剂组患者甲皱微循环进行了观察，总体结果见表 8-34。

表8-34　实验前后甲皱微循环变化的比较

组别	例数	好转（占比）	无变化（占比）	恶化（占比）
硒组	94	53（56.38%）	39（41.49%）	2（2.13%）
安慰剂组	61	22（36.06%）	33（54.10%）	6（9.84%）

　　服硒组治疗期间56.38%的患者微循环改变好转，而服安慰剂组仅为36.06%，两者差异显著。无变化者服硒组为41.49%，对照组为54.10%。两组均有少数病例加重，但服硒组少于对照组。

　　表8-35是实验前后微循环各单项指标的变化。服硒对管袢清晰度、管袢形态、血流速度和红细胞积聚状态等较单纯停高砷水的安慰剂组有明显修复作用。同时显示，只要停止高砷水的暴露，无论服硒与否，管径异常都有明显的改变，但两组的管袢形态都没有明显改善。对微循环改变转归的观察结果再次提示，硒对砷中毒的治疗是一种整体效应，为揭示砷中毒的机理提供了重要依据。

表8-35　实验前后微循环各单项指标的变化

分组	例数		管袢模糊不清/%	管袢数减少/%	管袢长度*/%	管径**/%	管袢形态/%	血流缓慢/%	红细胞积聚/%
硒组	94	实验前	67.1	25.6	27.8	10.6	36.0	22.3	10.6
		实验后	45.7	7.45	25.6	3.2	22.3	10.6	3.2
安慰剂组	61	实验前	64.0	31.0	34.0	5.0	37.7	16.4	3.3
		实验后	67.2	8.2	26.2	1.6	32.8	18.0	4.9

注："*"表示管袢长度>±50，"**"表示管径变化>20%或血管入口与出口比例>1：2

3. 红细胞电镜观察的比较

　　实验中对36例典型患者红细胞进行了扫描电镜和透射电镜观察（图8-6）。由扫描电镜观察结果可见，砷中毒患者红细胞形态学改变与一般"膜性疾病"的红细胞形态学改变相类似，表面凹凸不平、粗糙，靶形（target）红细胞、棘形（spur）红细胞、口红细胞（echinocyte）、球状红细胞（spherocyte）等异形细胞均可见到，但以棘形红细胞和靶形红细胞为多，异形细胞比例相当高。透射电镜观察结果显示，患者红细胞膜大多结构松散、粗糙，缺损率也很高。18例硒组患者和18例安慰剂组患者红细胞电镜观察结果见表8-36。硒组患者红细胞好转率为72.22%，无变者27.78%，无一例加重者，而对照组则无一例好转，其中有44.44%加重。

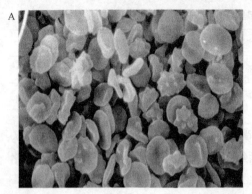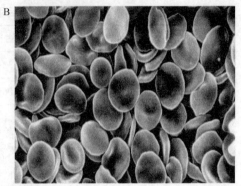

图 8-6　实验前后服硒组典型细胞形态学和膜结构

A. 实验前；B. 实验后

表 8-36　治疗前后红细胞电镜观察结果的比较

组别	例数	好转		无变化		恶化	
		例数	占比/%	例数	占比/%	例数	占比%
硒组	18	13	72.22	5	27.78	0	0
安慰剂组	18	0	0	10	55.56	8	44.44

　　由电镜照片可见，服硒后异形细胞显著减少，而细胞变得规则、光滑，结构完整，表面光滑致密，缺损得以修复；对照组无变化，且加重者比例甚大。而服用巯基化合物的患者红细胞电镜观察结果基本和对照组相似，表明红细胞的形态学改变和结构的修复是服硒后产生的药物学效应。

　　上述观察结果不仅表明硒对红细胞器质性损伤的治疗、修复和保护作用，同时对进一步揭示砷中毒致病机理具有重要的意义。

4. 谷胱甘肽过氧化物酶和超氧化物歧化酶活性的比较

　　谷胱甘肽过氧化物酶（GSH-Px）是重要的含硒酶之一，其主要生理功能是清除脂质过氧化物使机体免受其损害，因此 GSH-Px 又是倍受重视的抗氧化酶之一。目前的研究结果表明，硒的抗癌、畸变、突变作用无不与其有关。实验中对 GSH-Px 活性进行了监测，其结果见表 8-37。

表 8-37　全血 GSH-Px 的动态比较　　　　（单位：IU）

组别	1	2	3	4
硒组	76.32±22.02（39）	85.78±13.96（29）	114.62±12.68（31）	106.34±13.78（77）
安慰剂组	73.45±17.68（50）	74.64±11.42（25）	82.46±9.72（16）	80.44±15.23（51）
P	>0.05	<0.01	<0.01	<0.01

注：1~4 为疗程，括号内为例数

　　硒组 GSH-Px 活性随着治疗时间的延续不断提高，至第 9 个月到 14 个月时其活性为（114.62±12.68）～（106.34±13.78）IU，服硒后 3 个月即显著高于对照组，GSH-Px 活性是和患者机体内硒的含量提高相一致的（图 8-7）。

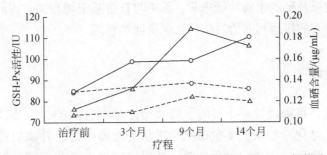

图 8-7　全血 GSH-Px 与血硒含量的关系

　　由病区人群硒的水平来看，该区居民硒的营养水平与正常城镇居民相似，但 GSH-Px 活性相对较低，服硒后硒和 GSH-Px 升高速率似乎与低硒区比较也呈现缓慢的趋势。这些差异除与居民硒营养水平较高有关外，也可能与砷–硒在机体内的代谢状况密切相关，有待于进一步深入观察分析。

　　表 8-38 为治疗前后 SOD 的测定结果。基于实验结束时因故 SOD 未能测定，仅列出三次结果。方法为放射免疫试剂盒法，该法成人参考值为（1136±147）ng/mg Hb。

　　治疗前硒组平均值为（1043±250）ng/mg Hb，低于正常成人平均值及对照组 [（1179±235）ng/mg Hb]。服硒后 3 个月治疗组 SOD 升高 [（1127±373）ng/mg Hb]，至第 9 个月时下降为（949±171）ng/mg Hb，且显著低于 3 个月时的平均值，对照组第 3、9 个月的平均值显著低于治疗前。

表 8-38　治疗前后 SOD 变化的比较　　　（单位：ng/mg Hb）

组别	1	2	3
硒组	1043±250（34）	1127±373（32）	949±171（24）
安慰剂组	1179±235（34）	938±235（26）	985±192（12）

注：硒治疗组与对照组比较：$P<0.05$；治疗过程中疗程之间的比较，硒组 2 和 3 疗程比较，$P<0.05$；对照组 1 和 2 疗程比较，$P<0.05$，1 和 3 疗程比较，$P<0.05$

括号内为例数

　　SOD 与 GSH-Px 的关系常因机体硒水平的变动而变化，其关系呈现为代偿性互补。对照组也有所提高，两组 GSH-Px 均相应上升，似表明 SOD 与 GSH-Px 有相互代偿性互补的作用。鉴于目前对砷中毒患者 SOD 与 GSH-Px 及其与硒–砷关系的研究不多，而本实验又缺少 14 个月的监测结果，故上述结果仅供参考。

如前所述，人体和动物实验结果均揭示砷中毒患者机体抗氧化能力低下，脂质过氧化物升高，显示自由基在砷中毒的致病过程中有着举足轻重的作用，从硒的整体治疗效果及硒的生物功能来看，无不与自由基密切相关。因此，本实验结果提示，砷中毒的机理远非为目前的认识所能解释的。

8.1.7　讨论

总体上说，目前慢性砷中毒的预防和治疗基本分两类，一是饮用低砷水的干预实验，二是化学疗法。多数研究学者认为对砷中毒患者添加营养物质或化学拮抗物质能降低患者体内蓄积的砷，从而逆转砷中毒的病情，但实际应用到人体的实验极其有限。动物实验同时证实硒能成倍地增加砷的甲基化速度，而甲基化是砷代谢的重要途径，因此砷、硒代谢过程中的相互作用可能是硒解砷中毒的又一机理。更为重要的是，砷能与体内蛋白质的巯基结合，从而降低谷胱甘肽还原酶和其他巯基抗氧化物质，如乙酰半胱氨酸（N-acetylcysteine）的保护作用（Tripathi and Flora，1998）。

本项实验对疗效的判定则采用以可定量化的体征改变（改变 1 个分度等级以上者）为主要指标，参考临床症状转归的综合判定方法，并分别列出临床症状和体征转归的统计结果，具有定量化，客观、直接反映患者实质性改变的特点。我们认为本方法较为科学合理，具有可比性，可供今后制定地方性砷中毒治疗效果判据时参考。

由于地方性砷中毒预防和治疗效果的报告为数有限，据报道均有一定效果，但因疗效判定指标不一，难以相互比较。例如，用巯基化合物报告的两篇文献中，一篇例数仅在 10 例以下，为期 3 个月；一篇统计例数 51 人，其中三个疗程（21 d）36 人，两个疗程（14 d）8 人，一个疗程（7 d）7 人，疗效判定仅以角化皮肤损伤改变为指标，且未设对照组。此外，尚见以维胺酸治疗砷角化及皮肤癌的实验报告，均有一定疗效。切断高砷水源，饮用低砷水的实验报告两篇，其中之一观察时间为期 3 年，因判定指标好转不够一个等级而难以定量化，新疆医学院的实验，一部分病例观察时间为 2.5 年，另一部分为 1.5 年，判定指标采用临床症状和体征改变两者为综合判据，但报告中缺少临床症状和体征统计资料，难以形成定量化，且无对照组。

砷中毒是一全身性疾病，过量砷几乎可引起所有生理系统产生生理、生化或者病理改变，有的出现较早，有的则潜伏期长。限于客观条件，尤其是地方性砷中毒一般流行于边远贫困地区，目前对一些改变的研究或检测尚有一定困难。砷是一种原浆毒，进入机体后，95% ~99% 的砷与细胞血红蛋白的珠蛋白相结合形成血红蛋白过氧化物。之后被输送到其组织、器官，因此红细胞是首当其冲的靶细胞，电镜及 ATPase 的研究表明，红细胞的形态和功能及酶的改变极为普遍，血管内皮细胞和微循环系统也是最早暴露砷的组织部位，微循环障碍是砷中毒最常见的改变，严重者导致肢端坏死，肝脏是机体解毒的场所，临床和动物实验证明，砷对肝脏的损害检出率相当高，砷中毒患者 GSH-Px 显著下降，脂质过氧化作用明显，自由基对机体的损伤可能是砷中毒的重要机制之一。因此，对红细胞、甲皱微循环、肝脏改变进行治疗效果观察和对 GSH-Px、SOD 的研究，不仅对判定疗效具有重要价值，而且对致病机理的研究也有重要理论和实际意义。在当前条件下也是可行的，本实验结果提示，硒化合物对这些指标的治疗效果显著，可作为治疗砷中毒的判定指标之一。

机体蓄积过量的砷，不仅是砷中毒的基本原因，也可能是形成砷中毒远期恶性化的原因之一。因此，对治疗效果的判定，评估排砷作用是不可缺少的指标。本研究补硒组和服安慰剂组的显著差异，说明补硒能明显降低体内蓄积的砷。高砷暴露似乎导致了硒的过多排泄，使得砷中毒患者血硒浓度明显降低，所谓"适宜硒浓度"并不能阻止砷中毒的发展。

在我国，补硒酵母已广泛用于克山病和大骨节病的控制（Alfthan et al.，2000）。在上述所有实验中，每天的服硒量都是 100 ~ 200 μg，在此剂量范围内补硒时间有的高达数年，而未见硒中毒特征出现，本实验服硒组每天交叉应用 100 μg 或 200 μg，虽然统计上体内硒的含量有显著上升，但绝对量发硒只增加了约 12%，血硒增加了约 20%。

本研究表明硒能有效排除体内蓄积的砷；能有效修复砷致皮肤损伤；能有效改善与砷有关的肝脏损伤、微循环和红细胞异常等。但本实验严格地说是安慰剂控制的干预实验，不是随机、双盲的病例–对照实验，完整的实验应当包括高砷–补硒组、高砷安慰剂组、低砷补硒和低砷安慰剂组，但由于中国砷中毒地区人口对地方性砷中毒病因的认识都很清楚，他们强烈要求在采取其他措施之前，必须先改水，另外，对部分人群继续高砷对照的设计也有悖人类的伦理道德。

随着地方性砷中毒在世界上被发现的范围越来越大，其治疗也越来越重要。由于单纯的改水和化学拮抗物质对皮肤损伤的作用十分有限，补硒对地方性砷中毒的预防和治疗作用应引起人们的重视。

8.2　硒维康对砷中毒防治的实验研究

硒能抵抗砷的毒性，而且认为有机硒的作用比无机硒更为安全。硒维康是一种有机硒制品，经临床初步使用，已获得明显疗效。为了进一步探讨其对预防和治疗砷中毒的作用和机理，本研究在经过多次预试验的基础上，正式进行了为期100 d 的动物实验。

8.2.1　研究方法

1. 实验动物及饲养条件

SD 大鼠，二级，雄性，体重 100~150 g，由北京医科大学实验动物部提供。动物空腹称重，随机分组，每组 10 只。每周称体重一次，以调整灌胃体积。整个实验过程中，动物自由饮水进食。饮水均经净化过滤处理。饲料经 ^{60}Co 照射消毒。饲养人员和实验人员均按照饲养二级实验动物的消毒隔离要求入室操作。

2. 实验药品的配制及实验剂量

1）亚砷酸钠（$NaAsO_2$）

用蒸馏水配制成水溶液。调节 pH 为 7.0，经口灌胃。染毒剂量均为 7.5 mg $NaAsO_2$/kg 体重。

2）硒维康

每克实验用硒维康含硒量为 0.496 mg。用蒸馏水配制成混悬液，临用前充分摇匀。投药剂量均为 0.025 mg Se/kg 体重。经口灌胃。

3. 实验内容及实验设组

1）实验一　硒维康对慢性砷中毒大鼠的治疗作用实验

首先，诱导出一批砷中毒动物。然后，采用相同剂量的硒维康进行不同方式的治疗，以观察和比较不同处理方式的疗效。

本实验共设 6 个实验组。其中有 4 个组的动物同时开始接受砷的染毒，每只大鼠均接受同等剂量的 $NaAsO_2$，每天经口灌胃一次，连续染毒直至这 4 个组的任何一组动物中刚出现非事故性死亡，此时即定为该 4 个组的动物已产生砷中毒。随即分成 4 种不同方式的治疗组。

第一组，继续染砷同时治疗。当大鼠产生砷中毒后，仍继续按原剂量染毒，但同时开始投予硒维康治疗，每天一次，与 $NaAsO_2$ 先后依次灌胃。

第二组，继续染砷不治疗。当大鼠产生砷中毒后仍继续按原剂量染毒，而且不投予硒维康治疗，作为中毒对照组。

第三组，停砷治疗。当大鼠产生砷中毒后立即停止染砷，同时开始给予硒维康治疗，每天灌胃一次。

第四组，停砷不治疗。当大鼠产生砷中毒后立即停止染砷，且不给予硒维康治疗，仅每天以等体积蒸馏水灌胃一次。

第五组，空白对照。每天以等体积蒸馏水灌胃。

第六组，微核试验阳性对照。与其他各组动物同时进入实验室随机分组，本组动物采用同等条件饲养，同时处死。于处死前 30 h，用环磷酰胺 50 mg/kg 体重腹腔染毒一次，24 h 后用相同剂量重复染毒一次，再经 6 h 后处死动物。取胸骨骨髓制片。

此染毒治疗实验持续进行 100 d 后，用苯巴比妥腹腔注射麻醉动物，股动脉放血处死，取材检验。

此实验共进行 100 d，其中诱导产生砷中毒 60 d，治疗 40 d。

2）实验二　硒维康对砷中毒的预防效果实验

采用与实验一相同剂量的亚砷酸钠和硒维康，给健康大鼠先后依次灌胃，每天一次，连续进行 100 d，以观察硒维康的预防作用。另设 4 个不同类型的对照组，共设 5 个组。由于此实验是与上述实验一同时进行，故有些对照组均要同时进行。具体设组如下：

A 组，预防组，砷与硒依次灌胃，每天一次。

B 组，硒组，是预防药的对照组，仅用相同剂量的硒维康灌胃，每天一次。

C 组，砷中毒组。单独用砷连续染毒，不加硒维康预防。与实验一第二组相同。

D 组，空白对照组。与实验一第五组相同。

E 组，微核试验阳性对照组，与实验一第六组相同。

4. 观察指标及方法

1）生物材料中砷含量测定

取出大鼠胸骨后，立即取出肝、肾等内脏及背部皮肤，用滤纸吸干表面体液，称湿重。存于 -30℃ 冰柜内，统一测定。采用国家一级标准参照物猪肝（GBW08551）进行质量控制。均采用氢化物发生原子吸收测定法测定尿砷、毛砷及皮肤、肾脏、肝脏中的含砷量。

（1）尿砷：整个实验过程，每组固定 2 或 3 只大鼠分别置于不锈钢代谢笼中收集尿液。每周一次，每次收集 24 h 全尿。尿液保存于 -30℃ 冰柜内，待实验结束后，统一测定。采用国家一级标准参照物冻干人尿（GBW09103）进行质量控制。同时测定各份尿液中的肌酐含量，以每克肌酐的含砷量表示。

（2）毛砷：于动物处死前用电动刀推下大鼠背毛（以双肩双髋连线为界）用 0.5% NaOH 洗涤，待清洗干燥后备用。采用国家一级标准参照物人发（GBW09101）进行质量控制。

2）血液红细胞（Rbc）总数和血红蛋白（Hb）含量测定

于动物处死前一天，采尾血，按临床常规方法测定。

3）抗氧化功能测定

（1）全血谷胱甘肽过氧化物酶（GSH-Px）活性测定。用 DTNB 直接法。

（2）血浆丙二醛（MDA）含量测定。改良的八木国夫法。

以上两项指标均在动物处死时，股动脉放血采样。

4）骨髓微核试验

动物放血处死后，立即取胸骨挤出骨髓于一滴小牛血清中，推片，固定，吉姆萨染色。每鼠观察 1000 个嗜多染红细胞中含有微核的细胞数。

5）统计处理

采用算术均数表示平均水平，用 t 检验法与秩和检验法进行显著性检验。

8.2.2 结果和分析

1. 硒维康的治疗效果

1）大鼠尿砷变化

自治疗开始至实验结束，每周收集尿样一次（24 h 全尿），将尿砷结果换算成整个治疗过程中平均每只大鼠尿中相当于每克肌酐的含砷量（表 8-39 和图 8-8）。

表 8-39　不同方式处理砷中毒大鼠的尿砷含量变化

组别	处理方式	样本数/件	尿砷/（mg/g 肌酐）
1	继续染砷，同时投硒	7	4.37±0.87[a]
2	继续染砷，不投硒	12	3.21±0.77[b]
3	停砷，投硒	6	0.03±0.02
4	停砷，不投硒	10	0.04±0.01
5	空白对照	11	0.02±0.01

注：a. 明显高于 2、3、4、5 组，$P<0.001$；b. 明显高于 3、4、5 组，$P<0.001$

第 1 组动物从尿中排出的砷量最高，明显高于其他 4 个组。虽然第 2 组不治疗的大鼠尿中也有多量砷排出，但仍低于治疗组。这说明砷中毒后立即用硒维康治疗，可以加速体内的砷随尿液排出。

砷中毒后立即停止染毒的两个组（第 3、4 组），其尿砷量虽已降低至与对照组无统计学上的差异，但仍看出第 4 组（停砷后不治疗组）的尿砷（0.04 mg/g肌酐）仍高于第 3 组（停砷后治疗组）尿砷量（0.03 mg/g 肌酐）的趋势。从图 8-8可以进一步看出，停砷后，第 3 组的尿砷浓度由高向低呈逐步下降趋势，说明投硒治疗后，起初能促进体内的砷加速排出，直至体内含砷量减少，尿砷含量逐渐下降。而第 4 组停止染砷后，尿砷一直在低水平上下波动，说明未经驱砷

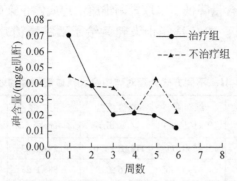

图 8-8　停砷后治疗组与不治疗组尿砷含量变化趋势比较

治疗，机体排砷不通畅。

2）大鼠体内生物材料含砷量比较

所有染过砷的大鼠脏器含砷量均明显高于空白对照组，具有统计学意义。这说明任何处理方式在这段时间内尚不能将体内砷彻底排出体外（表 8-40）。其中第 1 组和第 2 组的肝、肾、皮的含砷量比第 3 组和第 4 组高出几十倍，说明摄入砷后，机体确有排砷的功能。大部分砷主要通过肾脏、肝脏等器官随尿液、粪便等渠道排出体外。尤其是第 1 组染砷同时给予硒维康的大鼠肝、肾含砷量更高，再次说明硒维康具有促进机体加速排砷的功能。

表 8-40　不同方式处理砷中毒大鼠体内砷含量的比较

组别	处理方式	动物数 /只	肾 /(μg/g 湿重)	肝 /(μg/g 湿重)	皮 /(μg/g 湿重)	毛 /(μg/g)
1	染砷投硒	7	853.9±287.1[ab]	3.84±2.63[ab]	2.10±2.10[ab]	14.16±3.29[ab]
2	染砷不投硒	4	762.7±199.7[ab]	2.56±0.67[ab]	1.63±0.60[ab]	14.25±3.90[ac]
3	停砷投硒	5	18.7±9.0[a]	0.67±0.80[a]	0.27±0.11[a]	7.67±3.26
4	停砷不投硒	7	18.6±9.8[a]	0.16±0.13[a]	0.22±0.14[a]	11.09±10.25[a]
5	空白对照	5	0.11±0.06	0.009±0.009	0.11±0.01	1.65±0.58

注：a. 明显高于空白对照组，$P<0.05$；b. 明显高于 3、4 组，$P<0.05$；c. 明显高于第 3 组，$P<0.05$

第 1、2 组的毛砷含量降低不明显，但停砷的两个组中，第 3 组投硒治疗组的毛砷明显下降，而第 4 组不投硒治疗的毛砷虽也下降，但仍高于第 3 组，说明停砷后投硒治疗的驱砷效果更好。

3）硒维康对砷中毒大鼠血液中部分生理生化指标的作用

持续染砷的第 2 组大鼠，红细胞总数和血红蛋白含量均明显低于其他各组，尤其低于空白对照组和停砷投硒维康治疗组（表 8-41）。这说明长期摄入砷可引起红细胞和血红蛋白含量降低。采取投硒维康治疗或停止染砷，均可促使该两项指标逐步恢复至正常。尤其是停止染砷又给予硒维康治疗，补血的效果更为明显。

表 8-41　不同方式处理对砷中毒大鼠血液指标的效果

组别	处理方式	动物数/只	红细胞/(×10¹²/L)	血红蛋白/(g/dL)	丙二醛/(nmol/mL)	谷胱甘肽过氧化物酶/(IU/mg 蛋白质)
1	染砷投硒	7	5.45±1.11	12.12±1.0	4.29±0.83	22.34±9.37
2	染砷不投硒	6	4.97±1.50	11.6±0.8	3.88±1.23	29.68±5.77ᵃ
3	停砷投硒	7	6.55±0.98ᵇᶜᵈ	12.9±0.9ᵇᵉ	3.31±1.43	31.44±3.43ᵃᵇ
4	停砷不投硒	8	5.29±0.97	12.3±0.7	4.85±1.91	28.21±6.66
5	空白对照	6	5.75±2.37	12.7±0.5ᶜ	3.35±0.30	22.92±2.91

注：a. 明显高于第 5 组，$P<0.05$；b. 明显高于第 1 组，$P<0.05$；c. 明显高于第 2 组，$P<0.025$；d. 明显高于第 4 组，$P<0.005$

染砷和给予硒维康治疗，血液中的谷胱甘肽过氧化物酶和丙二醛的变化均无明显规律。可能长期摄入砷以后，机体抗氧化作用在血液中已表现不突出，而主要表现在其他脏器中。

4）硒维康对砷中毒大鼠胸骨骨髓染色体损伤的治疗情况

环磷酰胺阳性对照组的微核率为 33.3‰，明显高于其他各组（表 8-42）。连续染砷不治疗的大鼠微核率虽比第 6 组要低些，但仍高于第 1、3、5 组，差别也有显著性。这说明没有用硒维康治疗的大鼠，体内的砷不能很快排尽，造成染色体的断裂，引起微核率升高。而使用了硒维康治疗的两个组，无论是仍在继续染砷或已停止染砷，其微核率均不升高，与空白对照组无明显差别。这显示出硒维康具有保护染色体免受砷中毒引起的损伤的功能，效果是很明显的。

表 8-42　不同方式处理砷中毒大鼠骨髓细胞微核率的比较

组别	处理方式	动物数/只	嗜多染红细胞/个	微核率/‰
1	继续染砷，同时投硒	7	7000	2.7±0.76
2	继续染砷，不投硒	6	6000	8.0±1.79ᵇ
3	停砷，投硒	7	7000	2.0±1.13
4	停砷，不投硒	8	8000	4.4±1.51ᶜ
5	空白对照	6	6000	2.3±1.12
6	环磷酰胺	6	6000	33.3±5.85ᵃ

注：a. 明显高于所有实验组，$P<0.05$；b. 明显高于第 1、3、4、5 组，$P<0.01$；c. 明显高于 1、3、5 组，$P<0.025$

综合以上各项指标的结果可以看出，硒维康治疗砷中毒的效果是很明显的，主要表现为加速机体排砷，保护染色体，并具有补血的功能。尤其是停止砷染毒后，治疗效果更为显著。

2. 硒维康对预防砷中毒的效果

硒维康与 $NaAsO_2$ 同时摄入 100 d，其预防效果见表 8-43 和表 8-44。

表 8-43　硒维康促进大鼠尿砷排出的效果

组别	处理方式	样本数/件	尿砷/(mg/g 肌酐)
A	硒与砷同时投入	19	6.77±7.91[a]
B	单纯投硒	20	0.03±0.05
C	单纯投砷	28	3.38±2.27[b]
D	空白对照	26	0.03±0.02

注：a. 明显高于其他三个组；b. 明显高于 B、D 组

由表 8-43 可知，单纯投硒与空白对照的尿砷水平是一致的。单纯投砷后，部分砷化物很快从尿中排出，所以尿砷的水平升高，与以上两个组的差异有显著性。但当摄入同样剂量的砷而同时又投服硒维康后，尿砷量则升高更明显，与单纯投砷的尿砷量具有显著差异。这说明硒维康促进砷的排出效果很好，对机体有保护作用。

由表 8-44 可知，单纯染砷可使红细胞和血红蛋白的数量降低，显示出贫血趋势。同时投服硒维康后，该两项指标恢复到正常水平，与空白对照组接近。单纯投服硒维康的大鼠，红细胞和血红蛋白的含量比其他组都高，可见硒维康确实具有补血作用。

表 8-44　硒维康对砷引起的贫血和染色体损伤的预防效果

组别	处理方式	动物数/只	红细胞/($\times 10^{12}$/L)	血红蛋白/(g/dL)	微核率/‰
A	硒与砷同时投入	3	5.32±0.68	12.5±0.5	3.3±1.53
B	单纯投硒	4	7.54±1.04[a]	12.9±1.1[b]	2.3±0.50
C	单纯投砷	6	4.97±1.50	11.6±0.8	8.0±1.79[d]
D	空白对照	6	5.75±2.37	12.7±0.5	2.3±1.21
E	环磷酰胺	6	—	—	33.3±5.85[e]

注：a. 明显高于 A、C 组，$P<0.01$；b. 明显高于 C 组，$P<0.01$；c. 明显高于其他 4 个组，$P<0.0005$；d. 明显高于 A、B、D 组，$P<0.005$

从微核率指标可以看出，砷中毒组微核率明显高于其他三个组。而 A、B、D 三个组之间均无显著差别。这说明硒维康不仅不损伤染色体，还能保护染色体免受砷的损伤。由此可见，硒维康对砷中毒的预防作用也是很明显的。

8.2.3 讨论

1. 硒维康的驱砷作用

砷和硒进入动物体内后，主要都是通过肾脏随尿排出体外。单纯接触砷的大鼠，尿砷虽然很高，而投入硒维康以后的尿砷含量则更高。无论是硒维康与砷同时进入体内，或是机体产生砷中毒以后再投入硒维康，都可使尿砷含量显著提高，而且都具有统计学意义。这说明硒维康具有明显的驱砷作用，可以将体内的砷加速通过肾脏随尿排出体外，从而可以降低甚至清除砷在体内的蓄积，达到预防和治疗砷中毒的效果。

砷还能通过肝脏进入胆汁随粪便排出体外。硒与砷同时进入体内可以在胃肠道内部结合，形成复合物，从胆汁排出。本研究也发现，投入硒维康后，大鼠肝脏含量高于未投硒维康大鼠。虽然未有统计学上的差异，但无论是肝砷含量或是肾砷含量，都是投硒组高于未投硒组。可见，硒维康也能促使砷从胆汁随粪便排出。

在实验结束时，第3组（停砷投硒）的大鼠，尿砷和主要脏器的砷含量均已明显低于继续染砷组，说明硒维康不仅在与砷同时进入体内时具有驱砷作用，而且在机体停止接触砷后，硒维康还能将体内蓄积的砷排出体外，虽然该组大鼠的肾脏和脏器含砷量仍高于空白对照组，这可能是由于治疗时间还不够长，尚未能将砷彻底排尽，故还需继续治疗下去。

第3组（停砷投硒）的尿砷和脏器砷的含量略高于第4组，而毛砷含量略低于第4组。虽无统计学意义，但这一系列差别的趋势反映出第4组停砷后未投硒治疗，因此，排砷功能不如第3组通畅，而进入毛发等蓄积部位的砷却高于第3组。砷在骨骼中贮存后，降解很慢，很难排出体外。因此，如果不用硒维康治疗，部分砷化物就有可能转入其他部位，尤其进入骨骼。

2. 硒维康对染色体的保护作用

无机砷引起染色体畸变是极为灵敏的，文献早已有很多报道，甚至当剂量在 1.0 mg/kg 时，畸变率也很高，尤其是染色体的断裂，比例最大。微核试验就是反映染色体断裂的一项灵敏的指标。投硒维康的大鼠，无论是硒、砷同时投入或是停砷投硒，其胸骨骨髓微核率均处于正常水平，与空白对照组一致，说明染色体未受到损伤。而不投硒组和继续染砷组的微核率均明显升高，差异显著性极为明显。这说明硒维康能降低砷的遗传毒性作用，保护染色体免受损伤。第4组虽已停砷，但未治疗，其染色体还是受到了明显损伤。

3. 硒维康的补血作用

慢性砷中毒对 Rbc 和 Hb 的影响，文献报道不一致，有的发现是 Rbc 和 Hb

均轻度升高，有的认为是轻度降低。投入硒维康以后，Rbc 和 Hb 均能从偏低的水平回升到正常水平，效果明显。经试验，给正常大鼠投入等剂量的硒维康，大鼠的 Rbc 和 Hb 均处于良好的正常水平，说明硒维康具有良好的补血功能。至于该功能是由于其中硒的作用，还是硒维康中的其他有效成分的综合作用，有待探讨。

4. 硒维康的抗氧化功能

含硒的谷胱甘肽过氧化物酶是抗氧化酶的一种，能清除体内过氧化氢和有机氢过氧化物，防止产生丙二醛之类的脂质过氧化产物。硒进入体内可诱导提高 GSH-Px 的活性，减少丙二醛的生成。本次研究的结果对硒维康抗氧化作用未见明显效果，GSH-Px 的活性在各实验组之间无明显规律性变化，MDA 的变化在各组间无明显差异。这可能是本研究在实验结束时，各组动物体内的 GSH-Px 均仍然处于调节代偿阶段，因此个体差异很大，也有可能是由于 GSH-Px 在肝脏中含量最高，而本次实验是测定血液中的含量，因此变动较大，效果不突出。但从能够保护染色体免受损伤的效果来看，硒维康仍然具有一定的抗氧化作用。

5. 硒维康对预防和治疗砷中毒都有明显效果

从本次实验结果可以看出，无论是投硒维康与染砷同时开始，或是出现砷中毒再投硒治疗，在机体排砷、保护染色体免受损伤、恢复 Rbc 和 Hb 至正常水平等方面都有显著效果，说明硒维康对于预防砷中毒和治疗砷中毒确实有好的作用。尤其是停砷后再给予硒维康治疗，其效果更为突出，各项指标都显示是最有效的结果。

6. 硒维康临床剂量的确定

本研究仅通过实验动物，在特定的实验条件下进行的研究。本次实验的用药量不能代表实际的最佳用药量，对临床用药的适宜剂量还应另作研究。

8.3 改善水质

改饮低砷水使其达到国家生活饮用水砷含量的卫生标准，是预防控制饮水型地方性砷中毒的根本措施。地处河套平原的巴彦淖尔市部分地区水砷含量超出国家饮用水卫生标准值 3.5 倍，地方性砷中毒涉及 7 个旗县的 229 个行政村，受害总人口 33 万。其中临河、五原、杭锦后旗 3 个旗县最为严重，重病区人口达 16 万。在各级政府的重视下，巴彦淖尔市加大投资力度，对已发现确认的重点病区村进行了改水，部分病区饮用低砷水已超过 10 年。但是当在重病区切断砷源或离开病区后，砷引起的毒害可持续存在很长时间，并逐渐显示出远期危害。

本部分比较了改水 10 年前后研究人群砷中毒临床皮肤损伤的改变及人体内

砷的负荷和甲基化的变化情况，探讨改水对地方性砷中毒发展的影响，为减轻和治疗慢性砷中毒患者症状、更加科学地评价慢性地方性砷中毒防治效果提供依据。

8.3.1　改水对人体砷变化的影响

1. 改水前后指甲砷水平的变化

改水前后 65 例调查对象的指甲砷水平变化情况详见表 8-45。改水前与改水 10 年后人群指甲砷、男性和女性的指甲砷、患者和非患者的指甲砷均具有显著性差异。改水前男性指甲砷含量显著高于女性，改水 10 年后男性、女性的指甲砷含量无明显差异。改水前患者的指甲砷含量显著高于非患者，改水 10 年后患者和非患者的指甲砷含量无明显差异。

表 8-45　改水前后人群指甲砷水平的变化情况比较

组别		例数	平均值/(μg/g)	S	P
合计	改水前	65	12.3	7.8	<0.001*
	改水后	65	0.6	0.5	
男	改水前	14	16.7	9.2	<0.001*
	改水后	14	0.6	0.4	>0.05#
女	改水前	51	10.8	6.7	<0.001*
	改水后	51	0.7	0.5	>0.05#
患者	改水前	32	11.8	8.3	<0.001*
	改水后	32	0.6	0.3	<0.05&
非患者	改水前	33	9.7	6.9	<0.001*
	改水后	33	0.7	0.6	>0.05&
患者[1]	改水前	28	14.2	8.7	<0.001*
	改水后	28	0.6	0.3	>0.05&
非患者[2]	改水前	12	10.3	9.9	<0.001*
	改水后	12	0.7	0.5	>0.05&

注：1. 改水前和改水后均为患者；2. 改水前和改水后均为非患者；*. 改水前后相比较；#. 男性、女性相比较；&. 患者和非患者相比较

2. 改水前后尿总砷及各形态砷水平的变化

改水前后 65 例调查对象的尿总砷（TAs）及 4 种形态砷（iAs[5]、iAs[3]、MMA、DMA）水平变化情况详见表 8-46。改水 10 年后研究人群、男性和女性、

患者和非患者的 TAs、iAs^3、MMA、DMA 均显著低于改水前。改水前男性 TAs、iAs^5、iAs^3、MMA、DMA 含量显著高于女性；改水 10 年后男性、女性的尿液总砷和各形态砷含量无明显差异。改水前患者和非患者的 TAs、iAs^5、iAs^3、MMA、DMA 含量无明显差异；改水 10 年后患者和非患者的尿液总砷和各形态砷含量也无明显差异。

表 8-46　改水前后人群 TAs 及 4 种形态砷 iAs^5、iAs^3、MMA、DMA 水平的变化情况比较［平均值（S）］　　　　（单位：μg/L）

组别		例数	TAs	iAs^5	iAs^3	MMA	DMA
合计	改水前	65	566.8 (394.1)	8.8 (9.2)	86.6 (70.5)	91.7 (73.5)	381 (262.6)
	改水后	65	37.4 (74.5)	0.5 (1.5)	5.4 (12.0)	6.7 (18.2)	30.6 (81.5)
男	改水前	14	679.6 (402.6)	11.6 (10.7)	127.9 (66.7)	118.6 (79.1)	421.5 (272.1)
	改水后	14	20.6 (21.2)	0.1 (0.3)	3.3 (4.1)	3.5 (2.4)	14.5 (15)
女	改水前	51	467 (378.7)	5.9 (7.8)	67.1 (67)	75.5 (69)	320.9 (255.5)
	改水后	51	43.5 (86.2)	0.6 (1.8)	6.2 (13.8)	7.9 (21.1)	36.7 (94.9)
患者	改水前	32	516.9 (369.2)	9.6 (8.3)	71.2 (61)	84.3 (72.5)	353.5 (247.1)
	改水后	32	28.7 (47.4)	3.8 (4.6)	4.8 (9.4)	4.8 (9.7)	19.1 (27.9)
非患者	改水前	33	504.1 (410.3)	11 (9.4)	83.3 (73.8)	83.6 (72.8)	331 (272.7)
	改水后	33	45.8 (93.9)	2.2 (1.6)	6 (14.1)	8.6 (23.5)	41.7 (110.8)
患者[1]	改水前	28	530.5 (401)	90.9 (73.6)	4.9 (5.8)	89.6 (76.3)	343.1 (262)
	改水后	28	48.3 (97.4)	6.4 (14.6)	2.1 (2.1)	9.1 (24.5)	44.2 (115.2)
非患者[2]	改水前	12	485.7 (461.2)	49 (43.8)	5 (6.3)	70.6 (83.1)	361.2 (336.1)
	改水后	12	19.3 (16.3)	1.9 (2)	0	3.1 (1.9)	14.3 (13)

注：1. 改水前和改水后均为患者；2. 改水前和改水后均为非患者

8.3.2　改水对砷甲基化能力的影响

1. 改水前后砷甲基化能力的变化

改水前后病区人群除% DMA 外，尿液各形态砷含量、分布及甲基化能力均发生了显著变化（表 8-47）。尿液各形态砷含量均显著下降，尿液各形态砷含量和分布% iAs、% MMA 显著下降，甲基化能力 PMI、SMI 显著上升，改水后% DMA 升高但不显著。与对照区相比，改水后病区人群尿液各形态砷含量、分布及甲基化能力均无显著差异，说明改水后病区人群尿砷及甲基化能力可能已恢复至正常。

表 8-47　病区人群改水前后及对照区人群尿液各形态砷含量、分布及甲基化能力

指标	改水前		改水后		P（改水前后）	对照区		P（改水后与对照区）
	平均值	范围	平均值	范围		平均值	范围	
iAs/（μg/L）	90.99	3.61~298.09	2.94	BDL~19.03	0.000	3.55	BDL~33.91	0.789
DMA/（μg/L）	371.77	24.43~1161.71	24.61	0.97~143.10	0.000	17.27	3.69~71.74	0.094
MMA/（μg/L）	90.84	7.07~417.80	4.52	BDL~26.42	0.000	3.16	BDL~9.76	0.064
%iAs/%	16.31	6.45~41.40	9.43	0.00~63.81	0.000	13.33	0.00~59.94	0.292
%DMA/%	67.81	46.05~87.46	75.68	36.19~100	0.074	72.46	22.80~100	0.063
%MMA/%	15.88	5.41~29.60	14.89	0.00~45.10	0.000	14.21	0.00~31.21	0.962
PMI	0.84	0.59~0.94	0.91	0.36~1.00	0.000	0.87	0.40~1.00	0.292
SMI	0.81	0.62~0.94	0.84	0.50~1.00	0.001	0.84	0.57~1.00	0.633

注：BDL 低于检测限

　　病区人群年龄的平均值为 43 岁，范围为 24~66 岁，对照区人群年龄的平均值为 61 岁，范围为 47~80 岁，为排除年龄对两组人群差异性的影响，选择共同年龄段即 47~66 岁人群为研究对象，进行相同年龄段病区人群改水后及对照区人群尿液各形态砷含量、分布及甲基化能力的比较（表 8-48）。结果显示，两组人群尿液各形态砷含量、分布及甲基化能力均无显著性差异。其中，改水后人群尿液 iAs 略低于对照区，DMA、MMA 略高于对照区。相应的，改水后人群尿液 %iAs 略低于对照区，%DMA、%MMA 略高于对照区。改水后，病区人群 PMI 略高于对照区，而 SMI 略低于对照区。

表 8-48　相同年龄段病区人群改水后及对照区人群尿液各形态砷含量、分布及甲基化能力

指标	改水后		对照区		P
	平均值	范围	平均值	范围	
iAs/（μg/L）	2.48	BDL~17.79	3.70	BDL~33.91	0.857
DMA/（μg/L）	24.44	0.97~143.10	17.78	3.69~71.74	0.248
MMA/（μg/L）	4.16	BDL~16.26	3.06	BDL~9.76	0.065
%iAs/%	8.58	0.00~23.64	13.47	0.00~59.94	0.292
%DMA/%	76.25	44.37~100.00	72.80	22.80~100.00	0.124
%MMA/%	15.17	0.00~45.10	13.73	0.00~31.21	0.592
PMI	0.91	0.76~1.00	0.87	0.40~1.00	0.292
SMI	0.83	0.50~1.00	0.84	0.57~1.00	0.969

　　研究区人群改水前后 PMI 变化与对应 SMI 变化的分布如图 8-9 所示，按照 PMI 变化由小到大的顺序排列。随着 PMI 变化的增加，SMI 变化也随之增加，但较 PMI 变化增加缓慢。

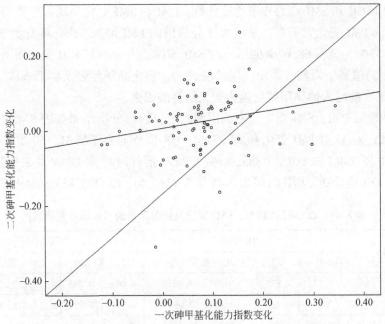

图 8-9　研究区人群改水前后 PMI 变化与对应 SMI 变化的分布

研究区人群 2004 年年龄与改水前后 PMI、SMI 变化的关系如图 8-10 所示。

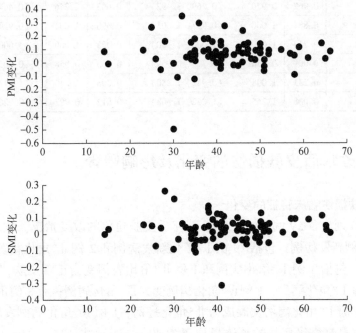

图 8-10　改水前后 PMI、SMI 变化与 2004 年研究区人群年龄的关系

图 8-10 中 PMI 和 SMI 点的分布均较分散，PMI 和 SMI 变化均既有正值又有负值。84.34% 的 PMI 变化大于零，显示大部分居民的 PMI 增加。SMI 变化大于零的比例为 68.67%，显示 68.67% 的居民的 SMI 增加。由年龄与 PMI 变化图可以看出，中间区域的值高于两侧，即中间年龄段的 PMI 变化高于年轻及年老人群。

2. 改水前后人体砷甲基化能力变化的影响因素

改水前后 PMI、SMI 变化及影响因素的逻辑回归分析结果如表 8-49 所示。年龄、%DMA、%iAs 对 PMI 变化有显著影响，OR 值分别为年龄 31~50 岁 6.933、年龄 51~70 岁 3.467、%DMA 0.880、%iAs 1.265。居住时间、%MMA 对 SMI 变化有显著影响，OR 值分别为居住时间 26~45 年 3.733、46~65 年 3.833、%MMA 1.235。

表 8-49　改水前后 PMI、SMI 变化及影响因素的 OR 值和置信区间

指标		PMI 变化			SMI 变化		
		P	OR	95% 置信区间	P	OR	95% 置信区间
性别		0.193	2.870	(0.588, 14.007)	0.663	0.803	(0.299, 2.155)
年龄	31~50	0.015	6.933	(1.453, 33.092)	0.946	0.950	(0.215, 4.206)
	51~70	0.180	3.467	(0.563, 21.350)	0.418	2.167	(0.334, 14.057)
居住时间	26~45	0.807	1.208	(0.265, 5.508)	0.044	3.733	(1.037, 13.445)
	46~65	0.294	2.545	(0.444, 14.585)	0.048	3.833	(1.014, 14.487)
抽烟		0.962	0.970	(0.269, 3.492)	0.663	1.246	(0.464, 3.343)
原水砷含量		0.881	1.000	(0.997, 1.003)	0.390	1.001	(0.999, 1.004)
累积暴露量		0.714	1.000	(1.000, 1.000)	0.053	1.000	(1.000, 1.000)
%DMA		0.009	0.880	(0.799, 0.969)	0.163	0.958	(0.901, 1.018)
%MMA		0.231	1.098	(0.942, 1.280)	0.003	1.235	(1.072, 1.422)
%iAs		0.008	1.265	(1.062, 1.508)	0.812	0.992	(0.926, 1.062)

8.3.3　改水后皮肤损伤的变化及影响因素

1. 皮肤损伤临床特征的变化

表 8-50 列出了 59 例个体在改水 10 年后皮肤角化的改变情况。改水 10 年后出现了 21 例新发病例，包括 19 例 I°角化新发病例和 2 例 II°角化新发病例；有 11 例好转，包括 3 例 I°角化病例和 1 例 II°角化病例变为正常皮肤，6 例 II°角化病例变为 I°角化病例，1 例 IV°角化病例变为 III°角化病例；有 8 例角化病情恶化，包括 7 例 I°角化病例发展成为 II°角化病例，1 例 II°角化病例发展成 III°角化病例。改水前角化症状的整体患病率为 49.2%，改水 10 年后角化患病率为

75.4%，显著升高。

表 8-50　改水 10 年后皮肤角化的改变

改水前皮肤情况	例数	改水后皮肤情况			
		正常皮肤	Ⅰ°角化	Ⅱ°角化	Ⅲ°角化
正常皮肤	33	12	19	2	
Ⅰ°角化	16	3	6	7	
Ⅱ°角化	8	1	6		1
Ⅲ°角化	1				1
Ⅳ°角化	1				1

表 8-51 描述了皮肤损伤组合特征在改水前后的变化。从表 8-51 中可以看出，改水 10 年后，20 例无体征发展成为单体征病例，1 例无体征发展为三联征病例；4 例单体征变为无体征病例；7 例双体征好转为单体征病例，2 例双体征恶化为三联征病例；2 例三联征均好转为单体征病例。

表 8-51　改水 10 年后 65 例个体的角化、脱色、色沉组合特征的变化

体征	改水后临床体征组合特征			
	无体征	单体征	双体征	三联征
无体征	12	20		1
单体征	4	17		
双体征		7		2
三联征		2		

2. 皮肤损伤患病率的变化

如表 8-52 所示，改水前有 55 例皮肤角化，改水后增加到了 97 例。其中，以Ⅰ°皮肤角化为主，改水前后分别有 65.45% 和 73.20% 病例为Ⅰ°皮肤角化。改水前，皮肤色沉和皮肤脱色的病例分别为 6 例和 26 例，改水后皮肤色沉病例增加到 10 例，而皮肤脱色病例则下降到了 19 例。

表 8-52　改水前后皮肤损伤病例和百分比

体征		改水前			改水后		
		男性	女性	合计	男性	女性	合计
皮肤角化	Ⅰ°	24（24.00%）	12（24.00%）	36（24.00%）	46（46.00%）	25（50.00%）	71（47.33%）
	Ⅱ°	9（9.00%）	7（14.00%）	16（10.67%）	18（18.00%）	6（12.00%）	24（16.00%）
	Ⅲ°	1（1.00%）	2（4.00%）	3（2.00%）	1（1.00%）	1（2.00%）	2（1.33%）
	合计	34（34.00%）	21（42.00%）	55（36.67%）	65（65.00%）	32（64.00%）	97（64.67%）

体征		改水前			改水后		
		男性	女性	合计	男性	女性	合计
皮肤色沉	Ⅰ°	1（1.00%）	2（4.00%）	3（2.00%）	2（2.00%）	3（6.00%）	5（3.33%）
	Ⅱ°	—	—	—	1（1.00%）	1（2.00%）	2（1.33%）
	Ⅲ°		3（6.00%）	3（2.00%）	3（3.00%）	—	3（2.00%）
	合计	1（1.00%）	5（10.00%）	6（4.00%）	6（6.00%）	4（8.00%）	10（6.67%）
皮肤脱色	Ⅰ°	7（7.00%）	13（26.00%）	20（13.33%）	3（3.00%）	10（20.00%）	13（8.67%）
	Ⅱ°	2（2.00%）	—	2（1.33%）	—	1（2.00%）	1（0.67%）
	Ⅲ°	—	4（8.00%）	4（2.67%）	4（4.00%）	1（2.00%）	5（3.33%）
	合计	9（9.00%）	17（34.00%）	26（17.33%）	7（7.00%）	12（24.00%）	19（12.67%）

改水前皮肤角化、皮肤色沉和皮肤脱色的患病率分别为36.67%、4.00%和17.33%，而改水后患病率则分别为64.67%、6.67%和12.67%。此外，Ⅰ°皮肤角化、皮肤色沉和皮肤脱色均较高。

砷中毒皮肤损伤患者切断砷源并做体内驱砷治疗以后，虽然尿砷含量恢复到正常水平，但是全身皮肤色素沉着未见消退，色素脱失及双手掌皮疹也未见明显好转。李琼芬等（2008）研究报道云南某自然村终止饮高砷水1年后，皮肤系统的损伤有较明显的改善，以非特异性损伤的皮肤瘙痒、湿疹、花斑癣发病率下降最为显著，而特异性损伤体征［皮肤色素脱落和（或）沉着］仅有几例好转，无痊愈患者，角化和三联征无改善，可能是特异性皮肤损伤较严重，恢复也较慢的原因。王连方（1997）对已改水16年的新疆车排子砷中毒病区进行调查显示，掌趾部角化、躯干雨点状脱色斑点及雨点样褐色色素沉着并未完全消失，尽管患者反应有所减轻，但临床上仍然可以发现，表明摄入过量砷引起的这三种皮肤损伤的康复是需要相当长时间的。本研究结果显示，切断高砷水源10年后，皮肤损伤的患病率不降反升，表明砷的毒性作用继续发展，砷中毒的病情并没有因为改水而得到有效控制。

3. 皮肤损伤变化的影响因素

1）皮肤损伤变化人群体内砷含量特征

改水前病区饮水砷含量超过200 μg/L，改水后（2017年）降至5 μg/L以下。表8-53显示了改水前后不同分组人群尿液总砷及各形态砷含量。2017年不同组别间尿液中iAs、MMA、DMA和TAs差异较小，而2004年不同组别差异较大。RC和IC组人群尿液中iAs、MMA、DMA和TAs较其他组高，其中AC组含量最低，其中位数分别为12.85 μg/L、17.01 μg/L、72.62 μg/L和104.45

μg/L。

表 8-53　改水前后不同分组人群尿液总砷及各形态砷含量

形态		改水后			改水前			P
		范围 /(μg/L)	平均值 /(μg/L)	中位数 /(μg/L)	范围 /(μg/L)	平均值 /(μg/L)	中位数 /(μg/L)	
RC组	iAs	0.08~23.18	6.69	2.67	3.90~286.06	124.66	107.85	0.000
	MMA	0.91~50.80	10.37	23.50	6.42~179.01	109.40	108.05	0.000
	DMA	5.66~124.38	41.71	23.50	25.68~936.78	437.67	371.99	0.000
	TAs	6.65~198.32	58.77	28.86	36.01~1302.18	671.73	533.97	0.000
IC组	iAs	0.58~24.62	4.65	2.52	22.04~397.99	131.21	122.75	0.000
	MMA	1.74~10.45	5.13	3.67	27.80~281.64	126.42	122.51	0.000
	DMA	12.09~54.99	27.64	19.50	158.91~965.94	446.19	314.69	0.000
	TAs	14.41~88.81	37.41	24.06	208.75~1487.16	703.83	559.95	0.000
PE组	iAs	0.62~10.19	3.06	2.30	5.16~135.34	34.51	23.33	0.001
	MMA	1.18~26.42	6.10	3.64	7.17~118.57	39.48	33.63	0.003
	DMA	7.45~90.89	28.37	23.71	24.43~660.73	203.97	153.51	0.003
	TAs	9.25~128.25	37.53	29.14	38.84~914.64	277.96	204.40	0.003
AC组	iAs	0.10~18.66	3.89	2.26	4.91~271.03	51.65	12.85	0.001
	MMA	0.56~15.89	5.36	5.38	3.52~270.00	49.40	17.01	0.003
	DMA	4.29~116.30	29.87	24.76	20.95~794.69	175.20	72.62	0.003
	TAs	5.45~150.86	39.12	33.84	29.37~1335.72	276.25	104.45	0.003
NC组	iAs	0.29~53.35	5.69	2.39	3.36~252.70	72.39	51.68	0.000
	MMA	0.58~49.76	7.91	3.24	2.58~302.73	68.13	49.59	0.000
	DMA	5.13~157.41	37.68	23.19	10.41~1381.13	281.54	231.85	0.000
	TAs	7.26~248.71	51.28	28.15	22.99~1936.56	422.01	338.35	0.000
HC组	iAs	0.20~39.47	4.98	2.11	1.87~279.64	46.34	30.47	0.000
	MMA	0.98~46.12	8.00	4.25	1.69~294.57	54.16	25.43	0.000
	DMA	0.97~203.03	43.90	26.89	19.71~1066.99	240.60	129.20	0.000
	TAs	2.18~288.62	56.87	34.25	24.13~1462.77	341.11	191.42	0.000

　　注：RC组. 痊愈组；IC组. 好转组；PE组. 皮肤损伤不变组；AC组. 加重组；NC组. 新增病例组；HC组. 无皮肤损伤组。下同

2）皮肤损伤变化人群砷甲基化能力特征

　　改水后各组尿液%iAs 均较改水前显著下降；除了 PE 和 HC 组，其他各组尿

液 DMA 均显著上升；除了 IC 组下降外，其他各组尿液%MMA 在改水前和改水后均变化不大（表 8-54）。改水后，各组间尿液%iAs、%MMA、%DMA、PMI 和 SMI 变化均不显著（表 8-54 和表 8-55）。改水前和改水后相比，IC 和 NC 组 SMI 显著上升，但其他组 SMI 均无显著变化。

表 8-54　改水前后不同分组人群尿液各形态砷的分布

形态		改水后			改水前			P
		范围/%	平均值/%	中位数/%	范围/%	平均值/%	中位数/%	
RC组	%iAs	1.23~18.66	10.52	11.07	10.10~28.48	17.93	17.60	0.003
	%MMA	8.09~25.62	15.81	14.92	11.51~25.66	16.96	16.43	0.516
	%DMA	62.72~89.47	73.67	72.51	49.46~78.39	65.12	68.47	0.021
IC组	%iAs	4.05~27.72	10.70	8.52	9.35~32.36	17.95	18.41	0.043
	%MMA	9.29~24.30	13.81	12.07	10.52~21.88	17.42	17.57	0.044
	%DMA	61.92~24.30	75.48	76.70	54.30~76.13	64.63	64.10	0.005
PE组	%iAs	3.93~15.54	8.24	7.47	9.35~16.81	12.18	12.06	0.010
	%MMA	8.46~20.60	14.04	12.11	8.96~23.83	15.14	13.76	0.605
	%DMA	68.06~86.06	77.71	77.60	62.89~81.33	72.68	73.92	0.085
AC组	%iAs	0.79~15.83	8.46	8.90	8.53~28.06	16.44	15.72	0.002
	%MMA	4.49~26.18	15.09	15.45	11.63~22.19	16.19	15.80	0.648
	%DMA	65.37~94.72	76.69	75.86	56.89~78.69	67.37	67.58	0.016
NC组	%iAs	2.21~42.87	10.31	9.68	6.45~42.17	17.19	16.53	0.000
	%MMA	6.33~24.89	14.27	12.77	7.04~24.71	15.50	15.50	0.201
	%DMA	48.19~88.85	75.42	76.01	45.30~84.01	67.31	66.91	0.000
HC组	%iAs	1.44~23.36	8.64	9.29	6.01~20.44	12.78	12.72	0.001
	%MMA	5.52~45.10	15.85	15.39	6.30~21.66	14.21	14.16	0.289
	%DMA	44.37~91.47	75.52	76.07	60.74~86.56	73.01	73.29	0.255

表 8-55　改水前后不同分组砷甲基化能力

指数		改水后			改水前			P
		范围	平均值	中位数	范围	平均值	中位数	
RC组	PMI	0.81~0.99	0.89	0.89	0.72~0.90	0.82	0.82	0.003
	SMI	0.71~0.92	0.82	0.83	0.68~0.87	0.79	0.81	0.189
IC组	PMI	0.72~0.96	0.89	0.91	0.68~0.91	0.82	0.82	0.043
	SMI	0.73~0.89	0.85	0.86	0.72~0.85	0.79	0.80	0.007

续表

指数		改水后			改水前			P
		范围	平均值	中位数	范围	平均值	中位数	
PE 组	PMI	0.84~0.96	0.92	0.93	0.83~0.91	0.88	0.88	0.010
	SMI	0.77~0.91	0.85	0.87	0.73~0.90	0.83	0.85	0.429
AC 组	PMI	0.87~0.99	0.92	0.92	0.72~0.91	0.84	0.84	0.001
	SMI	0.71~0.95	0.83	0.83	0.74~0.86	0.81	0.80	0.296
NC 组	PMI	0.57~0.98	0.90	0.90	0.58~0.94	0.83	0.83	0.000
	SMI	0.72~0.93	0.84	0.85	0.72~0.92	0.81	0.81	0.013
HC 组	PMI	0.77~0.99	0.91	0.91	0.80~0.94	0.87	0.87	0.001
	SMI	0.50~0.94	0.83	0.83	0.75~0.93	0.84	0.84	0.544

3）皮肤损伤变化的影响因素分析

2017 年皮肤损伤的恢复和改善与相关影响因素关系的逻辑回归分析结果如表 8-56 所示。RC 组累积暴露量（CAE）、TAs、%iAs、%MMA、%DMA、PMI、SMI 的 OR 值分别为 1.001、1.005、1.327、1.178、0.836、0.729 和 0.845；IC 组的 OR 值分别为 1.005、1.004、1.093、1.167、0.905、0.915 和 0.871。RC 组%iAs 和%MMA 的 OR 值比 IC 组的 OR 值高，而 RC 组%DMA、PMI、SMI 的 OR 值比 IC 组的 OR 值低。

表 8-56 皮肤损伤恢复或改善的 OR 值和 95%置信区间（RC、IC 组）

影响因素	RC 组		IC 组	
	调整 OR（CI 95%）	P	调整 OR（CI 95%）[a]	P
CAE	1.001（0.999，1.002）	0.135	1.005（0.999，1.001）	0.200
TAs	1.005（1.000，1.009）	0.028	1.004（0.998，1.009）	0.162
%iAs	1.327（1.004，1.874）	0.047	1.093（0.817，1.463）	0.548
%MMA	1.178（0.914，1.518）	0.207	1.167（0.871，1.565）	0.301
%DMA	0.836（0.698，1.001）	0.052	0.905（0.747，1.096）	0.307
PMI	0.729（0.534，0.996）	0.047	0.915（0.683，1.224）	0.548
SMI	0.845（0.694，1.029）	0.094	0.871（0.680，1.116）	0.274
P%iAs	0.910（0.780，1.061）	0.229	0.998（0.839，1.189）	0.985
P%MMA	0.960（0.756，1.220）	0.739	0.871（0.656，1.157）	0.342

影响因素	RC 组		IC 组	
	调整 OR（CI 95%）	P	调整 OR（CI 95%）^a	P
P% DMA	1.072（0.945, 1.216）	0.281	1.048（0.557, 1.230）	0.561
PPMI	1.099（0.942, 1.282）	0.229	1.002（0.841, 1.193）	0.985
PSMI	1.089（0.897, 1.323）	0.389	1.131（0.886, 1.443）	0.323

注：a. 调整性别、年龄、吸烟和饮酒；CI. 置信区间

表 8-57 显示了 2017 年 AC 和 NC 组相关影响因素调整后的 OR 值。AC 组 CAE、TAs、% iAs、% MMA、% DMA、PMI、SMI 的 OR 值分别为 1.000、1.000、1.351、1.159、0.801、0.740 和 0.844。NC 组分别为 1.001、1.000、1.162、1.054、0.908、0.861 和 0.920。

表 8-57　皮肤损伤恶化或新增风险的 OR 值和 95% 置信区间（AC 组与 NC 组）

影响因素	AC 组		NC 组	
	调整 OR（CI 95%）^a	P	调整 OR（CI 95%）^a	P
CAE	1.000（1.000, 1.000）	0.693	1.001（0.998, 1.001）	0.847
TAs	1.000（0.997, 1.002）	0.746	1.000（0.999, 1.002）	0.639
% iAs	1.351（1.052, 1.733）	0.018	1.162（1.030, 1.310）	0.015
% MMA	1.159（0.917, 1.467）	0.217	1.054（0.925, 1.202）	0.427
% DMA	0.801（0.658, 0.974）	0.026	0.908（0.841, 0.980）	0.014
PMI	0.740（0.577, 0.950）	0.018	0.861（0.763, 0.971）	0.015
SMI	0.844（0.690, 1.033）	0.100	0.920（0.825, 1.027）	0.137
P% iAs	0.811（0.629, 1.046）	0.107	0.964（0.908, 1.023）	0.229
P% MMA	0.953（0.789, 1.151）	0.618	0.931（0.856, 1.013）	0.096
P% DMA	1.120（0.968, 1.297）	0.129	1.043（0.996, 1.093）	0.072
PPMI	1.239（0.962, 1.597）	0.097	1.037（0.940, 1.101）	0.165
PSMI	1.077（0.910, 1.274）	0.388	1.072（0.998, 1.152）	0.056

注：a. 调整性别、年龄、吸烟和饮酒；CI. 置信区间

RC 组和 IC 组的平均 CAE 高于其他组（图 8-11），HC 组的 CAE 最低，NC 组和 AC 组的 CAE 高于 PE 组。

总体来说，高砷水暴露导致皮肤损伤的流行。2004 年 RC 和 IC 组 CAE 较高，显示皮肤损伤的恢复和改善可能与改水前 CAE 相关，Seppänen 等（2000）研究

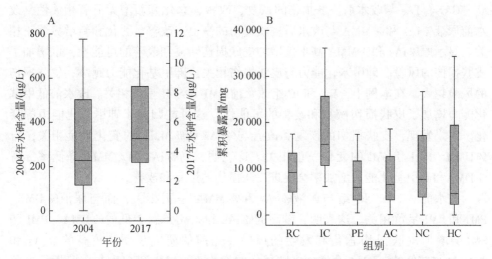

图 8-11　2004 年和 2017 年水砷含量分布（A）及不同分组累积暴露量分布（B）

也显示 RC 和 IC 组较 PE 组改水前水砷含量更低。原水砷含量更低的个体，其皮肤损伤恢复的概率可能更高。因此，原水砷含量与皮肤损伤恢复和改善之间的相关关系还需要进一步研究。然而，HC 和 PE 组较 AC 和 NC 组的 CAE 更低，显示低 CAE 可能增加 HC 和 PE 的比例。

　　暴露于高砷水的人群通常尿液各形态砷含量也较高。在本例中，2004 年 RC 和 IC 组尿液中 iAs、MMA、DMA 和 TAs 的平均值和中位数均高于其他组，而 2017 年 6 组差异不大。改水后 RC 和 IC 组尿液各形态砷含量下降的速率更快，显示尿液各形态砷下降速率可能与皮肤损伤的恢复和改善有关。

　　RC、IC 和 PE 组尿液％iAs 在 2017 年显著下降，说明改水后 PMI 显著上升。RC 和 IC 组尿液％DMA 显著上升，而 PE 组变化不大，显示 RC 和 IC 组尿液％iAs 下降,％DMA 和砷甲基化能力升高的速率更快。RC 和 IC 组的砷甲基化能力比 PE 组更高，显示改水前％iAs、％MMA、PMI 和 SMI 高的人群，改水后砷甲基化能力的增长率更高。尿液 iAs 的毒性高于 MMA 和 DMA。结果表明，砷的毒性随着尿液砷含量的降低而降低。因此,％iAs 和％MMA 的降低，或甲基化能力的增加可能与皮肤损伤恢复和改善的概率有关。

　　砷甲基化能力与砷的毒性及皮肤损伤风险呈负相关。无论是 2004 年还是 2017 年，AC 组比其他组的％iAs 和％MMA 更高,％DMA、PMI 和 SMI 更低。2017 年 NC 组出现了新增皮肤损伤案例。结果显示，NC 组比 HC 组尿液％DMA、PMI 和 SMI 低，而％iAs 和％MMA 更高。然而，2017 年 NC 组％iAs 和 PMI 更高，SMI 更低。这些结果表明，低甲基化能力或低甲基化能力增长率增加了改水后皮肤损伤病情的恶化风险。

CAE、TAs 与改水后皮肤损伤的恢复、改善、恶化和新增无显著相关性，改水前尿液%iAs 和%MMA 与改水后皮肤损伤的恢复、改善、恶化和新增显著正相关。显示原%iAs 和%MMA 高不仅增加皮肤损伤恢复和改善的可能性，也增加了皮肤损伤的风险。砷甲基化能力与皮肤损伤相关，砷甲基化能力越小，皮肤损伤的风险越大。在本例中，RC 和 IC 组改水前 PMI 与 SMI 呈负相关。改水前低甲基化能力增加了皮肤损伤恢复和改善的可能性，这可能归因于砷甲基化能力的变化。结果发现，皮肤损伤的恢复和改善与%iAs 和%MMA 的变化呈负相关，与%DMA、PMI 和 SMI 的变化呈正相关。这表明，高%iAs 和%MMA 降低率，高%DMA 和砷甲基化能力增加率会促进皮肤损伤的恢复和改善。

改水前 AC 和 NC 组与尿液%iAs 和%MMA 呈正相关，而与尿液%DMA、PMI 和 SMI 呈负相关。这表明，较高的%iAs 和%MMA，较低的%DMA、PMI 和 SMI 会增加皮肤损伤恶化和发生的风险。先前的研究表明，较高的%iAs 和%MMA 与较低的%DMA 会增加皮肤损伤的发生率。PMI 和 SMI 与皮肤损伤呈负相关，即砷甲基化能力越小，皮肤损伤的风险越高。此外，尿液%iAs 和%MMA 的降低，尿液%DMA、PMI 和 SMI 的增加也与皮肤损伤的恶化和发生率有关。这可能是由于在 2004 年和 2017 年 PE 和 HC 组的%iAs、%MMA、%DMA、PMI 和 SMI 的变化较小。此外，皮肤损伤的加重和新发可能是由于 2004～2009 年的持续高砷水暴露，而 2009 年的数据缺失。

与其他组相比，PE 和 HC 组改水前%iAs 和%MMA 较低，%DMA、PMI 和 SMI 较高。2004 年与 2017 年 PE 组和 HC 组%MMA、%DMA、PMI 及 SMI 的变化比其他组小，说明 PE 和 HC 组的砷代谢效率与甲基化能力变化较小。因此，PE 组人群的皮肤损伤状态无变化，HC 组未出现新增皮肤损伤案例。

然而，本研究存在一些局限性。首先，2004 年部分人群在 2017 年未能随访。这导致本例中的样本数相对较小，可能会引起逻辑回归结果和结论的偏差。其次，2009 年改水，而当时未进行皮肤损伤的诊断，因此无法确定 2009 年前后皮肤损伤的恶化和新发病率。这可能导致砷甲基化能力的变化与皮肤损伤的恶化和发生率之间的关系存在偏差。最后，基因损伤和基因修复可能影响皮肤损伤的变化，营养状况可能与砷代谢和砷甲基化有关，基因和营养在本例中未被涉及。

下篇

燃煤型地方性砷中毒研究

第9章 燃煤型地方性砷中毒的地理流行规律

9.1 燃煤型地方性砷中毒地理分布

燃煤型地方性砷中毒为我国所特有的砷中毒类型，属于地方性砷中毒的一种，主要是长期暴露于高砷煤的燃用中，引起皮肤色素沉着或（和）脱失、掌趾部皮肤角化等，同时伴有中枢神经系统、周围神经、血管、消化系统等多方面症状的全身性疾病。尽管我国煤砷含量多数在 0.8 ~ 20 mg/kg，平均为 4 mg/kg 左右（陈萍等，2002），与世界平均值 7 ~ 9 mg/kg（Yudovich and Ketris，2005）相比并不高，但在某些地区煤砷含量异常，当地人长期使用高砷煤取暖、做饭和烘烤食物，导致燃煤型砷中毒流行。贵州省西南部和陕西省南部两地区是我国燃煤型砷中毒的主要流行地区，其中贵州省主要分布在黔西南布依族苗族自治州的兴义市、兴仁县和安龙县，以及毕节地区的织金县，病区的患病人数相对较少，但病情重，掌趾角化的检出率高，有部分鲍恩病及皮肤癌患者（张爱华等，2000）；陕西省主要分布在南部的安康和汉中两市 8 县，涉及安康的汉滨、汉阴、石泉、紫阳、岚皋、平利和镇坪等 7 个县区和汉中的镇巴，病区的患病人数较多，但临床特征主要以皮肤损害等轻中毒为主，掌趾部皮肤角化的检出率较低（白广禄等，2006）。

我们重点以陕西南部的 3 县 5 村来分析燃煤型地方性砷中毒的流行规律及病情特征，根据陕西省地方病防治研究所于 2005 年对陕南地区燃煤型地方性砷中毒病区的流行病学面上调查结果（表 9-1），陕西南部地方性砷中毒患者检出率为 32.00% ~ 71.43%，煤砷含量为 2.6 ~ 305 mg/kg。我们在此调查的基础上，依据患病率、煤砷含量和煤源分布情况，从中筛选出 5 个自然村作为燃煤型地方性砷中毒流行病学的重点采样调查点进行了连续两年的流行病学调查分析。这 5 个自然村分别为平利县的长沙铺村，紫阳县的天星村，镇坪县的金坪村、华龙村和民主村，该区域北与汉阴、安康、旬阳 3 县毗连，西与镇巴接壤，南与四川万源、重庆城口毗邻，东与湖北竹溪相接，处于陕、川、渝、鄂 4 个省（直辖市）邻接地带。本次研究对 5 个自然村村民家用石煤砷含量的检测结果分别为 278±44 mg/kg、

175±20 mg/kg、88±8 mg/kg、53±11 mg/kg、3.4±3.3 mg/kg，各村燃煤的来源相对单一，其中民主村作为病区的对照村。当地以石煤取暖已有近百年历史，2004年开始部分居民接受了政府改炉改灶的措施，但是由于长期形成的生活习惯，大多数居民仍然将传统的地炉和新的铁炉同时使用。因此，当地居民除了外出务工的时间几乎是终生暴露于高砷煤环境中。

表9-1　陕西南部20个村砷中毒的调查情况（面上调查结果）

地名	调查人数	砷中毒患者检出率/%	煤砷含量/（mg/kg）	煤源
石香炉村	18	61.11	254±119	
长沙铺村	38	44.74	305±90	三里垭煤矿石煤
八道镇	18	44.44	202±130	
八仙镇	34	44.12	182±95	
芙蓉坝村	25	48.00	202±76	
佐龙镇	29	51.72	108±70	
红椿镇	26	42.31	75±31	
崖峰村	25	32.00	184±156	
天星村	61	42.62	159±29	本村红旗矿石煤
蒿坪镇	51	41.18	123±76	
金坪村	27	33.33	107±17	斐河乡县矿石煤
大坝村	15	53.33	105±69	
华龙村	11	45.45	34±3	华龙村旁乐欣矿石煤
双河村	21	71.43	192±37	
田坝村	26	46.15	225±47	
民主村			2.6±1.95	大河煤矿石煤

注：本数据由陕西省地方病防治研究所提供

5个典型燃煤型地方性砷中毒村的人口总数为1302人，抽检499人（抽检率38.3%），按照WS/T 211—2015规定的分级标准，以轻度及其以上症状的患者数量计算，具有砷中毒的皮肤损伤特征的患者检出率为18.6%（表9-2）。民主村未发现砷中毒患者，仅检查出3名疑似砷中毒患者，均为男性，年龄分别为50岁、54岁和63岁，皮肤损伤症状均为皮肤脱色Ⅰ°或着色Ⅰ°。

表 9-2　陕西南部石煤地区 5 个典型村的砷中毒患病情况

调查地点	总人数	抽检人数	砷中毒人数			砷中毒患者检出率/%
			轻度	中度	重度	
民主村	306	82	0	0	0	0
金坪村	144	83	3	5	0	9.6
华龙村	237	95	4	5	0	9.5
长沙铺村	324	143	9	21	8	26.6
天星村	291	96	15	19	4	39.6
合计	1302	499	31	50	12	18.6

在 5 个自然村中，天星村的砷中毒检出率最高，为 39.6%。根据卡方检验的结果，天星村的砷中毒检出率显著高于长沙铺村、金坪村和华龙村。长沙铺村砷中毒检出率显著高于金坪村和华龙村。金坪村和华龙村的砷中毒检出率的差异无显著性。计算各村居民患砷中毒的相对危险性，结果显示：天星村居民患砷中毒的相对危险性是长沙铺村居民的 1.8 倍，是金坪村居民的 6.1 倍，是华龙村居民的 6.2 倍；长沙铺村居民患砷中毒的相对危险性是金坪村居民的 3.4 倍，是华龙村居民的 3.5 倍。因此，4 个有砷中毒皮肤损伤个体检出的村子的病情顺序为：天星村>长沙铺村>金坪村≈华龙村。

图 9-1 表征了陕西南部典型村的砷中毒检出率和性别、年龄的关系。如图 9-1 所示，男性和女性的砷中毒检出率都随着年龄增加而升高；各年龄段男性的砷中毒检出率均高于女性，表明男性病情比女性重，高年龄组病情比低年龄组重。

砷中毒患者的年龄及性别分布情况如图 9-2 所示。在陕西南部燃煤型地方性砷中毒地区，砷中毒患者主要集中在 40 岁以上人群，占患者总数的 98%；长沙铺村和天星村各检出一名 40 岁以下的皮肤损伤患者，其他村无 40 岁以下患者；砷中毒患者以男性为主，各村的砷中毒患者中男性的数量均多于女性，男女患者分别占 78.5% 和 21.5%。

图 9-3 是 4 个典型村男性和女性的砷中毒分级诊断结果。各个村子的男性患者均以中度中毒为主，天星村和长沙铺村检出了重度砷中毒患者，华龙村和金坪村没有男性重度患者；除长沙铺村之外，各个村子的女性砷中毒患者均以轻度中毒为主，天星村、金坪村和华龙村均无女性重度患者；长沙铺村女性患者以轻度和中度中毒为主，占总的女性患者人数的 87%。总体上，陕南燃煤型地方性砷中毒地区的砷中毒流行特征为男性患者以中度中毒为主，占患者人数的 60%；女性患者以轻度中毒为主，占患者人数的 65%。

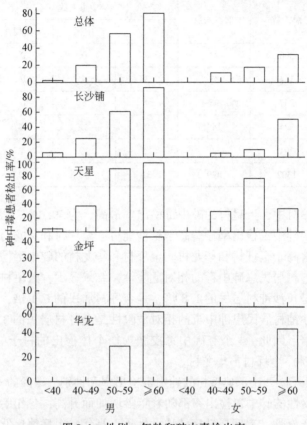

图 9-1　性别、年龄和砷中毒检出率

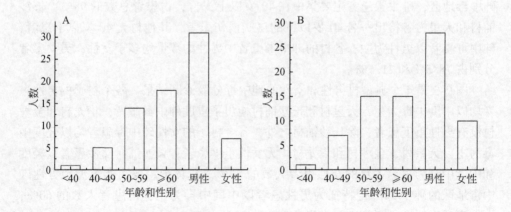

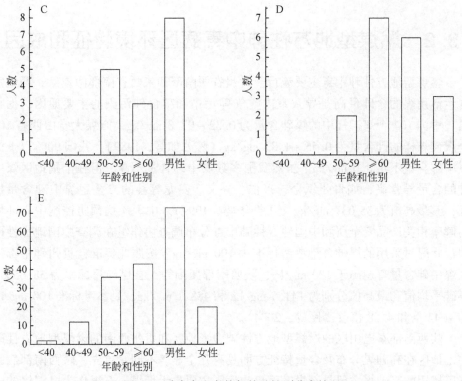

图 9-2　砷中毒患者的年龄及性别分布情况
A. 长沙铺村；B. 天星村；C. 金坪村；D. 华龙村；E. 总体情况

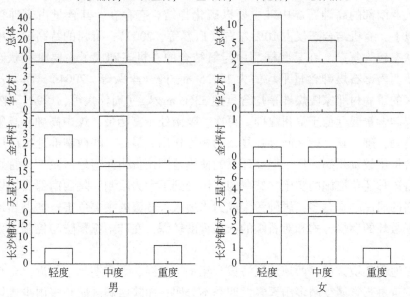

图 9-3　砷中毒的分级诊断结果

9.2 燃煤型地方性砷中毒病区环境特征和成因

燃煤型地方性砷中毒主要流行于贵州省西南部和陕西省南部两地区，两地室内生活用煤的含砷量高是导致室内空气砷污染和粮食砷污染的主要原因。据报道，中国 107 个煤矿样中的煤砷含量为 0.32 ~ 97.8 mg/kg，产煤大省山西省 107 个煤矿煤样的砷含量为 0.55 ~ 4.83 mg/kg（陈冰如等，1989）。我国 90% 以上的煤中砷含量不足 8.0 mg/kg。虽然我国多数煤中砷含量不高，但在个别地区煤中砷的含量异常高，如贵州织金、兴仁、兴义、安龙等县的二叠纪煤中砷含量极高，其最高值为 35 037 mg/kg（丁振华等，1999）。中国疾病预防控制中心环境与健康相关产品安全所和中国地方性砷中毒分布调查协作组在调查中国地方性砷中毒状况时采用的煤砷含量参考标准为 100 mg/kg。按照此标准，贵州砷中毒病区煤中砷含量普遍高于 100 mg/kg，陕西南部紫阳等 5 县煤砷超标率为 58.05%，煤砷平均值和最高值分别为 141.5 mg/kg 和 488.1 mg/kg，是参考标准 100 mg/kg 的 1.42 倍和 4.88 倍（李跃等，2004）。

陕西南部秦巴山区的燃煤型地方性砷中毒地区和贵州西南的燃煤型地方性砷中毒地区在高砷煤分布及含量特征方面具有几个显著不同：首先，陕西南部病区居民燃用的高砷煤主要是石煤，而贵州病区主要是无烟煤。石煤作为腐泥煤的一种，其灰分含量要高于作为腐植煤的无烟煤，两者砷的赋存状态也存在一些差异，陕西南部的高砷石煤中砷主要以硫化物结合态存在，其含量占煤砷含量的 75% 以上，有机结合态仅占 10% 左右（唐磊等，2009），贵州的特高砷煤中砷的赋存状态较为复杂，在某些样品中与氧结合的有机态砷成了主要赋存状态。其次，陕西南部石煤砷含量平均值为 141.5 mg/kg（李跃等，2004），而贵州砷中毒地区的重病村邓家院煤砷平均含量达 3360 mg/kg（周代兴等，1994），陕西南部石煤砷含量要远低于贵州煤砷。再次，陕南处于富硒带，煤中高砷、高氟的同时还高硒，砷、氟、硒之间存在复杂的相互作用。最后，陕西南部地区砷中毒的煤砷含量虽较贵州病区低，但高砷煤的使用范围比贵州西南地区更广，特别是随着退耕还林还草措施的实施，柴草的燃用受到了大力限制，陕西南部当地以石煤为燃料的居民越来越多，煤砷污染成为当地人群健康的主要危害，加上当地居民习惯于敞灶的燃煤方式和对石煤的依赖程度较深，在砷中毒预防与控制方面难度更大。

在地理环境方面，两地病区海拔、年平均气温、无霜期基本相近，全年总体气候特点贵州省属少晴多雨天气，四季不分明；而陕西病区属晴多雨少气候，四季较分明，年平均降雨量贵州省显著高于陕西省。因此，贵州省病区日晒时间相对较少，空气湿度大，在煤火干燥粮食（主要是玉米等）、蔬菜（主要是辣椒等）的时间方面相对较陕西病区长，导致食物砷含量较高，这也是环境气候不同所致贵州省砷中毒较陕西病区严重的一个重要原因。两地病区均属于山大沟深、交通相对闭塞的地方，境内千山重叠、峰险谷深、河流纵横，深切割达千米以上，褶皱断裂发育，岩石裸露，具有十分典型的山区地形地貌特征，是我国主要的贫困地区之一，也是燃煤型氟中毒、地方性砷中毒、碘缺乏等多种地方病的高发区。

在区域地质特征方面，贵州的地层发育齐全，自中元古代至第四系均有出露，海相地层的层序连续，赋存有丰富的煤、磷、铝、锰和大理石等沉积矿产。中、晚元古宙以海相碎屑沉积为主，古生代至晚三叠世以海相碳酸岩沉积为主，晚三叠世晚期以后则全为陆相碎屑沉积。贵州的火成岩出露面积不大，分布也较零星，但类型多；岩浆活动时间漫长，以基性岩最为发育，中元古代和晚古生代（二叠纪）的活动最为强烈。贵州西部（惠水—金沙一线以西）是全省主要的富煤区，储量大，品种全。贵州西部聚煤期有石炭纪、二叠纪、三叠纪，其中二叠纪龙潭期是全省的主要聚煤期，煤层分布广、含煤性好，可采储量占已探明储量的97%。北西向的紫云—垭都深断裂和北东向的师宗深断裂将贵州西部地区分割成东西南北4块，高变质的无烟煤全部分布于南北两部分，而低变质的烟煤则偏集于东西部分。构造以断裂、褶皱为主。火成岩主要为海西期（二叠纪）大陆溢流拉斑玄武岩。

陕西南部地区绝大部分地层则属于秦岭地槽区岚皋—竹溪地层分区。境内主要发育和分布着下古生界地层，本区下古生界地层发育完整，大都为地槽型海相沉积，寒武系是本区出露最广泛的地层，发育完整，厚度大，生物化石相对贫乏。下寒武统主要由碳质板岩、含碳硅板岩和碳酸盐岩组成，赋存有毒重石、重晶石、磷块岩、黄铁矿、石煤、石板等矿产。中、上寒武统主要以泥灰岩、灰岩、砂屑灰岩及钙质板岩为主，中夹有碳板岩和石煤层，其中夹有数层辉绿岩及次火山岩体和岩层。由于受褶皱和断裂的影响，形成由北而南叠瓦状重复，总体成北东倾伏和单斜构造。同时陕西南部地区奥陶系出露也较广，与下伏寒武系呈整合接触，主要发育碳质、泥质碎屑岩，内含数量不一的碳酸盐岩。南秦岭北大巴山区的紫阳、平利、岚皋一带，志留系仅发育中下统。下统发育完整，以黑色碳板岩、含碳粉砂质板岩、粉砂质细砂岩为主，与下伏奥陶系芭蕉口组整合接触，中统的下部为黑色含黄铁矿碳板岩夹薄层粉砂岩，富含笔石化石，中、上部也为含硅粉砂质碳板岩，但岩石风化褪色为浅灰色，局部地区夹有数层块状生物碎屑灰岩及粗面质火山熔岩。

第10章　燃煤型地方性砷中毒病区环境中的砷

10.1　环境砷的分布

10.1.1　环境砷含量标准

　　煤中的砷是挥发性较强的元素，煤燃烧时，无论是无机砷还是有机砷，几乎都生成剧毒的三氧化二砷，并富集在燃煤形成的细颗粒中。砷有剧毒，长期摄入能引起慢性砷中毒，因此各国环保部门对大气、水体和食物中砷的允许浓度都做了严格规定（表10-1）。《工业企业设计卫生标准》（TJ 36—97）中规定我国居民生活区空气中砷的最高容许浓度为 3 $\mu g/m^3$，《工作场所有害因素职业接触限值（化学有害因素）》（GBZ 2.1—2007）中规定，砷及其无机化合物（以 As 计）时间加权平均允许浓度及短时间接触允许浓度分别为 10 $\mu g/m^3$ 和 20 $\mu g/m^3$；但 GB 16297—1996《大气污染物综合排放标准》及《中华人民共和国大气污染防治法》中均未对空气中总砷含量的限值进行规定。欧盟和美国也没有关于砷的环境空气质量限制，部分欧盟成员国建立了非法律约束的指南或目标值，范围是0.0005～0.0125 $\mu g/m^3$。我国卫生部门规定生活饮用水砷不超过 0.01 mg/L（GB 5749—2006）。已作废的 GB 2762—2005《食品中污染物限量》中不对总砷进行规定，而是相应地对无机砷进行限量，如粮食中无机砷的限量为 0.1～0.2 mg/kg，蔬菜、水果、肉、蛋的无机砷限量为 0.05 mg/kg。代替 GB 2762—2005 的 GB 2762—2017《食品中污染物限量》则规定了粮食、蔬菜、肉类等的总砷限值，并对大米和鱼类等单独规定了无机砷的限值。

表10-1　标准中的空气、水、蔬菜和粮食砷含量限值

指标	室内外空气 /($\mu g/m^3$)	室外空气 /($\mu g/m^3$)	水砷 /(mg/L)	蔬菜砷 /(mg/kg)	粮食砷 /(mg/kg)	大米砷 /(mg/kg)	鱼类砷 /(mg/kg)
标准限值	3	0.0005～0.0125	0.01	0.5	0.5	0.2（无机砷）	0.1（无机砷）
来源	TJ 36—97	欧盟成员国	GB 5749—2006	GB 2762—2017			

10.1.2 病区环境砷的含量

表 10-2 是周运书等（2007）综合部分文献对贵州和陕西两个病区环境砷含量的比较结果，可以看出陕西病区煤砷含量显著低于贵州病区；贵州病区高砷煤所致环境、食物污染较为严重，各类监测样品含砷量普遍较高且超过国家规定标准限值较多。因此，贵州病区水土环境及食物受到高砷煤二次污染严重，病区群众长期暴露于高砷环境，是砷中毒病情逐步加重的主要因素；而陕西病区除室内空气、辣椒监测数据超标外，其饮水、土壤均未受到高砷煤的二次污染，表明高砷煤的饮水及食物暴露对陕西病区群众的健康影响要小于贵州病区。

表 10-2　两病区环境样品及食物砷含量的比较

地区	土壤/（mg/kg）	饮水/（mg/L）	室内空气/（μg/m³）	辣椒/（mg/kg）	玉米/（mg/kg）	煤砷/（mg/kg）
贵州	65.2	0.062	455	512	4.13	8300
陕西	4.87	0.002	4.76	0.66	0.52	488

表 10-3 是我们对陕南 5 个采样点的环境砷含量监测结果，除华龙村和对照民主村之外，其余 3 个村的烤火间空气砷含量均超过我国的标准（3 μg/m³），其中长沙铺村烤火间空气砷浓度最高，平均值是标准值的 9.4 倍，天星村平均值约是标准值的 6.7 倍，金坪村平均值约是标准值的 2 倍，华龙村和标准值相当。长沙铺村和天星村的卧室空气砷浓度分别约是标准值的 1.6 倍和 1.2 倍，其余各村均不超标。各村的室外空气砷含量均不超标，但是除了民主村外，其余 4 村均超过欧盟成员国关于室外空气砷含量的上限（0.0125 μg/m³）。各村水砷浓度均低于国家饮用水质量标准上限 0.01 mg/L。各村蔬菜中的土豆和白菜含砷量平均值均不超过国家标准的上限（0.5 mg/kg），样本个体中也无砷超标现象。各村大米、玉米的平均砷含量均未超过国家标准规定的粮食含量限值（0.2 mg/kg），但有个别样品超标；辣椒的砷含量平均值天星村和金坪村超标，其他三村则均不超标，但长沙铺村接近标准限值。

表 10-3　各村的空气、水、粮食及蔬菜砷含量（平均值±S）

指标	民主村	金坪村	华龙村	长沙铺村	天星村
烤火间空气/（μg/m³）	0.2±0.1	6.2±4.0	2.3±3.0	28.2±27.0	20.2±23.0
卧室空气/（μg/m³）	0.1±0.1	1.2±1.0	0.7±0.8	4.9±3.2	3.6±2.8
室外空气/（μg/m³）	0.01±0.01	0.03±0.01	0.04±0.03	0.23±0.08	0.11±0.02

指标	民主村	金坪村	华龙村	长沙铺村	天星村
水/(μg/L)	3.3±2.4	3.9±2.4	3.1±2.5	2.4±1.3	2.3±0.9
土豆/(μg/kg)	2.2±0.9	5.8±4.3	1.2±0.5	8.2±2.4	9.8±5.6
白菜/(μg/kg)	9.0±2.9	8.1±3.9	7.8±2.3	16.9±5.0	26.0±10.4
玉米/(μg/kg)	12±5	76±123	36±57	93±155	92±119
大米/(μg/kg)	103±15	141±40	121±11	126±12	135±41
辣椒/(mg/kg)	0.05	1.23	0.30	0.48	1.19

上述结果表明，在燃煤型地方性砷中毒病区，空气砷是最主要的人体暴露来源，显著区别于饮水型地方性砷中毒的砷暴露途径。煤砷主要是通过燃烧释放到空气从而影响人体健康的，因此探讨高砷煤燃烧的砷释放及病区室内外空气砷含量的特征就显得十分必要，通过对高砷煤燃烧后室内外空气样品的采集分析，病区空气砷含量特征方面我们获得了以下几项结果。

1. 室内空气砷含量与煤砷含量呈显著的正相关

47 户烤火间空气砷含量与各自煤砷含量进行的相关分析表明（图 10-1），烤火间的空气砷含量与煤砷含量呈显著的正相关，其含量随煤砷含量的增加而显著增加。

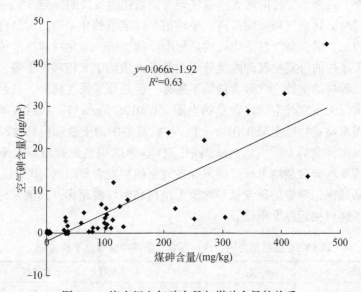

$$y=0.066x-1.92$$
$$R^2=0.63$$

图 10-1　烤火间空气砷含量与煤砷含量的关系

2. 空气砷颗粒物粒径减小，砷含量则增大

在大小相近、结构类似的 4 个烤火间进行了不同砷含量煤的燃烧试验，并用安德森采样器进行了分级采样，测定结果见图 10-2，煤砷含量分别为 6 mg/kg、53 mg/kg、161 mg/kg 和 267 mg/kg 的 1、2、3、4 号烤火间 24 h 空气各粒径颗粒物总砷的平均含量分别为 0.035 μg/m³、1.35 μg/m³、10.2 μg/m³ 和 18.2 μg/m³，随煤砷含量的增加而显著增加；从图中空气中不同粒径颗粒物的砷含量分布看，随颗粒物粒径减小，砷含量增大；在不同砷含量的煤燃烧后砷在空气中的谱分布差异主要体现在粒径小于等于 2.1 μm 的部分，空气砷的大部分也集中在这一粒径范围，4 种煤砷条件下该部分砷含量均大于 55%，分别为 56%、75%、87% 和 91%，随着空气总砷含量的增加，所占比例也增加，表明砷易富集在室内空气中的细颗粒部分。

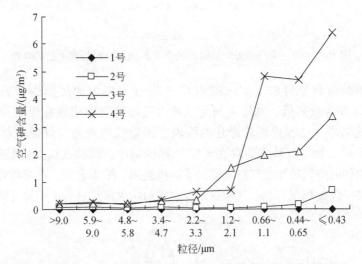

图 10-2 不同砷含量的煤燃烧后空气不同粒径颗粒物砷含量的分布

3. 天气状况对室内空气砷含量的影响不大

天气状况可能影响室内的通风状况，进而影响室内空气砷的扩散并对其含量产生影响。为比较天气状况对烤火间砷含量分布的影响，对同一烤火间在晴天和阴雨天各进行了 1 次连续 24 h 的采样，结果表明，两种天气状况下，室内空气中 24 h 的总砷含量和各粒径颗粒物砷含量均相近，砷含量在不同粒径颗粒物中分布的谱图也基本一致，表明天气对室内空气砷含量随粒径的分布没有明显影响（图 10-3）。

4. 煤燃室内空气砷含量变化与粉尘浓度呈正相关

为了解农户现场燃煤过程中空气砷含量的变化，实验对煤砷含量为 311 mg/kg

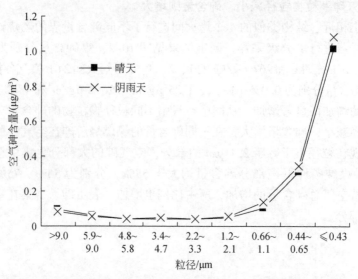

图 10-3 同一房间晴天和阴雨天的空气不同粒径颗粒物中的砷含量

的农户 A 和煤砷含量为 82 mg/kg 的农户 B 进行了煤炉加煤燃烧试验，结果表明，无论煤砷含量高低，其烤火间空气砷含量高峰值均出现在煤炉添加煤后的 3 ~ 4 h，这基本上也是煤燃烧最旺的阶段，即空气砷含量与煤燃烧状况是相关的（图 10-4）。因空气砷主要存在于空气颗粒物中，试验在煤燃烧较旺的时期，对一个烤火间的空气砷和空气粉尘进行了同步监测，结果表明，在煤砷含量、房屋结构等条件一致的情况下，空气砷含量与空气粉尘含量呈显著正相关（图 10-5）。

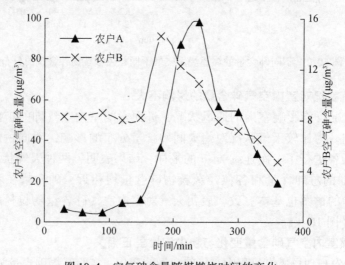

图 10-4 空气砷含量随煤燃烧时间的变化

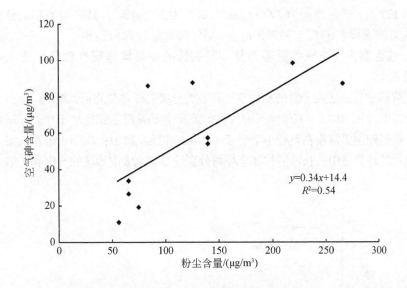

图 10-5　烤火间空气砷含量与粉尘含量的关系

5. 室外空气总砷含量与当地煤砷含量有显著的相关性

对调查区 5 个典型村的室外空气总砷的测定表明，室外空气砷与当地煤砷的平均含量有显著的正相关性，空气砷含量随煤砷含量的增加而显著增加，即当地室外空气砷污染主要受燃煤砷的影响（图 10-6）。作为对照的镇坪民主村室外空气砷含量为（12.5±6.9）ng/m³。在 4 个出现砷中毒的村中，室外空气砷的平均

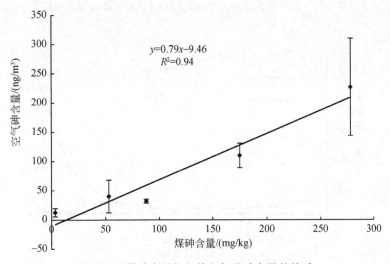

图 10-6　煤砷含量与室外空气总砷含量的关系

含量为 127 ng/m³，最高为 290 ng/m³，最低为 20 ng/m³，其平均值和最低值都超过了欧盟国家设立的 0.5 ~ 12.5 ng/m³空气砷含量目标值范围。

6. 病区室内外空气含量差异及与非病区的差异均体现在粒径小于 0.43 μm 的颗粒物上

对煤砷中毒病区两个村的室外空气颗粒物分级采样并与北京大屯地区室外空气样的比较表明（图 10-7），室外空气砷含量的差异主要表现在粒径小于 0.43 μm 的颗粒物上，空气砷主要富集在粒径小于等于 1.1 μm 的颗粒物中；在小于等于 0.43 μm 粒径颗粒物的砷含量中，长沙铺村和金坪村分别约是北京大屯地区的 5 倍和 3 倍。

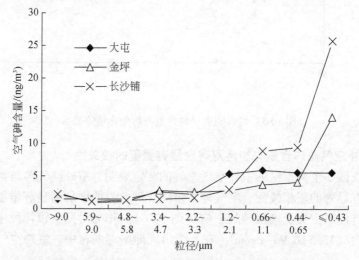

图 10-7　不同地区室外空气不同粒径颗粒物中砷含量的比较

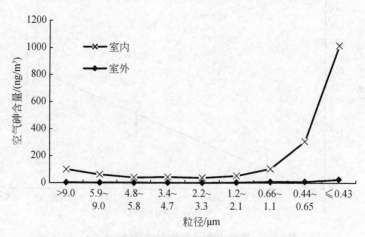

图 10-8　病区室内外空气不同粒径颗粒物中砷含量的比较

比较农户的烤火间与庭院空气砷含量可以看出，室内空气总砷含量及各粒径颗粒物中砷含量均大于室外空气，在粒径小于等于 2.1 μm 部分的差异明显增大，粒径小于等于 0.43 μm 的部分差异最大，为 990 ng/m³，占室内外空气总砷差异的 58%，即病区室内外空气砷含量的差异也主要表现在细颗粒物部分（图 10-8）。

10.2 环境砷的暴露途径和暴露评估

10.2.1 燃煤砷的暴露途径

饮水型地方性砷中毒人群主要经消化道摄入砷，而燃煤型地方性砷中毒的暴露途径较饮水型要复杂得多，除呼吸和皮肤暴露外，室内烘烤污染的食物、燃烧后的煤渣中砷通过淋溶作用污染的土壤及水体，都可通过粮食、蔬菜或饮用水进入人体。燃煤型地方性砷中毒病区的砷暴露途径从采掘高砷煤开始，高砷煤燃烧污染了室内空气，使粉尘含砷量升高，黏附皮肤或污染室内的粮食和蔬菜；含砷粉尘及煤渣又污染了土壤和饮用水（包括地表水），被生长在上面的农作物吸收；人体暴露于高砷空气中，加上食用高砷污染的食物和水经过一定时间的砷累积便可导致砷中毒。

呼吸道是最主要的暴露途径。病区冬季寒冷潮湿，居民多燃用煤来取暖，高砷煤中的砷通过燃烧后被释放到空气中。由于生活习惯和当地落后的经济条件，当地居民长期使用无烟囱、无炉盖的敞开式简易炉灶。这种炉灶多安放在堂屋内，有些经济条件较差的则放在居室内，导致室内空气砷含量很高。居住区大气中砷的最高容许浓度为 3 μg/m³（《工业企业设计卫生标准》，TJ 36–97），经调查陕西南部 5 县室内空气砷平均值和最高值分别为 4.76 μg/m³ 和 63.83 μg/m³，是 3 μg/m³ 的 1.59 倍和 21.28 倍，超标率为 30.65%。

除了呼吸道暴露途径之外，燃煤型地方性砷中毒病区居民日常食用的粮食、蔬菜和饮水通过消化道途径的砷暴露也不能忽视。早有报道证实，贵州省地方性砷中毒是由于人群吸入砷污染的空气和摄入高砷煤烘烤过的高砷粮食与辣椒所致。贵州病区玉米收成季节多阴雨潮湿，人们用敞开式炉灶直接烘烤玉米，使其在短时间内干燥以防止霉变，因此玉米砷含量很高。周代兴等（1994）在贵州省兴仁县地方性砷中毒病区用当地高砷煤（砷含量 3200 mg/kg）和非病区普通煤（砷含量<45 mg/kg）进行模拟烘烤玉米的对比试验，经高砷煤烘烤 1 周后的玉米粉，砷含量由原来的 0.41 mg/kg 增至 82.3 mg/kg，普通煤烘烤 1 周后的玉米粉砷含量由原来的 0.41 mg/kg 增至 1.08 mg/kg，两者之间砷含量相差 75 倍。当地

居民还有食用辣椒的习惯，烘烤过的辣椒砷含量达（512.0±300.4）mg/kg，明显高于对照；在对总砷摄入量的分析中发现，病区人群高砷摄入途径中，由室内空气的吸入量、玉米和辣椒的摄入量占总摄入量的85%以上，分别约占44%、28%和16%（周代兴等，1993）。

此外，皮肤也是不容忽视的砷暴露途径之一。病区居民中男性在家庭中多承担砸煤的工作，喜欢玩耍的小孩子用手直接玩煤，都使手部皮肤能够直接接触砷；人体皮肤裸露的部分暴露在高砷空气中，砷直接渗透皮肤进入体内，但是关于病区皮肤暴露的研究比较少。王穗英和海新华（1996）研究了70例由皮肤接触用含8%三氧化二砷的白蚁药喷洒过的床板而引起急性砷中毒的患者，患者约在皮肤直接接触砷12 h后开始出现皮肤瘙痒、丘疹、疱疹，而后发生蚕豆大小的圆形、椭圆形溃疡面，和经呼吸道、消化道摄入砷不同的是，没有出现神经、呼吸、消化道等系统的全身中毒症状，抽血检验结果显示肝功能没有出现异常；血清砷结果显示，通过皮肤吸收的砷可进入血液循环，且含量较高，说明砷通过患者皮肤被吸收，但是目前还没有人对皮肤吸收的砷进行定量研究。由此可见，燃煤型地方性砷中毒的砷暴露途径明显比饮水型复杂，很大程度上导致煤砷暴露量估算的困难性。

10.2.2 燃煤砷暴露及砷中毒的影响因素

1. 房屋结构对砷暴露的影响

燃煤型地方性砷中毒主要是燃用高砷煤引起空气污染，经呼吸道摄入导致的，因此居室通风情况的好坏应该会影响砷的摄入。燃煤型地方性砷中毒病区村民因经济条件的不同，居住房屋的类型及结构存在较大差别，为分析房屋类型在砷暴露方面的影响，我们调查了陕西省平利县长沙铺村和紫阳县天星村共143位居民的住房情况，调查发现当地房屋可分为两类，即烤火间独立的房屋和烤火间非独立的房屋。烤火间非独立的房屋是指烤火间封闭性较差，兼客厅甚至厨房的功能，它有多个门，甚至房间上部都是与卧室等其他地方相通的，这种房屋一般为土木结构，建筑年代相对久远；烤火间独立的房屋是指烤火间或厨房与卧室是有较为严密的墙和门隔开，相互间的空气交换较为困难，主要是砖结构房和砖混结构房。两种类型的房屋分别占调查户数的67.13%和32.87%。烤火间非独立房屋的砷中毒检出率为88.2%，显著高于烤火间独立房屋的51.6%，表明房屋的结构对砷中毒发病有明显的影响（表10-4）。长沙铺村村民主要居住的是土木结构房子，这种土木房比较矮，窗户小或者没有，室内高砷煤烟不容易扩散出来，使室内空气长期处于高砷状态；加上烤火间非独立又使砷容易在各个房间扩散，使房屋内整体也处于空气高砷状态。可见，用带烟囱的新炉灶代替敞灶燃烧的地炉子，把携带高砷的煤烟导出室外，对于降低室内空气砷含量和减少砷暴露十分重要。

表 10-4　陕西南部燃煤型地方性砷中毒病情居民住房情况的砷中毒检出率

房屋类型	数量	占房屋总量的比例/%	砷中毒诊断		
			无皮肤损伤	有皮肤损伤	检出率/%
烤火间非独立的房屋	96	67.13	51	45	88.2
烤火间独立的房屋	47	32.87	31	16	51.6

表 10-5 比较了烤火间独立和非独立房屋的烤火间空气砷含量和卧室空气砷含量，从中可以看出，两者烤火间空气砷含量的差异不具显著性，但独立烤火间房屋的卧室空气砷含量显著低于非独立房屋的卧室砷含量，两者相差近 46.5 倍；烤火间独立房屋的烤火间空气砷含量显著高于卧室，烤火间非独立房屋的烤火间砷含量则与卧室空气砷含量的差异不具显著性。以上结果表明过去当地老百姓普遍居住的土木结构房屋等非独立烤火间房屋中砷在室内的扩散更容易，使室内高砷分布范围广，增加了人体室内高砷暴露的时间。

表 10-5　两种不同结构房屋室内空气砷含量的比较

房屋结构	烤火间空气砷含量/($\mu g/m^3$)	卧室空气砷含量/($\mu g/m^3$)
烤火间独立的房屋	4.49±1.87	0.04±0.02
烤火间非独立的房屋	3.72±2.48	1.90±0.70

2. 吸烟、饮茶习惯和砷暴露及中毒的关系

茶具有抗氧化、增强免疫力、抗癌的作用，多数病区居民都有饮茶习惯，同时病区抽烟的男性也占了绝大多数。许多研究证实了吸烟对砷中毒的影响，也有报道认为饮茶时水砷的摄入量远远超过少量茶的保健作用。在陕西南部燃煤型地方性砷中毒病区的流行病学调查中，我们对暴露人群分析了饮茶和吸烟与砷中毒之间的关系（表 10-6），接受调查的 118 名男性中有饮茶习惯的占 76.3%；107 名女性中有饮茶习惯的占 41.1%，男性远高于女性。有饮茶习惯的男性砷中毒检出率显著高于没有饮茶习惯的男性，饮茶男性患砷中毒的风险是不饮茶男性的 4 倍。饮茶的习惯对女性的砷中毒患病没有显著影响。

表 10-6　饮茶和吸烟习惯对砷中毒的影响

性别	生活习惯	砷中毒诊断		
		无皮肤损伤	皮肤损伤	检出率/%
男	不饮茶	23	5	17.9
	饮茶	48	42	46.7

续表

性别	生活习惯	砷中毒诊断		
		无皮肤损伤	皮肤损伤	检出率/%
女	不饮茶	57	6	9.5
	饮茶	36	8	18.2
男	不吸烟	30	5	14.3
	吸烟	59	56	48.7
女	不吸烟	158	19	10.7
	吸烟	3	1	25.0

在 150 名男性中吸烟的占 76.7%，181 名女性中吸烟的只占 2.2%，男性远高于女性。吸烟男性砷中毒检出率显著高于不吸烟的男性，吸烟男性患砷中毒的风险是不吸烟男性的 5.7 倍，吸烟对女性的砷中毒患病影响不显著。

3. 受教育程度和砷暴露及中毒的关系

在陕西南部燃煤型地方性砷中毒病区几个典型村中，我们对 229 位居民进行了受教育程度的调查（表 10-7）。卡方检验结果表明，男性和女性的受教育水平高低均和砷中毒无关联性，即在当地经济水平和生活环境及习惯中，受教育程度的高低没有影响到人群的砷暴露量。

表 10-7 居民受教育程度对砷中毒患病率的影响

受教育程度		例数	砷中毒诊断		
			无皮肤损伤	皮肤损伤	检出率/%
男性	文盲	28	17	11	39.3
	小学	46	29	17	37.0
	中学	35	29	6	17.1
	高中及以上	6	5	1	16.7
女性	文盲	40	38	2	5.0
	小学	56	48	8	14.3
	中学	14	13	1	7.1
	高中及以上	4	4	0	0.0
合计		229	183	46	20.1

4. 其他因素

除以上影响因素外，本次调查也发现病区全家发病的情况极少，生活在同一环境中的人群，家庭成员有的发病，有的不发病；有的为重度中毒，有的为轻度中毒。这说明砷中毒的发病具有个体差异，可能与个体的遗传因素有关，也可能与个体的易感性有关。此外，膳食营养和饮食习惯也是影响个体砷中毒的重要因素。

10.2.3 燃煤砷暴露标志物

1987 年美国国家科学院和国家科学研究委员会对生物标志物进行了系统论述，将生物标志物定义为生物学体系或样品的信息指示剂。生物标志物是指生物材料与接触有关的一切变化，包括生理的、生化的、免疫的、细胞的和分子水平的改变。生物标志物是阐明污染物暴露与健康损伤之间关系的工具，被广泛应用于环境学、医学和流行病学的健康效应研究。生物标志物可划分为暴露生物标志物、效应生物标志物和易感性生物标志物 3 类 (Timbrell, 1998)。

砷中毒的暴露生物标志物主要包括发砷、指甲砷、尿砷和血砷。相对于效应生物标志物和易感性生物标志物，头发、指甲、血和尿等样品比较容易获得，其总砷含量易于检测，因此被广泛研究和利用。头发和指甲的代谢十分缓慢，砷一旦沉积其中就不容易发生变化，因此头发作为评价机体微量元素蓄积的指标是可行的。燃煤发电厂附近居民指甲砷和土壤砷及室内空气中砷含量明显相关 (Wilhelm et al., 2005)，而指甲砷含量较高的人群患黑色素瘤的风险也相对较高。尿作为早期预警慢性砷中毒的生物标志物极具价值，是非常有用的砷暴露内剂量生物标志物。砷进入血液后主要和血红细胞相结合，随血液循环扩散到全身各个器官。血砷的生物半衰期为 60 h，大部分砷以较高速率从血液清除，因而血砷仅作为检测短期砷接触水平的指标。

效应生物标志物是指外源污染物作用后，机体中可测出的生化、生理、行为或其他改变的指标，包括反映早期生物效应、结构或功能改变及疾病类标志物。主要的效应生物标志物包括卟啉 (porphyrin)、8-羟基-2-脱氧鸟苷 (8-OHdG)、DNA-蛋白质交联物 (DPC) 和砷甲基化容量 (capacity of methylation)。砷暴露的效应生物标志物中研究最多的是卟啉类物质。研究表明，砷通过抑制血红素合成途径中一些酶的活性导致卟啉堆积。砷暴露人群外周血红细胞胆色素原脱氢酶 (PBG-D) 和尿卟啉原脱羧酶 (URO-D) 的活性显著升高。DPC 是 DNA 与蛋白质形成的稳定共价化合物，破坏染色质结构，引起 DNA 复制期间序列缺失，在肿瘤激发及促进阶段起重要作用。

易感性生物标志物是指反映机体先天具有或后天获得的对接触外源性物质产生反应能力的指标。其既可与遗传有关，又可由环境因素诱发。主要的易感性生物标志物包括谷胱甘肽转移酶 (GST) 和金属硫蛋白 (MT) 等。谷胱甘肽转移酶基因的多态性与肿瘤有关，其基因纯合缺失导致的解毒功能的缺损会增加个体对疾病的易感性。

综上所述，砷的生物标志物可以在煤砷的暴露评估和健康效应评价方面发挥重要的作用。

10.2.4 燃煤砷的暴露评估

砷作为环境毒物在自然界中广泛存在，可通过多种途径进入机体产生全身性健康损害。空气中的砷经呼吸道进入人体应当是燃煤型地方性砷中毒的主要暴露途径。但是，目前全球对吸入性砷暴露的研究较少。美国 EPA 呼吸砷暴露的致癌性风险评价是以职业砷暴露的流行病数据为基础的。但职业砷暴露不同于一般人群的环境砷暴露。首先，职业暴露人群为成年人，性别单一，多为男性，而一般人群涵盖各年龄和性别，身体健康状况复杂；其次，职业暴露的暴露时间和环境砷浓度相对固定，而一般人群行为活动复杂，砷暴露更具随机性。因此，职业暴露的数据应用于一般人群可能给风险评估带来较大偏差。燃煤型地方性砷中毒病区煤砷、空气砷含量波动大，人的行为活动模式复杂，人在室内、室外等不同环境的停留时间不确定，通过回忆提供信息的误差等，导致空气中砷暴露的定量评估还存在很大的不确定性。因此，空气砷的有效性、空气砷暴露及其与健康效应的研究方面进展不大，导致砷的呼吸暴露风险评估很不完善，国内外也缺乏统一的空气砷含量的控制标准。因此，加强空气砷暴露及其与人体健康关系的研究，对于降低砷的毒性危害和健康风险评估的不确定性、制定空气砷标准具有重要意义。

在以呼吸道为主要砷暴露途径的燃煤型地方性砷中毒病区，食物也是不容忽视的砷暴露源。贵州病区暴露人群的总砷摄入量的分析表明，室内烘烤的玉米和辣椒的摄砷量占总暴露量的28%和16%，是人体砷暴露的重要来源（周代兴等，1994）。对陕西南部该病区的4个燃煤型地方性砷中毒病区人群的总砷暴露量进行评估发现，冬季采暖期砷的日摄入量，呼吸途径占15.9%~63.2%，食物途径占34.1%~77.3%，其中两个村子通过食物砷的摄入量超过了呼吸；非采暖季食物砷摄入量占总暴露量的比例更大，4个村子都在87%以上（高健伟，2010）。除烘干的食物外，其他食物和饮水砷对总砷暴露量也有不可忽视的贡献。

另外，砷进入人体后并非完全被吸收，被人体吸收的那部分砷才对人体产生毒害作用，称为有效暴露剂量。砷的有效暴露和毒性作用与其暴露途径密切相关。饮水和燃煤砷污染地区处在完全不同的地理环境中，暴露途径是两者最显著的差异。消化道和呼吸道对砷的吸收率可能差异很大。饮水型病区砷为溶解状态，而燃煤污染的空气砷则为固态微粒，不溶或难溶，不容易被呼吸道吸收，且较大的颗粒多在上呼吸道被阻留而难以到达肺泡，进入肺泡的气溶胶态砷也只能被部分吸收，其余随呼吸运动变成废气排出。因此，砷在呼吸道的吸收可能不如消化道。此外，经消化道进入人体的砷，一部分直接经粪便排泄可能减少了砷的有效暴露。

不同暴露途径下的砷作用于人体的器官不同，砷的毒性也可能有所差异。美国 EPA 在对砷暴露进行健康风险评价时，对于无机砷的致癌风险和非癌健康风险，都将摄入和吸入两种途径的暴露风险分开评价。2004 年，IARC 确认无机砷是第一种既可以通过消化道摄入也可以通过呼吸道吸入途径引发人类肺癌的致癌物。穿过消化系统黏膜和经过呼吸系统进入人体是两种截然不同的砷毒性作用途径。

砷元素在生态环境中的毒性效应不仅与砷的总量有关，还受其赋存形态的影响。自然界存在 20 多种形态的砷化合物，其毒性具有显著差异。一般认为三价砷的毒性比五价砷强，无机砷的毒性比有机砷强。以砷化合物的半致死量（LD_{50}，mg/kg）计，其毒性依次为：iAs^3（14）$>iAs^5$（20）$>MMA^5$（200～1800）$>DMA^5$（200～2600）$>AsC$（>6500）$>AsB$（>10 000）。煤中的砷是挥发性较强的元素，无论是有机砷还是无机砷，燃烧后几乎都生成剧毒的三氧化二砷，并富集在细颗粒中。陕西南部燃煤型地方性砷中毒病区室内外空气砷的分级分主要富集在粒径小于 2.1 μm 的颗粒物中，病区室外空气中粒径小于 0.43 μm 的颗粒物砷含量是北京地区（大屯）的 3～5 倍。

由此可见，开展煤砷的暴露评估对于不同暴露途径和不同形态砷的生物有效性与毒性差异是非常必要的。分析砷所有暴露传输介质中砷的含量和形态，可以加深人们对砷的毒性、生物有效性的理解，对于煤砷暴露评估是有重要意义的。

10.2.5 燃煤型地方性砷中毒的最低有效累积暴露剂量估算 ——暴露评估案例

1. 案例研究区和调查内容

研究案例选择了陕南燃煤型地方性砷中毒病区 5 个自然村为调查采样点，分布为紫阳县天星村、平利县长沙铺村和镇坪县金坪村、华龙村及民主村，其中民主村为非高砷煤暴露的对照。依据《地方性砷中毒诊断标准》（WST 211—2015）随机调查了采样点 18 岁以上常住居民的砷中毒发病情况，同时进行问卷调查。问卷内容包括年龄、室内外活动时间、冬季采暖的起止时间及每人每天食用大米、玉米、土豆、蔬菜和饮水的量等。

2. 不同暴露途径的日暴露剂量估算

经消化道途径的砷的日暴露剂量：根据现场问卷调查结果并结合 2012 年陕西统计年鉴数据，确定当地成年人每人每天消费大米 350 g、玉米 50 g、饮水 2 L、蔬菜 150 g（白菜和土豆各 75 g）。根据表 10-3 的检测数据估算研究区内成年人砷的日暴露剂量及累积暴露剂量。

经消化道（食物和饮水）的砷的日暴露剂量计算公式：

$$DAE_{食物}（\mu g）= 粮食日均消费量（kg）\times 粮食含砷浓度（\mu g/kg）$$
$$+ 蔬菜日均消费量（kg）\times 蔬菜含砷浓度（\mu g/kg）$$

$$DAE_{饮水}（\mu g）= 日饮水量（L）\times 水砷浓度（\mu g/L）$$

式中，DAE（daily arsenic exposure）为日砷暴露量（μg）。

经呼吸道途径的砷的日暴露剂量估算：以往多针对饮水型地方性砷中毒的暴露评估计算日暴露量，因为通过饮水途径的砷暴露持续而且稳定。然而在陕南燃煤型砷污染病区，居民只在冬季利用敞灶燃烧高砷煤取暖，人体砷的暴露量与季节有明显关系。因此，本研究分别计算采暖期和非采暖期的砷日暴露量。

采暖期砷的日暴露量：问卷调查确定人在不同微环境停留的时间，烤火间、室外和卧室的停留时间分别为 7 h、7 h 和 10 h。国际辐射防护委员会（ICRP）提出，成年男性在休息状态的肺通气量为 7.5 L/min，轻度活动的肺通气量为 20 L/min。本研究中烤火间和室外时间的肺通气量按照 20 L/min 计算，卧室内的肺通气量按照 7.5 L/min 计算。

非采暖期砷的日暴露量按照室外空气砷含量、每人每天肺通气量 20 m³ 计算。

调查人群通过消化道、呼吸道的日砷暴露量及总暴露量结果见表 10-8。无论是采暖期还是非采暖期，各村居民每日通过饮水和食物途径的摄砷量没有差异。各村成年人日摄砷量最显著的差异来自通过呼吸途径摄入的砷。采暖季和非采暖季 4 个高砷暴露村通过呼吸的摄砷量均显著高于对照民主村。采暖季的长沙铺村和天星村，呼吸是最主要的砷摄入途径（81.2% 和 74.6%），金坪村和华龙村食物是最主要的摄砷途径（48.6% 和 63.8%），其次是呼吸摄入的砷；在非采暖季各村的主要砷暴露来源均为食物，其次是饮水，即消化道砷暴露。

表 10-8　各村成人一天的不同途径摄入量

季节	村名	食物摄入量	饮水摄入量	呼吸摄入量	日暴露量
采暖季	民主村	44.1 (83.3)	6.6 (12.5)	2.2 (4.2)	52.9
	金坪村	61.9 (48.6)	7.8 (6.1)	57.7 (45.3)	127.5
	华龙村	51.0 (63.8)	6.2 (7.7)	22.8 (28.5)	80.0
	长沙铺村	55.4 (17.3)	4.8 (1.5)	260.9 (81.2)	321.1
	天星村	59.1 (23.6)	4.6 (1.8)	186.8 (74.6)	250.5

季节	村名	食物摄入量	饮水摄入量	呼吸摄入量	日暴露量
非采暖季	民主村	44.1（86.6）	6.6（13.0）	0.2（4.3）	50.9
	金坪村	61.9（88.1）	7.8（11.1）	0.6（6.5）	70.3
	华龙村	51.0（87.9）	6.2（10.7）	0.8（1.4）	58.0
	长沙铺村	55.4（88.5）	4.8（7.4）	4.6（0.9）	64.8
	天星村	59.1（89.7）	4.6（7.0）	2.2（0.3）	65.9

注：摄入量的单位为 μg；括号内为占比，单位为%

3. 皮肤损伤的最低有效累积砷暴露剂量估算

通过实地考察5个典型村的海拔和地形，并结合问卷调查结果确定了各村的采暖期天数（表10-9）。

表10-9　陕南燃煤型砷暴露地区5个典型村的海拔、地形地势和采暖期

采样点	海拔/m	地形地势	采暖期/d
民主村	1080±30	河谷地	165
金坪村	920±20	河谷地	135
华龙村	1450±100	高山谷地	210
长沙铺村	400±10	低山丘陵	90
天星村	850±60	山地	120

累积砷暴露剂量的计算公式为

$$CAE = [年龄 \times 采暖期天数 \times DAE_{采暖} + 年龄 \times 非采暖期天数 \times DAE_{非采暖}]/1000$$

式中，CAE（cumulative arsenic exposure）为累积砷暴露量（mg）；DAE（daily arsenic exposure）为日砷暴露量（μg）；年龄的单位为岁。

理论上，年龄最小的出现砷中毒临床症状的患者所对应的累积砷暴露量即最低有效累积暴露剂量。但是，考虑到出现临床症状的最低年龄可能存在偶然性，决定综合次低年龄对应的砷暴露量，来确定引发砷中毒的最低有效累积砷暴露量。通过流行病学调查确定各村的最低年龄和次低年龄的砷中毒患者。计算结果见表10-10，即通过几种方法计算了引起砷中毒皮肤损伤症状的最低累积砷暴露剂量，计算所得的累积暴露剂量在1419~1963 mg，平均值分别为1649 mg和1775 mg。调查表明，无砷中毒病例检出的民主村抽查的最大年龄为84岁，我国人口的平均寿命为73岁，计算这两个年龄的累积砷暴露量分别为1588 mg和1380 mg，与引发砷中毒的最低累积暴露剂量范围相当。综合出现砷中毒临床症状的最低年龄和次低年龄，可以初步认为当地燃煤型地方性砷中毒的最低累积暴露剂量在1712 mg左右。

表 10-10　导致皮肤损伤的最低累积暴露剂量

年龄	指标	长沙铺村	天星村	金坪村	华龙村	平均值
最低年龄	出现砷中毒患者的最低年龄/岁	39	38	51	55	—
	最低年龄患者的累积暴露剂量/mg	1822	1706	1649	1419	1649
次低年龄	出现砷中毒患者的次低年龄/岁	42	42	52	61	—
	次低年龄患者的累积暴露剂量/mg	1963	1886	1681	1574	1775

第11章 燃煤型地方性砷中毒病区人体中的砷

11.1 人体中砷的分布和蓄积

11.1.1 燃煤砷暴露的人体内砷负荷

砷进入人体后，通过血液循环扩散到全身各器官，并反映在人体内砷的负荷指标中。人体内砷的负荷是指砷暴露后人体各种组织、体液或排泄物中存在的砷，包括血液、尿、头发、指甲及唾液等。人体内的砷负荷直接反映人体实际的砷暴露剂量，不需考虑环境砷的可利用性和人体对砷的吸收能力。人体砷负荷研究有助于解释砷在人体内的代谢、转化机制；灵敏地指示砷暴露或者砷中毒的发生，为评价砷暴露的剂量-效应关系提供可检测的指标。

砷在血液中的半衰期非常短，大部分砷在几小时内从血液中消除，因此血砷反映的是近期的砷暴露。但是血液的基质复杂，含有大量的生物细胞和蛋白质，增加了血液中的砷尤其是砷形态的分析难度。头发和指甲含有大量的角质蛋白，其中的巯基（—SH）容易和砷结合，因此是最常用的人体砷负荷指标。砷从血液中进入头发和指甲，达到平衡后其砷含量不再受血砷浓度的影响，因此发砷和指甲砷能够稳定地指示过去的砷暴露程度。但是，人体出现砷中毒的发砷含量阈值一直不明确。内蒙古巴音毛道农场的研究表明，在不同剂量、摄砷总量和暴露时间下，发砷蓄积达到约 2.0 mg/kg 时出现临床皮肤改变（杨林生等，2000），而陕南燃煤砷污染区无临床症状的砷暴露人群发砷含量平均值却高达 7.83 mg/kg。对比内蒙古巴音毛道农场和陕南病区的研究结果发现，陕南燃煤型地方性砷中毒病情轻于内蒙古的饮水型地方性砷中毒，但发砷含量显著高于内蒙古，高体内砷负荷与低砷中毒相矛盾（高健伟等，2011）。燃煤型病区人群在空气砷暴露过程中，砷可通过空气粉尘接触渗透进入头发导致高发砷含量，因此燃煤区发砷在人体的有效砷暴露及与砷中毒的关系方面需要进一步研究。

进入人体的砷，少部分蓄积在毛发、指甲及内脏器官中，大部分的砷以代谢产物的方式迅速随尿排出体外。当人体暴露于高砷环境，尿中的总砷浓度会显著提高，并与环境的砷污染程度相关。

11.1.2　燃煤型地方性砷中毒的发砷含量特征

头发是金属元素的蓄积和排泄器官，能够反映人体的微量元素蓄积水平。世界卫生组织、美国环境保护局和国际原子能机构推荐头发作为世界范围内环境监测的重要生物指标。砷进入人体后，和细胞中各种酶的巯基相结合，从而抑制酶的生物活性。砷进入血液后主要与红细胞中的球蛋白结合，也容易和角质蛋白结合，因此骨、皮、毛、指（趾）甲等处均含有一定的砷，发砷浓度可以反映体内砷的负荷情况，是反映人体砷暴露水平较灵敏和可靠的指标。我们在陕南燃煤型地方性砷中毒地区对人群发砷含量及其与砷中毒和性别、年龄的关系进行了分析探讨。

1. 砷中毒患者的发砷含量及其与砷中毒的关系

陕南燃煤型地方性砷中毒病区人群头发样本的砷含量呈对数正态分布，几何平均数为 10.5 mg/kg，显著高于非砷暴露对照区，且显著高于贵州燃煤型地方性砷中毒病区和内蒙古饮水型地方性砷中毒病区；分别约是两病区发砷含量的几何平均值的 2 倍和 5 倍（表 11-1）。

表 11-1　陕南病区和贵州病区及内蒙古病区的发砷含量比较

病区	例数	病例	发砷含量 /（mg/kg）	95% CI	
				上限值	下限值
非砷暴露对照	14	0	0.22	0.15	0.32
陕南燃煤型地方性砷中毒病区（安康）	90	49	10.50	7.94	13.87
贵州燃煤型地方性砷中毒病区（长青镇）#	36	11	5.20	3.79	7.13
内蒙古饮水型地方性砷中毒病区（巴音毛道农场）@	250	250	2.06	1.86	2.29

注：#Arsenic speciation in the urine and hair of individuals exposed to airborne arsenic through coal-burning in Guizhou, PR China, Amjad Shraim, 2003；@数据引自杨林生，2001

陕南燃煤型地方性砷中毒病区的暴露人群（皮肤损伤和无皮肤损伤个体）的发砷含量均显著高于非砷暴露对照人群；有皮肤损伤组的发砷含量显著高于无皮肤损伤组（表 11-2）。陕南无皮肤损伤人群的发砷含量显著高于贵州长青镇的无皮肤损伤人群，和长青镇的皮肤损伤人群发砷含量值相当；然而陕南的砷中毒患病率为 12.8%，显著低于长青镇的患病率（30% 左右）；和内蒙古巴音毛道农场的砷中毒患者相比，陕南的无皮肤损伤人群和皮肤损伤人群的发砷含量均显著高；以上结果表明陕南砷中毒是以体内高砷蓄积为特征的，具有一定的特殊性。

表 11-2 皮肤损伤的砷中毒患者和无皮肤损伤正常人的发砷含量比较

病区	症状	例数	发砷含量/（mg/kg）	95% CI	
				上限值	下限值
非砷暴露对照		14	0.22	0.15	0.32
陕南安康	无皮肤损伤	41	7.83	5.18	11.83
	有皮肤损伤	49	13.42	9.15	19.8
贵州长青镇	无皮肤损伤	25	4.32	2.99	6.22
	有皮肤损伤	11	7.72	3.82	15.62
内蒙古巴音毛道农场	无皮肤损伤	—	—	—	—
	有皮肤损伤	250	2.06	1.86	2.29

针对暴露人群的发砷含量的研究表明，从无皮肤损伤到轻、中、重度皮肤损伤，随着砷中毒病情的加重，发砷含量有逐渐升高的趋势（表 11-3）。无皮肤损伤组和轻、中度中毒组之间的发砷含量没有显著差异，均显著高于非砷暴露的对照组；重度砷中毒患者发砷含量显著高于其他组。皮肤损伤组病例的发砷含量显著高于无皮肤损伤组，主要是重度砷中毒患者的发砷含量显著高导致的。尽管无皮肤损伤组暂时未表现出砷中毒的症状，但是此时其体内累积的砷量已经和轻度、中度中毒患者无差异，可能处于亚临床的阶段。

表 11-3 不同砷中毒病情的发砷含量

地区	皮肤损伤分级诊断	例数	发砷含量/（mg/kg）	95% CI	
				上限值	下限值
非砷暴露（民主村）	非砷暴露组	14	0.22	0.08	0.43
陕南燃煤型地方性砷中毒病区	无皮肤损伤	41	7.83	5.18	11.83
	轻度	20	12.87	6.70	24.73
	中度	22	10.40	6.19	17.49
	重度	7	34.55	10.09	118.29

发砷含量和环境煤砷污染密切相关。发砷含量升高，是燃煤型地方性砷中毒病区人群的主要特征之一。在陕南病区砷中毒患病率（12.8%）显著低于贵州病区（30%）的条件下，陕南病区的砷暴露人群发砷含量（10.5 mg/kg）却显著

高于贵州病区（5.2 mg/kg），表明陕南地区的燃煤型地方性砷中毒病区的人群具有高砷蓄积性特征。我国目前地方性砷中毒的发砷标准定为 0.6 mg/kg，陕南无皮肤损伤人群的发砷含量是标准值的 12.7 倍，超标率为 97.6%；皮肤损伤人群的发砷含量是标准值的 22.9 倍，超标率为 98%。内蒙古巴音毛道农场的研究表明，在不同剂量、摄砷总量和暴露时间下，发砷蓄积达到 2.0 mg/kg 左右时，出现临床皮肤改变（杨林生等，2000）。然而陕南燃煤型地方性砷中毒病区 41 例砷暴露未出现皮肤损伤症状的人群的发砷平均值达到 7.83 mg/kg，远高于 2.0 mg/kg。这部分人群虽然没有表现出砷中毒皮肤损伤的症状，但是此时其体内累积的砷量已经和轻度、中度中毒患者无差异，砷暴露个体可能处于亚临床的阶段。

2. 发砷与性别及年龄的关系

非砷暴露区对照人群的 14 个样本中男性和女性的发砷含量的差异不具有显著性，陕南燃煤型地方性砷中毒病区 90 个样本中男性和女性的发砷含量的差异也不具有显著性，与贵州燃煤型地方性砷中毒病区和内蒙古饮水型地方性砷中毒病区一致（贵州长青 36 名个体的发砷含量的性别差异不显著，但是男性的砷中毒患病率约是女性的 3 倍；内蒙古巴音毛道农场 250 例砷中毒患者的发砷含量性别差异不显著）。天星村、华龙村和金坪村的男性发砷含量的数值略高于女性，但性别间差异无显著性；只有长沙铺村女性的发砷含量显著高于男性（表 11-4）。

表 11-4　发砷含量的性别差异

病区		性别	例数	平均年龄	砷中毒检出率/%	发砷含量/(mg/kg)	95% CI	
							上限值	下限值
非砷暴露区对照		男	9	37	0	0.21	0.13	0.32
		女	5	38	0	0.25	0.09	0.73
陕南砷暴露区		男	51	54	34.00	10.03	7.01	14.33
		女	39	52	15.00	11.14	7.02	17.67
陕南燃煤型地方性砷中毒病区典型村	天星村	男	16	58	75.00	17.73	10.1	31.13
		女	16	51	56.25	11.9	7.54	18.80
	长沙铺村	男	16	53	68.75	19.27	12.77	29.07
		女	12	50	41.67	41.03	24.76	67.97
	金坪村	男	9	49	66.70	3.84	1.89	7.80
		女	5	55	0	2.14	0.88	5.23
	华龙村	男	10	54	50.00	3.35	1.29	8.70
		女	6	55	16.67	2.72	0.57	12.93

续表

病区	性别	例数	平均年龄	砷中毒检出率/%	发砷含量/(mg/kg)	95% CI 上限值	下限值
贵州长青镇	男	21	36	38.10	5.59	3.70	8.44
	女	15	51	13.30	4.70	2.70	8.12
内蒙古巴音毛道农场	男	123	42	—	2.23	1.94	2.62
	女	127	40	—	1.89	1.63	2.19

陕南燃煤型砷暴露人体的发砷含量和年龄呈正相关,随着年龄的增加,砷在人体内的累积量增加。

表 11-5 分析了年龄组、发砷含量及砷中毒检出率之间的关系,随着年龄的增加,砷中毒检出率逐渐升高,砷中毒病情逐渐加重;同时砷在人体内的累积量(发砷含量)有增加的趋势(图 11-1)。各年龄组发砷含量和砷中毒检出率呈显著正相关(图 11-2 和图 11-3)。

表 11-5 不同年龄组的发砷含量及砷中毒检出率

年龄组	例数	皮肤损伤病例	发砷含量/(mg/kg)	95% CI 上限值	下限值	砷中毒检出率/%
<40	11	0	6.31	2.62	15.17	0
40~49	21	7	9.58	5.31	17.27	33.3
50~59	27	16	11.31	6.93	18.46	59.3
≥60	31	26	12.53	7.35	21.36	83.9
总计	90	49	10.50	7.94	13.87	54.4

陕南燃煤型砷暴露人群

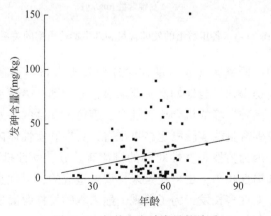

图 11-1 年龄和发砷含量的关系

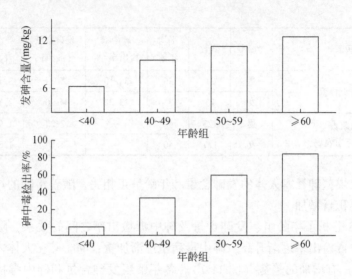

图 11-2　各年龄组的发砷含量和砷中毒检出率

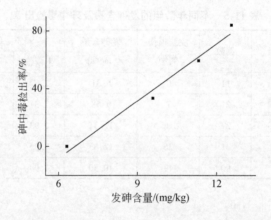

图 11-3　各年龄组的发砷含量和砷中毒检出率的关系

　　上述结果表明，研究区（长沙铺村除外）发砷含量不存在男女之间的性别差异。通过调查走访得知，当地妇女主要从事家务劳动，男性主要从事室外农业劳动，女性暴露于高砷环境的机会比男性多；理论上女性的头发中砷含量应高于男性。但是，从发砷含量的实际测定结果来看，男性和女性体内累积的含量没有显著差异。可能是因为男性和女性对砷的排泄有差异，女性排泄砷比男性更多，因此体内累积量和男性相当；也可能是采样误差造成的，男性头发短，采集的发样距离发根很近；女性多长发，为了美观一般采集的发样距离发根很远，因此男女所取发样的砷蓄积时间可能不一致。

长沙铺村女性发砷含量显著高于男性，区别于其他几个村，可能是长沙铺村的地形区别于其他村子导致的。金坪村、华龙村和天星村均为典型的山区地形地貌，交通不便，而长沙铺村地势平缓，靠近公路交通便利，男性外出劳动，女性在家家务，可能导致男女的发砷含量差异较大。地形陡峭不利于居民外出，可能导致金坪村、华龙村和天星村的男、女村民的砷暴露时间差异不大。

11.1.3　尿中总砷及各形态砷的含量分布

在陕南地区对参与研究的 57 名村民的尿中砷的研究表明，尿中 iAs^3、iAs^5、MMA、DMA 四种形态砷及总砷的平均含量分别为 3.89μg/g Cr（肌酐）、0.99μg/g Cr、5.04μg/g Cr、27.98μg/g Cr 和 37.90μg/g Cr（肌酐）（表 11-6）；4 种形态砷在总砷中所占的比例分别为 10.26%、2.61%、13.30% 和 73.83%。皮肤损伤患者的尿总砷含量及 iAs^3 和 iAs^5 的含量均明显高于无皮肤损伤组。

表 11-6　陕南燃煤型地方性砷中毒病区典型村（长沙铺村）人群尿砷含量

尿总砷及各形态砷	总调查人群	无皮肤损伤组平均值（标准差）	皮肤损伤组平均值（标准差）	P
iAs^3/（μg/g Cr）	3.89±2.10	2.66(1.44)	4.60(2.48)	<0.000*
iAs^5/（μg/g Cr）	0.99±1.26	0.31(0.67)	1.38(1.60)	0.001*
MMA/（μg/g Cr）	5.04±3.25	4.29(2.66)	5.48(3.59)	0.188
DMA/（μg/g Cr）	27.98±16.01	23.26(13.22)	30.74(17.64)	0.098
TAs/（μg/g Cr）	37.90±19.93	30.51(16.73)	42.20(21.80)	0.039*

男性和女性虽然暴露于同样的受高砷石煤污染的环境中，但总砷及各形态砷含量有一定的差异。对于皮肤损伤患者，女性的尿液总砷和各形态砷含量均高于男性，其中总砷和 DMA 含量的差异具有显著性；对于正常皮肤的个体，女性的尿液总砷和各形态砷含量也普遍高于男性，但差异都不具显著性（表 11-7）。皮肤损伤男性的尿液总砷浓度和无皮肤损伤女性的数值接近，皮肤损伤女性的尿液总砷含量显著高于皮肤损伤男性。

表 11-7　男性和女性尿中砷含量的差异

尿总砷及各形态砷	无皮肤损伤组平均值			皮肤损伤组平均值		
	男性	女性	P	男性	女性	P
iAs^3/（μg/g Cr）	2.70	2.64	0.932	4.56[b]	4.68[b]	0.898

尿总砷及各形态砷	无皮肤损伤组平均值			皮肤损伤组平均值		
	男性	女性	P	男性	女性	P
iAs^5/（μg/g Cr）	0.19	0.40	0.483	1.37^c	1.40	0.955
MMA/（μg/g Cr）	4.23	4.32	0.940	4.86	6.47^a	0.141
DMA/（μg/g Cr）	17.29	27.73	0.072	25.67^a	40.89^a	0.012*
TAs/（μg/g Cr）	24.41	35.09	0.152	36.46^a	53.70^b	0.023*

注：a. 与无皮肤损伤组相比，$0.05 < P < 0.1$；b. 与无皮肤损伤组相比，$0.01 < P < 0.05$；c. 与无皮肤损伤组相比，$P < 0.01$

11.2 砷的代谢规律

11.2.1 影响砷甲基化的因素

砷在人体内的甲基化过程不仅是无机砷在体内转化的过程，而且是砷作用机制中重要的环节。甲基化产物的最终形成受到很多因素的影响，包括砷暴露剂量、年龄、性别、体重指数、营养状况、遗传因素等。

1. 年龄

对芬兰暴露于饮水砷的成年人的研究表明，随着年龄的增加，%DMA 略有增加；但也有研究表明不同性别和年龄之间的差异均不具有显著性（Buchet et al.，1981）。尿液 %MMA 随着年龄的增加显著提高，%DMA 和 SMI 显著降低，表明二次甲基化能力降低和年龄增加有关。其他研究也发现了相似的情况，随着年龄的增加，甲基化能力降低。

由于研究结果的不一致性和缺少对潜在影响因子的控制，年龄对砷甲基化的影响需要进一步研究证实。另外，年龄很可能和各个器官功能的改变相关，包括各器官对砷化合物的代谢能力和容量。大部分的研究没有考虑到多器官的功能随着年龄的增加而衰退，因此器官功能的衰退对砷甲基化的影响是可能存在的。

2. 性别

多数研究表明，女性比男性的砷甲基化能力强。台湾乌脚病区女性较男性具有更高的 %DMA 和 SMI、较低的尿总砷含量和 %MMA，表明女性对砷的甲基化能力比男性强（Tseng et al.，2005），单因素和多因素回归分析的结果都表明甲基化存在性别差异。智利北部女性具有更高的 %DMA、更低的 %MMA 和 MMA/DMA，即女性的甲基化能力更强（Hopenhayn-Rich et al.，1996b）。

3. 怀孕和哺乳

怀孕期间的妇女比没有怀孕的妇女对砷的甲基化能力更强，甲基化能力随着妊娠期延长而提高。

砷能够穿过胎盘进入胎儿，很可能影响胎儿的早期发育。人体的早期砷暴露有可能影响到长大后患砷导致的疾病。

甲基化能力在性别间的差异可能是由激素导致的，图 11-4 示意了砷代谢途径以及激素、甜菜碱、胆碱、B_{12}、叶酸和砷甲基化的联系。怀孕期间，为了胎儿的组织和大脑的发育，母体增加了胆碱合成。激素可以控制磷脂酰乙醇胺甲基化转移酶引导胆碱合成。甜菜碱在氧化胆碱的条件下，在甜菜碱高半胱氨酸甲基化转移酶的催化作用下，为高半胱氨酸形成甲硫氨酸提供甲基（图 11-4）。

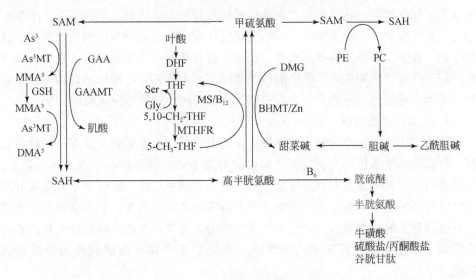

图 11-4　雌激素参与的砷甲基化

As^3MT. 砷甲基转移酶；GSH. 谷胱甘肽；GAA. 谷氨酸；GAAMT. 谷氨酸转移酶；DHF. 二氢叶酸；THF. 四氢叶酸；MTHFR. 亚甲基四氢叶酸还原酶；SAM. S-腺苷甲硫氨酸；SAH. S-腺苷同型半胱氨酸；DMG. 二甲基甘氨酸；BHMT. 半胱氨酸转甲基酶；PC. 磷脂酰胆碱；PE. 磷脂酰乙醇胺；Ser. 丝氨酸；Gly. 甘氨酸；5,10-CH_2-THF. 5,10-亚甲基四氢叶酸；5-CH_3-THF. 5-甲基四氢叶酸

4. 吸烟

研究表明吸烟和弱甲基化能力有关。吸烟者比不吸烟者具有更高的尿液总砷含量和％MMA、更低的 SMI，表明吸烟影响砷的二次甲基化过程。香烟中的一些化学物质在共同的甲基化过程中竞争甲基化酶，特别是在第二阶段的甲基化。尿液中一部分砷可能来自于香烟，但是通过香烟暴露的砷剂量很小，跟饮水、呼吸、高砷食物等其他暴露途径的摄入量相比微不足道。此外，男性吸烟的比例远

远高于女性，性别原因也可能混淆了吸烟对砷甲基化的影响。

5. 营养因素

越来越多的研究表明，营养元素在控制砷甲基化和毒性方面发挥着重要作用。对台湾砷中毒病区的研究表明，血清 β-胡萝卜素水平会影响甲基化和皮肤癌、心脏病风险之间的关系（Hsueh et al.，1998）。叶酸影响砷甲基化，补充叶酸可以提高砷的甲基化能力，降低血中的 MMA，提高尿中的 DMA。台湾的研究表明血浆中的高含量叶酸跟低膀胱癌患病风险相关（Huang et al.，2008）。

6. 遗传因素

砷诱导健康效应的易感性差异，部分原因是个体间砷的甲基化差异。弄清楚砷的甲基化途径、砷代谢产物的细胞效应、影响甲基化的因素具有非常重要的临床意义。尿砷代谢产物在种族之间的甲基化差异和家庭成员之间的联系，表明了遗传因素对砷的甲基化的影响。不断变化的环境因素也对砷的甲基化有影响，比如年龄、性别、怀孕、砷暴露水平、吸烟、营养状况、食物要素等。血浆叶酸含量、尿砷代谢产物和癌症风险之间的关系密切，人体补充叶酸以后砷的排泄量增加，为砷中毒流行病区的暴露人群提供了降低砷诱导健康效应风险的方法。

7. 人体的健康状况

当前对尿砷代谢产物和人类健康关系的研究都没有考虑到人体本身的健康状况。肝脏是砷甲基化的主要场所，体内的砷主要通过肾脏排泄。因此在理论上，如果这两个器官的功能出现异常会直接影响到砷的甲基化。即使是不直接跟肝脏或肾脏相关的健康问题也可能影响这两个器官的功能。例如，心力衰竭会导致供给肝脏和肾脏的血流减少，使这两个器官的功能失调。因此，砷的摄入和代谢高度依赖于细胞类型，在未来的研究中应充分考虑个体的健康状况对砷代谢的影响。

11.2.2　燃煤型地方性砷中毒的尿砷甲基化特征

在燃煤型地方性砷中毒病区的陕西省安康市平利县长沙铺村随机采集 57 名 18 岁以上的成年村民的尿样。这 57 名村民的人口学资料和砷中毒诊断见表 11-8。各种形态砷含量用尿肌酐值校准后进行分析。计算尿液总砷含量、各种形态砷占总砷的比例及甲基化能力的指标 [一次甲基化指数（PMI）和二次甲基化指数（SMI）]。

尿中的 4 种形态砷的含量及发砷、发硒含量呈明显的对数正态分布特征，因此用几何平均值和 95% 置信区间表征各指标的特征。将原始数据进行对数转化，使其满足正态分布和方差齐性的要求，然后做参数检验。采用 t 检验比较两组间数值变量是否具有统计学差异；采用单因素方差分析（ANOVA）和 LSD 法比较两组以上数值变量间是否具有统计学差异。分类变量用卡方检验（Chi-square test）。两个连续变量之间的相关性分析用 Pearson 相关系数。

1. 人群的人口学资料和砷中毒诊断

表 11-8 描述了长沙铺村参与调查采尿样的人群的人口学资料和砷中毒诊断。57 名年龄在 18 岁以上的成年人参与了本次调查采样，其中包括 36 名砷中毒皮肤损伤患者和 21 名无皮肤损伤症状的正常对照。皮肤损伤组包括 24 名男性和 12 名女性，对照组包括 9 名男性和 12 名女性。皮肤损伤组和对照组的性别构成差异不具显著性。

表 11-8　调查采样人群的人口学资料和皮肤损伤病情诊断

人群		无皮肤损伤人群例数（占比）	皮肤损伤人群例数（占比）
性别	男	9（42.9%）	24（66.7%）
	女	12（57.1%）	12（33.3%）
夫妻	妻子	5（71.4%）	2（28.6%）
	丈夫	1（14.3%）	6（85.7%）

2. 皮肤损伤患者和对照组的甲基化差异

参与研究的 57 名村民的尿中各形态砷（iAs^3、MMA、DMA、iAs^5）及总砷的平均含量分别为 2.97 μg/g Cr、4.69 μg/g Cr、23.41 μg/g Cr、0.90 μg/g Cr 和 31.97 μg/g Cr（表 11-9）；各形态砷含量占总砷含量的比例分别为 9.29%、14.67%、73.22% 和 2.81%；砷甲基化指数 PMI 和 SMI 分别为 1.32 和 4.99（表 11-10）。皮肤损伤患者的尿液总砷含量及各形态砷（iAs^3、iAs^5、MMA、DMA）的含量均高于对照组。皮肤损伤患者通过尿排泄出更多的砷，表明皮肤损伤患者体内比对照组人群体内累积了更多的砷。皮肤损伤患者%DMA 和 SMI 显著低于对照组，%iAs^5 显著高于对照组，表明皮肤损伤患者对砷的甲基化能力显著降低，尤其是二次甲基化能力显著降低（表 11-10）。

表 11-9　陕南燃煤型地方性砷中毒病区典型村（长沙铺村）人群尿砷代谢产物

（单位：μg/g Cr）

尿总砷及其代谢产物	总数			砷中毒诊断						P
				无皮肤损伤人群			皮肤损伤人群			
	GM	95%置信区间		GM	95%置信区间		GM	95%置信区间		
		下限	上限		下限	上限		下限	上限	
TAs	31.97	27.74	37.70	26.04	20.43	33.07	36.09	30.25	44.60	0.028
iAs^3	2.97	2.49	3.53	2.33	1.83	2.97	3.41	2.70	4.30	0.034

尿总砷及其代谢产物	总数			砷中毒诊断						P
				无皮肤损伤人群			皮肤损伤人群			
	GM	95%置信区间		GM	95%置信区间		GM	95%置信区间		
		下限	上限		下限	上限		下限	上限	
iAs⁵	0.90	0.71	1.14	0.57	0.40	0.79	1.18	0.88	1.59	0.002
MMA	4.69	3.99	5.51	3.47	2.78	4.35	5.59	4.55	6.85	0.003
DMA	23.41	20.06	27.31	19.67	15.29	25.29	25.91	21.29	31.54	0.084

注：GM. geometric mean，几何平均值。下同

表 11-10　陕南燃煤型地方性砷中毒病区典型村长沙铺村人群的尿砷甲基化能力

甲基化能力指标	总数			砷中毒诊断						P
				无皮肤损伤人群			皮肤损伤人群			
	GM	95%置信区间		GM	95%置信区间		GM	95%置信区间		
		下限	上限		下限	上限		下限	上限	
%iAs³	9.17	8.31	10.12	8.98	8.00	10.08	9.28	8.02	10.73	>0.1
%iAs⁵	2.78	2.34	3.31	2.18	1.72	2.76	3.21	2.54	4.06	0.02
%MMA	14.50	13.4	15.67	13.36	11.53	15.49	15.21	13.87	16.65	>0.1
%DMA	72.38	70.57	74.24	75.65	73.49	77.87	70.54	68.15	73.03	0.002
PMI	1.32	1.14	1.53	1.37	1.11	1.69	1.29	1.05	1.59	>0.1
SMI	4.99	4.54	5.49	5.66	4.77	6.72	4.64	4.15	5.18	0.04

3. 不同性别人群甲基化的差异

男性和女性虽然暴露于同样的受高砷石煤污染的环境中，但他们的甲基化有显著差异（表 11-11 和表 11-12）。对于皮肤损伤患者，女性尿液总砷和各形态砷含量均高于男性，其中总砷和 DMA 含量的差异具有显著性；对于正常皮肤的个体，女性的尿液总砷和各形态砷含量也均高于男性，其中 iAs³ 和 MMA 的差异不具显著性（表 11-11）。皮肤损伤男性的尿液总砷浓度和无皮肤损伤女性的数值接近，表明两组人的砷暴露量相当，但男性表现出了皮肤损伤的特征而女性没有；皮肤损伤女性的尿液总砷含量显著高于皮肤损伤男性。以上数据均表明男性对砷的易感性比女性强，在同样的砷暴露条件下，男性比女性先出现皮肤损伤症状。皮肤损伤男性的%DMA 和 SMI 显著低于女性，%iAs³、%iAs⁵ 和%MMA 显著高于女性，表明男性对砷的甲基化能力显著低于女性；无皮肤损伤男性的%DMA 和 SMI 显著低于女性，同时%iAs³ 和%MMA 显著高于女性（表 11-12）。

表 11-11 陕南燃煤型地方性砷中毒病区典型村（长沙铺村）人群
尿砷代谢产物的性别差异（肌酐校正值，μg/g Cr）

尿砷	男性						女性					
	无皮肤损伤人群			皮肤损伤人群			无皮肤损伤人群			皮肤损伤人群		
	GM	95% CI		GM	95% CI		GM	95% CI		GM	95% CI	
		下限	上限		下限	上限		下限	上限		下限	上限
TAs	19.77	13.27	29.46	32.30[b]	25.53	40.86	31.92**	23.94	42.58	47.50[*,c]	33.73	66.89
iAs³	1.97	1.32	2.94	3.24[c]	2.38	4.40	2.65	1.91	3.69	3.78	2.56	5.57
iAs⁵	0.40	0.21	0.76	1.11[a]	0.76	1.60	0.74[*]	0.52	1.05	1.34[c]	0.77	2.35
MMA	3.12	1.98	4.92	5.16[b]	3.95	6.74	3.76[##]	2.89	4.89	6.55[a]	4.67	9.17
DMA	14.40	9.78	21.19	22.14[b]	17.64	27.80	24.85**	18.31	33.73	35.49**	25.02	50.33

注：Cr. creatinine，肌酐

**. 和男性相比较，$0.01<P<0.05$；*. 和男性比较，$0.05<P<0.1$

a. 和无皮肤损伤人群相比，$P<0.01$；b. 和无皮肤损伤人群相比，$0.01<P<0.05$；c. 和无皮肤损伤人群相比，$0.05<P<0.1$

###. 和皮肤损伤男性相比，$P<0.01$；##. 和皮肤损伤男性相比，$0.01<P<0.05$；#. 和皮肤损伤男性相比，$0.05<P<0.1$。下同

表 11-12 陕南燃煤型地方性砷中毒病区典型村（长沙铺村）人群尿砷甲基化能力的性别差异

尿砷	男性						女性					
	无皮肤损伤人群			皮肤损伤人群			无皮肤损伤人群			皮肤损伤人群		
	GM	95% CI		GM	95% CI		GM	95% CI		GM	95% CI	
		下限	上限		下限	上限		下限	上限		下限	上限
% iAs³	9.96	9.01	11.02	10.03	8.32	12.09	8.31[*,#]	6.87	10.05	7.95	7.95	6.28
% iAs⁵	2.01	1.33	3.04	3.42[b]	2.58	4.54	2.31[#]	1.66	3.21	2.83	1.75	4.56
% MMA	15.80	13.23	18.87	15.98	14.21	17.96	11.78[**,##]	9.53	14.57	13.78	11.84	15.97
% DMA	72.81	69.76	76.00	68.55[b]	66.14	71.06	77.85[**,###]	75.19	80.61	74.70**	69.51	80.28
PMI	1.48	1.15	1.90	1.20	0.92	1.58	1.29	0.91	1.83	1.49	1.07	2.07
SMI	4.61	3.73	5.69	4.29	3.76	4.90	6.61[**,##]	5.20	8.39	5.42**	4.45	6.61

4. 夫妻之间尿砷及甲基化能力的差异

有报道称砷中毒的患病情况呈现明显的家庭聚集性。为了探讨砷的甲基化是否也具有家庭聚集性，本书分析了长沙铺村多对夫妻的甲基化能力特征（表 11-13）。丈夫组的砷中毒患病率高于妻子组，丈夫和妻子的平均年龄的差异不具显著性。丈

夫和妻子的尿液总砷、各形态砷含量及甲基化指标之间均没有显著的相关性，提示本研究未发现砷的甲基化具有家庭聚集性。丈夫的总砷低于妻子，主要是 DMA 的含量显著低于妻子导致的；MMA 和 iAs 含量略高于妻子，但是差异不具显著性。丈夫的%DMA 显著低于妻子，其余 3 种形态砷的比例均略高于妻子但差异不具显著性，PMI 和 SMI 略低于妻子且差异不具显著性。结果表明丈夫的二次甲基化能力显著低于妻子，这与男女之间甲基化能力差异的研究结果是一致的。

表 11-13 陕南燃煤型地方性砷中毒病区典型村（长沙铺村）夫妻的尿砷代谢差异（肌酐校正值，$\mu g/g$ Cr）

尿砷与甲基化指数	妻子中位数（范围）	丈夫中位数（范围）	$^{\alpha}P$
TAs	34.87（13.81~60.57）	31.02（23.93~60.72）	0.24
iAs^3	3.36（1.69~5.90）	3.59（1.23~7.76）	0.74
iAs^5	0.99（0.39~1.77）	1.04（0.28~3.27）	0.74
MMA	5.13（2.88~14.49）	5.59（1.86~12.79）	0.50
DMA	26.14（17.49~38.58）	20.93（10.72~38.79）	0.09
%iAs^3	9.43（5.00~14.00）	11.43（7.00~14.00）	0.24
%iAs^5	2.86（1.00~5.00）	3.14（1.00~8.00）	0.92
%MMA	13.86（8.00~24.00）	17.14（13.00~22.00）	0.18
%DMA	76.29（64.00~83.00）	68.86（61.00~78.00）	0.06
PMI	1.60（0.55~2.62）	1.42（0.75~2.60）	0.40
SMI	6.38（2.66~10.16）	4.13（2.77~5.76）	0.13

注：α. 2 related samples test，两相关样本的秩和检验

5. 不同年龄人群甲基化的差异

年龄与尿液总砷和各形态砷的含量均呈显著正相关（图 11-5），随着年龄的增加，砷的累积暴露量增加，在人体内的累积量增加，表明尿砷含量，特别是尿液总砷含量能够反映砷的累积暴露，是较好的生物标志物。

各形态砷含量占总砷含量的比例、PMI、SMI 和年龄之间的相关性不显著（图 11-6）。本研究所调查的长沙铺村砷暴露人群主要在 40 岁以上，约占总人数的 86%，年轻人样本量较少，可能是导致年龄和甲基化指标的相关性不显著的原因之一。但是%DMA 和 SMI 有随着年龄降低的趋势；%iAs^5 和%MMA 有随着年龄升高的趋势，提示随着年龄的增加，砷的甲基化能力特别是二次甲基化能力可能受到抑制。

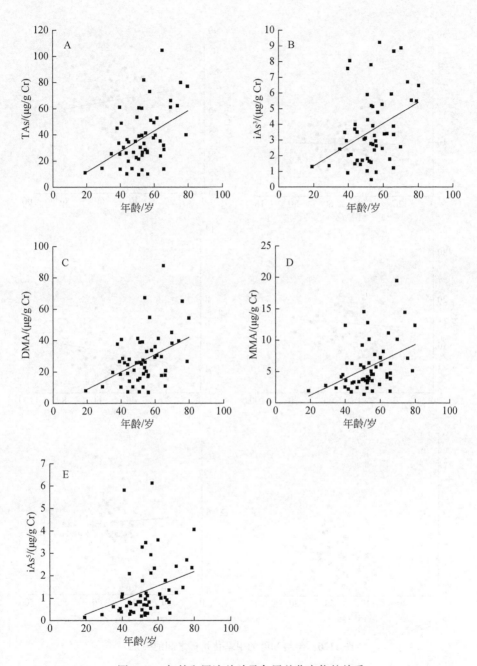

图 11-5 年龄和尿液总砷及各甲基化产物的关系

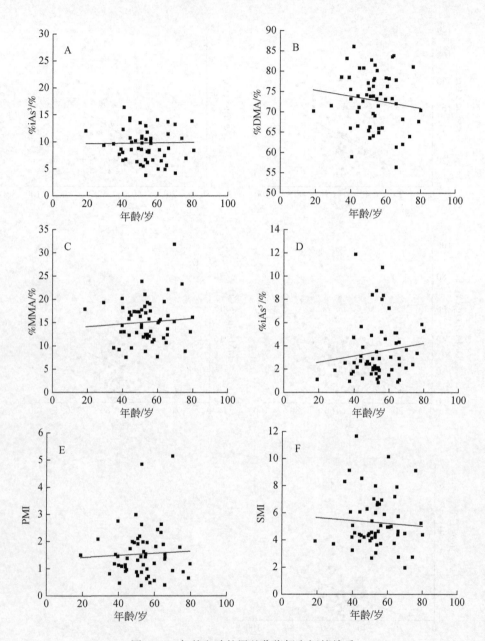

图 11-6   年龄和砷的甲基化指标之间的关系

第 12 章 燃煤型地方性砷中毒皮肤损伤研究

12.1 燃煤型地方性砷中毒皮肤损伤特点

皮肤损伤是地方性砷中毒最突出的临床表现，因此也被作为砷中毒的主要诊断标准。皮肤损伤的表现为色素沉着、脱失和角化过度及癌变。在陕南燃煤型地方性砷中毒病区进行的流行病学调查结果显示，陕南燃煤型地方性砷中毒病区砷中毒患者的皮肤损伤症状主要表现为出现在身体躯干部位的脱色和着色，未出现掌趾化和皮肤癌病例，也未出现三联征病例（当一个患者同时有色素沉着、脱色素及角化时，常称为皮肤三联征）。

60 例患者中，临床表现以中度者为主，占 51.67%（31 例），其次为轻度者，占 26.67%（16 例），重度者占 21.67%（13 例）。皮肤损伤患者中以单纯色素脱失（占 59.38%）为主，其次为沉着Ⅰ度和脱失Ⅰ度并存（占 16.67%），全部患者中 64.58% 为单体症，35.42% 为双体征，没有三联征。贵州燃煤型地方性砷中毒病区则较陕西病区皮肤损伤严重，患者皮肤角化普遍，掌趾皮肤高度角化，有鲍恩病癌变现象，砷中毒患者部分有多系统不同程度的损害（张爱华等，2003）。

12.2 皮肤损伤的影响因素

为进一步研究燃煤型地方性砷中毒病区高砷暴露、人体甲基化能力与皮肤损伤患病风险之间的关系，在陕南典型燃煤型地方性砷中毒区长沙铺村的皮肤损伤诊断和流行病学调查采样分析的基础上，我们计算了用于表征人体砷甲基化能力的指标，包括尿中无机砷、一甲基砷和二甲基砷占总砷的百分含量（% iAs、% MMA、% DMA），以及一次甲基化指数（PMI）和二次甲基化指数（SMI）等。

TAs、% iAs、% MMA 及 PMI 和砷致皮肤损伤的风险呈正相关，而 % DMA 和 SMI 与皮肤损伤风险呈负相关（表 12-1）。个体的 TAs 含量越高患皮肤损伤的风险就越高，是慢性砷中毒的危险因素。人体砷暴露以后，主要通过尿液将砷排出体外。尿砷是公认的砷暴露的生物标志物，因为它能够反映人体通过饮水、食物和空气等所有暴露途径的砷暴露剂量，而不需要考虑环境砷的可利用性和人体对砷的吸收能力。

表 12-1　单因素非条件 Logistic 回归分析

风险因子	OR	95% 置信区间	P
TAs	1.038	1.003 ~ 1.073	0.033 *
%iAs	1.128	0.986 ~ 1.290	0.080
%MMA	1.113	0.968 ~ 1.280	0.133
%DMA	0.883	0.798 ~ 0.976	0.015 *
PMI	1.045	0.573 ~ 1.907	0.885
SMI	0.724	0.535 ~ 0.978	0.035 *

注：OR. 危险比；*. 统计显著性水平 $P<0.05$

　　尿中各形态砷占总砷的比例及 PMI、SMI 是常用的砷甲基化能力指标。本研究人群的尿 %DMA、SMI 与皮肤损伤风险呈显著负相关。甲基化，特别是 MMA 向 DMA 的转化过程，被认为是砷的解毒过程。尿液 %DMA 和 SMI 升高，意味着有更多高毒性的 MMA[3] 转化为低毒性的 DMA[5]，从而减轻砷对人体的毒害作用。假设在 MMA[5] 还原酶活性相同的情况下，PMI 更高或者 SMI 更低的个体体内将累积更多的 MMA[3]，从而增加砷的毒性作用，提高皮肤损伤的患病风险。

　　以 TAs 作为表征人体砷暴露水平的指标，以 SMI 作为表征人体甲基化能力的指标，用中位数作为分界点，将研究对象分为 4 组：低砷暴露高甲基化组、低砷暴露低甲基化组、高砷暴露高甲基化组、高砷暴露低甲基化组（表 12-2）。以低砷暴露高甲基化组为对照，单因素非条件 Logistic 回归分析的结果表明，其他 3 个组的皮肤损伤患病风险分别约是对照组的 3 倍、8 倍和 20 倍。

表 12-2　不同砷暴露水平和甲基化能力的各组人群患皮肤损伤的风险比较

组别	样本量	OR	95% 置信区间	P
低砷暴露[a]高甲基化组[b]	20	1		
低砷暴露低甲基化组	13	3.375	0.769 ~ 14.812	0.107
高砷暴露高甲基化组	10	8.250	1.453 ~ 46.859	0.017 *
高砷暴露低甲基化组	14	20.250	1.878 ~ 218.390	0.013 *

注：OR. 危险比；*. 统计显著性水平 $P<0.05$
a. 以中位数 33.507 μg/g Cr 划分高砷暴露和低砷暴露组；b. 以中位数 4.606（SMI）划分高甲基化和低甲基化组

　　大量研究均证实了砷的甲基化能力和慢性砷暴露导致的健康效应有关。有皮肤损伤的砷暴露个体的 %iAs 和 %MMA 显著高于正常皮肤的个体，而 %DMA 显著低于正常皮肤的个体。此外，高水平的%MMA 和皮肤癌风险提高显著正相关。这些研究都与我们在陕南的研究结果是一致的。

本研究用人体内砷和硒相对含量的指标，即发硒和发砷的比值，探讨了该比值和砷中毒的关系，结果表明陕南燃煤型地方性砷中毒病区的发硒/发砷值显著低于非砷暴露组（图 12-1），尽管砷暴露组人群的发硒含量较高（几何平均值 8.7 mg/kg），但是相对其发砷含量，其发硒含量并不高，提示发硒/发砷值高可能降低砷中毒（皮肤损伤）的患病风险。

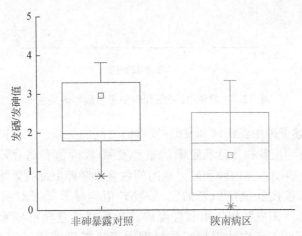

图 12-1 非砷暴露和砷暴露人群发硒/发砷值

表 12-3 分析了陕南燃煤型地方性砷中毒病区 4 个典型村人群的发硒/发砷值。天星村、长沙铺村的发硒/发砷值显著低于非砷暴露对照、金坪村和华龙村；长沙铺村的发硒/发砷值显著低于天星村；金坪村和华龙村无显著差异。发硒/发砷值和砷中毒患病率呈显著负相关（图 12-2）。

表 12-3　陕南病区典型村的发硒/发砷值和砷中毒患病率

村名	例数	发硒/发砷值	95% CI		估算砷中毒患病率/%
			上限值	下限值	
非砷暴露对照	14	2.45	1.75	3.43	0
金坪村	16	1.91	1.16	3.13	6.97
华龙村	14	1.66	1.09	2.51	8.21
长沙铺村	28	0.34	0.26	0.43	17.06
天星村	32	0.89	0.66	1.19	28.92
典型村合计	90	0.83	0.67	1.03	12.80

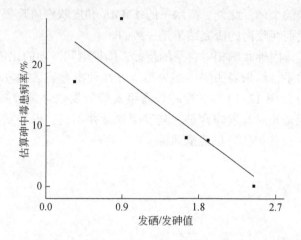

图 12-2 发硒/发砷值和砷中毒患病率的关系

图 12-3 描述了砷中毒病情和发硒/发砷值之间的关系。从非砷暴露到出现皮肤损伤症状，再到皮肤损伤症状逐渐严重，发硒/发砷值有随着砷中毒病情加重而减小的趋势，表明人体内砷和硒元素的相对含量对砷中毒有影响。无皮肤损伤组，轻、中和重度皮肤损伤患者的发硒/发砷值均显著低于对照的非砷暴露组人群（表 12-4）。无皮肤损伤组和轻度皮肤损伤患者差异不显著。中度和重度中毒患者均显著低于无皮肤损伤组。轻度中毒患者显著高于重度患者，中度、重度患者的差异性不显著。内蒙古饮水型地方性砷中毒病区也存在相似的趋势（表 12-4，图 12-3），但是轻、中、重度患者之间的发硒/发砷值差异不显著，可见发硒/发砷值是影响皮肤损伤的一个重要因素。

表 12-4 发硒/发砷值和砷中毒病情的关系

地区	皮肤损伤分级诊断	样本量	发硒/发砷几何平均值	95% CI	
				上限值	下限值
非砷暴露区	非砷暴露组	14	2.31	1.48	3.61
陕南燃煤型地方性砷中毒病区	无皮损组	41	1.21	0.88	1.67
	轻度	20	0.82	0.51	1.29
	中度	23	0.54	0.38	0.79
	重度	7	0.39	0.19	0.81
内蒙古饮水型地方性砷中毒病区	轻度	145	0.24	0.21	0.28
	中度	76	0.20	0.17	0.24
	重度	29	0.16	0.11	0.24

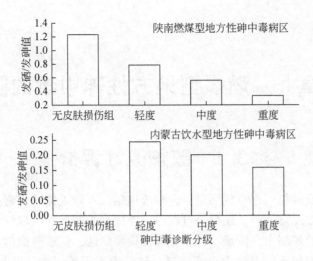

图 12-3　陕南病区和内蒙古病区不同砷中毒分度人群的发硒/发砷值

此外，王芝芳等（2007）在陕南地区对 198 例高砷煤暴露人群进行了调查采样，利用经主成分改进的 Logistic 回归分析表明，与燃煤型砷皮肤损伤有关的主要的危险因素是接触高砷煤时限、年龄、血砷负荷、居住年限、尿砷负荷和发砷负荷，并认为接触高砷煤时限是燃煤型地方性砷中毒皮肤损伤的最主要的危险因素，提示接触高砷煤发生慢性砷中毒的危险性随接触时限增加而增大；其次是年龄，表明年龄越大，暴露于高砷环境的时间越长，发生皮肤改变的危险性越大，其中 40 岁以上年龄组的人群随着年龄的增大，患病检出率有逐渐升高的趋势，说明陕南燃煤型地方性砷中毒的年龄分布符合慢性蓄积性中毒疾病的发病规律；血砷负荷、居住年限、尿砷负荷和发砷负荷对皮肤损伤的危险性提示皮肤色素改变的出现与砷的摄入量，特别是体内砷的蓄积量有关。

第13章 燃煤型地方性砷中毒的防治研究

13.1 改炉改灶评价

居民燃用高砷煤引起空气污染，经呼吸道摄入导致人体砷中毒是燃煤型地方性砷中毒的主要暴露途径。煤燃烧过程中，砷较高的挥发性及以气相形态的存在使得煤砷的排放控制十分困难，对于燃煤污染型病区，切断砷源的最根本途径是改用低砷煤，但各地区煤砷含量不稳定，该项措施不易实施。因此，改炉改灶、安装烟囱和改变敞灶燃煤习惯等相对较为容易推广实施的防治方式就成了预防燃煤污染型砷中毒的一项重要措施。

蒲朝文等（2002）在重庆的南川、武隆、彭水等地进行的改炉灶降砷实验表明改炉灶降砷效果是明显的（表13-1），通过改炉灶后，各调查点空气砷含量依次下降了77.0%、83.9%和87.8%，接近国家居住区大气砷控制标准，达到了对室内空气砷含量的有效控制。对贵州燃煤型地方性砷中毒病区实施改炉改灶和健康教育干预前后的人群进行了尿砷含量的检测，结果表明干预前患者尿砷含量显著高于非患者对照组，干预后患者组较干预前显著下降，下降了75%以上（表13-2）。

表13-1 改炉灶前后室内空气砷含量检测结果

监测点	干预前		干预后		下降率/%
	样品数	平均值/（mg/m³）	样品数	平均值/（mg/m³）	
南川	41	0.020±0.015	35	0.0046±0.0025	77.0
武隆	52	0.031±0.037	32	0.0050±0.0021	83.9
彭水	16	0.018±0.009	13	0.0022±0.0020	87.8

表13-2 实施改灶和健康教育前后人群尿砷含量变化

组别	干预前		干预后	
	例数	平均值/（mg/L）	例数	平均值/（mg/L）
对照组	40	0.045±0.046	10	0.017±0.007
患者组	144	0.198±0.300	50	0.049±0.009

改炉改灶虽效果明显，但使用不当则会导致砷污染反复，范中学（2006）对陕南燃煤污染型氟砷中毒病区 5 县 186 户改炉改灶后的室内空气砷含量的测定表明，改炉改灶后的室内空气砷含量为 0.00~63.83 $\mu g/m^3$，平均值为 4.76 $\mu g/m^3$，最高值达 63.83 $\mu g/m^3$，分别是国家空气砷控制标准 3 $\mu g/m^3$ 的 1.59 倍和 21.28 倍，虽空气砷含量有较大幅度下降，但超标率仍达 30.65%，这与当地居民不规范使用炉灶、炉灶配件损坏后无处购买有很大关系。陕西燃煤型地方性砷中毒地区对防砷炉灶使用及相关行为的调查表明，防砷灶具损坏较为严重，炉灶使用及相关行为形成有待加强：部分改炉改灶户在使用防砷炉灶过程中，炉灶配件损坏未及时更换，旧房重建导致炉灶损坏现象时有发生，易损配件的配置也未跟进，调查的 40 户中煤灶的使用炉灶合格率、炉灶正确使用率均较低，分别为 36.84% 和 39.47%（范中学等，2012）。我们在陕南燃煤型地方性砷中毒地区进行流行病学调查时也发现，经过改良的炉灶使用 3~4 年后需维修、更换，在政府一次性投资结束后，让贫困病区的居民拿出这笔维修资金是有一定困难的。另外，改炉灶增加的烟囱可造成较大负压，提高排烟量，促进燃烧，但排烟热损失和燃料消耗也随之增加，部分居民不愿接受。

总之，改炉改灶效果是明显的，但病区推广使用的过程中以下几点还需改善。

（1）炉灶的设计还需改进，应在炊事、取暖的平均火力强度、炊事热效率、取暖热效率、烟气热损失等方面取得较好的平衡，可以在合理的炉灶结构、适宜的烟囱高度和断面、增设炕烟道取暖、热水器等多种控制污染和节能的途径上进行炉灶的改进。

（2）完善改炉改灶的服务网络，加强健康教育是控制燃煤污染型砷中毒的主要措施。改炉改灶工作不能一改了之，应建立健全防砷炉灶的服务网络，使损坏炉灶能得到及时维修。加强健康教育工作，使居民对砷的危害有清楚的认识，能正确地使用防砷炉灶，自觉参与到防砷工作中来。

（3）燃煤型地方性砷中毒病区大多数也是我国的贫困地区，最根本的还是要发展经济，解决贫困问题，现阶段应该继续给予一定的资金补贴，使群众有能力购买或修复防砷炉灶，保证防砷炉灶的持续可靠使用。

13.2 固 砷

砷是燃煤过程中最易挥发的元素之一，煤燃烧导致砷的释放是燃煤型地方性砷中毒的主要原因，因此抑制煤砷的释放，将砷固定在煤渣中就成为预防燃煤型地方性砷中毒的一个重要措施。关于燃煤砷的释放、迁移及其影响因素，国内外都有不少研究报道，一般认为煤砷的赋存状态及含量、煤中元素组成、燃烧温度等都会影响到煤中砷的释放及其迁移转化（Zeng et al.，2001），煤的种类、煤中砷的分布及煤中不同元素之间的相互作用对煤砷的高温分解则有显著影响（Guo et al.，2004）。张军营等（2000）在 CaO 对煤中 As 挥发性的抑制作用的研究中发现：无论是煤中原有的钙还是燃煤过程中添加的氧化钙对 As 的挥发性都具有抑制作用。王泉海等（2003）发现 CaO 不仅可以固硫，对煤中 As 的挥发性也有明显的抑制作用，CaO 可以大大地增强 As 的沉积趋势，使 As 以砷酸盐形式停留于固相中，并随飞灰被除尘器脱除，在氧化性气氛的烟气中 CaO 的含量越大，砷酸钙作为稳定相的温度范围越宽。Frandsen 等（1994）根据热力学平衡计算了 As 在不同温度下的存在形态：在标准氧化条件下（As/O 体系），750 K 温度下，As 以 As_2O_5 固体存在，在 750～900 K 温度，固体 As_2O_5、气态 As_4O_6 和气态 AsO 共存。其中，在 750～800 K 温度下以固态 As_2O_5 为主，800～830 K 温度下以气相 As_4O_6 为主，830～900 K 温度下以气相 AsO 为主，温度高于 900 K 只有气相 AsO。如果有 Ca 存在的条件下（As/Ca/O 体系），在 1270 K 温度下，结晶态砷酸钙 $[Ca_3(AsO_4)_2]$ 是最主要的 As 的存在形态，温度高于 1270 K 时，又以气相 AsO 为主要形态，说明在一定的温度条件下，若有 Ca 存在时，砷酸钙是 As 最稳定的形态。

我们在室内进行的模拟实验也表明，煤燃烧砷释放率与煤中 CaO 含量呈显著的负相关，即煤中 CaO 可以抑制煤砷释放。

为开发实用的固砷技术，陕西省地方病防治研究所和作者合作利用一种石煤包裹技术在陕南燃煤型地方性砷中毒地区现场进行了固砷试验，其固砷煤的基本生产过程是按一定重量百分比称取石煤块、烧制石灰岩、石煤粉和黏土，先用水将石煤块淋湿，再将烧制石灰岩、石煤粉和黏土加水搅拌，然后将淋湿后的石煤块与烧制石灰岩、石煤粉和黏土一起反复搅拌，使烧制石灰岩、石煤粉和黏土均匀包裹于石煤块上，自然晾干后使用。现场实验时选 15 户室内环境和燃煤条件相同或相近的居民户，作为观察对象。观察分前后两个阶段：15 户居民先燃用未经处理的石煤，此间采集各户石煤、煤渣和室内空气样品作为环境砷的本底。采样结束后，15 户居民开始燃用经固砷材料处理的石煤，48 h 后采集室内空气和煤渣样品作为环境砷的实验观察结果。实验结果表明，石煤包裹固砷技术能有效控制块状石煤燃烧时砷对室内空气造成的污染（表 13-3），室内空气砷含量由 0.0133 mg/m³ 下降到 0.0007 mg/m³，下降率达到 94.74%；砷释放率由 23.53% 降至 14.03%，降幅达 40.37%。该实验所用含钙固砷剂一般可以充分利用当地的自然资源，能节约大量的投资，具有就地取材、成本低廉、制作简便、易于推广、效果可靠等特点，为一项高效、实用的控制民用燃煤污染的新技术，具有较高的推广价值。

表 13-3　实验组和对照组固砷效果比较

分组	例数	空气砷含量/(mg/m^3)	煤渣砷含量/(mg/kg)	砷释放率/%
对照组	15	0.0133±0.023	133.10±37.58	23.53
实验组	15	0.0007±0.001	160.49±52.37	14.03 *

注:"*"表示与对照组比较,$P<0.01$

　　民用煤的固砷技术目前报道的还比较少,大规模的固砷技术主要在工业中考虑,且多数都是与固硫和固氟等一起应用,其主要难点是民用煤一次使用量小,较为分散,添加的固砷剂在固砷的同时也可能造成热能减小,影响燃用的效果,推广应用的成本也较高,还有待进一步的研究。

第 14 章 | 地方性砷中毒研究展望

饮水型地方性砷中毒和燃煤型地方性砷中毒的研究涉及了环境砷含量特征及其成因、人体对环境的暴露途径和暴露量评估、环境砷到人体的转化过程、人体对砷的代谢和甲基化、人群砷中毒皮肤损伤的流行规律及其影响机制、砷暴露人群的非癌疾病和癌症流行病学、改水和改炉改灶对砷中毒人群的影响、砷中毒的防治与治疗，以及砷中毒的致病机制和致癌机制等多学科多方面，且均取得相应的研究成果。

因此，地方性砷中毒尤其是饮水型地方性砷中毒的未来研究重点应包括以下几个方面。

1）地下水砷富集的形成机制及变化趋势研究

地下水砷富集的形成机制已有较多研究，主要与地质构造、沉积物化学性质、地下水水文条件、地下水水文地球化学性质、地下水补给特征、地表人类活动等多种因素有关。但是，已有研究表明饮水型地方性砷中毒病区地下水砷的含量不仅具有空间变化，还具有季节变化、灌溉期和非灌溉期变化、年度变化等不同尺度的时间变化特征。因此，地下水砷含量和空间分布的未来变化趋势除了与水文地质和地下水水文条件等因素有关外，还可能与地表的地理环境变化包括土地利用变化、土地覆被变化等因素有关，而地表水文变化、人类活动变化、气候变化等因素也均可能对地下水砷含量和空间分布的变化产生影响。充分了解地下水砷含量和空间分布的变化机制与变化趋势对饮水型地方性砷中毒病区的未来饮水安全和地方性砷中毒防治具有重要意义。因此，需要进一步研究地表地理环境变化、气候变化、人类活动等因素对地下水砷含量时空变化趋势的影响机制，准确预测地下水砷的未来时空变化趋势，为未来砷中毒病区的砷中毒防治提供科学依据。

（1）开展地下水砷含量与赋存的长期变化监测，研究地下水砷的长期变化规律。

（2）开展气候变化对地下水砷时空变化的影响机制研究。主要研究地下水砷变化的敏感气候因子、气候因子变化对地下水砷变化的影响机制和影响规律。

（3）人类活动对地下水砷时空变化的影响机制研究。主要研究并识别影响地下水砷变化的人类活动因子，建立人类活动与地下水砷变化的关系，研究人类活动对地下水砷变化的影响规律和影响机制。

（4）地下水砷变化趋势研究。主要开展在人类活动、气候变化、地表环境变化等因素的综合影响下，地下水砷变化的预测方法、预测模型等，研究地下水砷的变化规律。

2）饮食砷暴露评估及其与砷中毒关系研究

目前，饮食砷暴露评估方面的研究较多，但饮食砷暴露引起的健康风险研究主要集中于健康风险评估，以及与一些疾病如癌症死亡率之间的关系。饮食途径和饮水途径砷暴露评估发现，饮水砷含量低于 10 μg/L 的人群，其绝大部分砷摄入量来源于食物途径，由于饮食砷暴露的健康效应研究较少，现有的科学证据不能证明食物砷暴露的健康风险和饮水砷暴露的健康风险相同的假设。同时，鲜有数据说明食物砷暴露在饮水砷暴露砷中毒相关疾病发展中所起的作用，且缺乏将饮水砷暴露与潜在的食物砷暴露及其健康风险进行综合的研究。因此，随着饮食砷暴露对健康的影响日益受到关注，亟须开展食物砷暴露的健康风险研究，尤其是饮食砷暴露与慢性砷中毒症状之间的关系研究，并致力于通过源头干预降低人群尤其是脆弱人群如孕妇、婴儿和儿童对食物砷的暴露量。

（1）饮食砷暴露研究。主要开展饮食砷暴露的准确评估方法研究。

（2）饮食砷暴露与慢性砷中毒关系研究。开展饮食砷暴露是否可引起慢性砷中毒如皮肤损伤的研究，并研究饮食砷暴露量与慢性砷中毒的剂量–效应关系。

（3）研究饮食砷的最高限值。

3）环境污染砷的食物链富集、暴露评估与健康效应研究

人类生产活动可向环境排放砷，造成环境尤其是水环境和土壤环境砷污染。水环境和土壤环境中的砷均可通过食物链富集作用，最终进入人体，造成人体对砷的暴露。已有的研究主要涉及环境砷污染、砷从环境到食物的迁移转化、人体砷暴露评估和健康风险评估。但食物砷暴露和健康效应的研究仍不足。

（1）环境砷到食物的迁移转化规律研究，包括污染水体中砷到各种水产食物的迁移转化规律、污染土壤中砷到不同作物食物的迁移转化等。

（2）研究水体食物和作物食物的各形态砷。

（3）评估人体对水体食物和作物食物砷的总暴露量及各形态砷暴露量。

（4）研究各种水体食物和作物食物砷的最大含量限值。

参 考 文 献

白广禄，刘晓莉，范中学，等．2006. 陕西省燃煤污染型砷中毒流行病学调查．中国地方病学
杂志，25（1）：57-60.

白静．2012. 用差热分析法测定小麦和玉米的粗纤维及水分含量．郑州：河南工业大学硕士学
位论文．

曹永生，郭华明，倪萍，等．2017. 沉积物地球化学特征和土地利用方式对地下水砷行为的影
响．地学前缘，24（2）：274-285.

陈冰如，杨绍晋，杨亦男，等．1989. 山西省煤矿样中微量元素的含量分布．核电子学与探测
技术，6：377-379.

陈萍，黄文辉，唐修义．2002. 我国煤中砷的含量、赋存特征及对环境的影响．煤田地质与勘
探，30（3）：1-4.

崔凤海，陈怀珍．1998. 我国煤中砷的分布及赋存特征．煤炭科学技术，26（12）：44-46.

邓娅敏，王焰新，李慧娟，等．2015. 江汉平原砷中毒病区地下水砷形态季节性变化特征．地
球科学：中国地质大学学报，40（11）：1876-1886.

丁振华，郑宝山，张杰，等．1999. 黔西南高砷煤中砷存在形式的初步研究．中国科学：地球
科学，29（5）：421-425.

段小丽，王宗爽，李琴，等．2011. 基于参数实测的水中重金属暴露的健康风险研究．环境科
学，32（5）：1329-1339.

段小丽，张文杰，王宗爽，等．2010. 我国北方某地区居民涉水活动的皮肤暴露参数．环境科
学研究，23（1）：55-61.

范中学．2006. 陕南农村居室空气氟砷污染现状．中国地方病防治杂志，21（2）：106-107.

范中学，李跃，李晓茜，等．2012. 2010年陕西省燃煤污染型砷中毒卫生学调查．环境与健康
杂志，29（5）：440-442.

冯华刚，高蕙文．2008. 大米水分含量指标值的探讨．江西农业学报，20（3）：164-166.

符刚，张信江，杜辉，等．2002. P16和视网膜母细胞瘤蛋白在高砷煤引起的砷中毒患者皮损
中的表达．中华皮肤科杂志，35（6）：462-463.

甘义群，王焰新，段艳华，等．2014. 江汉平原高砷地下水监测场砷的动态变化特征分析．地
学前缘，21（4）：37-49.

高健伟．2010. 陕南石煤燃烧致砷暴露的健康效应研究．北京：中国科学院研究生院博士学位
论文．

高健伟，杨林生，虞江萍．2011. 陕南燃煤型砷中毒典型村居民的发砷含量特征．职业与健康，
27（17）：1972-1974.

高杰, 郑天亮, 邓娅敏, 等. 2017. 江汉平原高砷地下水原位微生物的铁还原及其对砷释放的影响. 地球科学, 42 (5): 716-726.

郭华明, 郭琦, 贾永峰, 等. 2013. 中国不同区域高砷地下水化学特征及形成过程. 地球科学与环境学报, 35 (3): 83-96.

郭志伟, 武克恭, 李艳红, 等. 2011. 砷暴露人群指甲砷硒含量与砷中毒临床分度关系分析. 中国地方病防治杂志, 26 (1): 10-12.

国家卫生健康委员会. 2019. 2018 中国卫生健康统计年鉴. 北京: 协和出版社.

韩双宝. 2013. 银川平原高砷地下水时空分布特征与形成机理. 北京: 中国地质大学硕士学位论文.

韩颖, 张宏民, 张永峰, 等. 2017. 大同盆地地下水高砷、氟、碘分布规律与成因分析及质量区划. 中国地质调查, 4 (2): 57-68.

侯少范, 杨林生, 李德珠, 等. 1999. 硒维康治疗地方性砷中毒临床效果观察. 中国地方病学杂志, 18 (5): 369-372.

胡兴中, 陈德良, 陈建杰, 等. 1999. 宁夏北部地方性砷中毒流行病学调查分析. 中国地方病学杂志, 18 (1): 23-25.

环境保护部. 2013. 中国人群暴露参数手册 (成人卷). 北京: 中国环境科学出版社.

季全兰, 沈维干, 周华珠, 等. 2000. 砷汞对小鼠生殖毒性的研究. 微量元素与健康研究, 17 (2): 1-3.

蒋玲, 鲁生业, 何敏, 等. 1994. 地砷病流行区水砷含量与水源深度的探讨. 中国公共卫生学报, 13 (6): 378.

金银龙, 梁超轲, 何公理, 等. 2003. 中国地方性砷中毒分布调查 (总报告). 卫生研究, 32 (6): 519-540.

李冰, 孙贵范, 皮静波. 2001. 饮水型砷暴露人群 8-羟基-2′-脱氧鸟苷含量的观察. 中国地方病学杂志, 20 (1): 234-236.

李琼芬, 段志敏, 聂绍发. 2008. 云南省耿马傣族饮水型地方性砷中毒病区改水效果观察. 昆明医学院学报, 29 (4): 71-74.

李昕, 孙贵范. 2007. 慢性饮水型砷中毒人群发、尿、血砷含量及皮肤色素细胞改变特点. 中国地方病防治杂志, 22 (6): 403-406.

李跃, 白广禄, 郑来义, 等. 2004. 陕南燃煤污染区环境砷与地方性砷中毒发病关系的调查. 中国地方病学杂志, 23 (6): 562-565.

李永平, 胡洁, 贾宇. 2008. 饮水型地方性砷中毒病区改水效果的研究. 中国公共卫生管理, 24 (4): 432-435.

林年丰, 汤洁. 1999. 我国砷中毒病区的环境特征研究. 地理科学, 19 (2): 135-139.

刘爱华, 龚小卫, 魏洁, 等. 2008. 人 p53 不同突变体的构建、表达及其对亚砷酸盐诱导细胞凋亡的影响. 南方医科大学学报, 28 (5): 671-674.

罗艳丽, 李晶, 蒋平安, 等. 2017. 新疆奎屯原生高砷地下水的分布、类型及成因分析. 环境科学学报, 37 (8): 2897-2903.

罗永忠，刘桂成，董学新，等.2001. 燃煤污染型慢性砷中毒患者血清 IL-2,TNF RIA 的临床意义. 放射免疫学杂志, 14 (6)：337.

吕帅，马施民，孔祥如，等.2014. 中国煤中砷的含量分布及分级研究. 中国矿业, 23 (3)：125-129.

马恒之，王凤歧，郭小娟.1994. 内蒙古自治区地方性砷中毒临床调查. 内蒙古地方病防治研究, 19 (增刊)：82-85.

马恒之，武克恭，夏亚娟，等.1995. 内蒙古地方性砷中毒流行病学特征. 中国地方病学杂志, 1：34-36.

蒲朝文，熊祥忠，封雷，等.2002. 改炉灶降砷防制煤烟型地方性砷中毒效果的研究. 预防医学情报杂志, 18 (3)：195-196.

孙贵范.2004. 深入研究慢性砷中毒的分子作用机制. 中国地方病学杂志, 23 (1)：3-4.

孙天志.1995. 内蒙古自治区地方性砷中毒流行病学研究. 内蒙古医学杂志, 15 (4)：241-243.

孙玉德，王军已，吴玉荣.1994. 巴音毛道农场慢性砷中毒调查报告. 内蒙古地方病防治研究, 19 (增刊)：63, 65.

汤洁，卞建民，李昭阳，等.2013. 中国饮水型砷中毒区的水化学环境与砷中毒关系. 生态毒理学报, 8 (2)：222-229.

唐红艳，张海涛，张秀丽，等.2013. 吉林省高砷地区不同深度水源砷含量调查. 中国地方病防治杂志, 28 (5)：369-370.

唐磊，虞江萍，季宏兵，等.2009. 石煤砷的赋存形态对砷迁移释放的影响. 环境科学与技术, 32 (11)：58-61.

佟俊婷，韦超，郭华明.2013. 内蒙古自治区河套平原砷中毒高发区作物中砷的检测及健康风险评价. 生态毒理学报, 8 (3)：426-434.

王大川.2012. 近 30 年呼和浩特市木本植物物候变化规律及对气候变化响应的研究. 呼和浩特：内蒙古大学硕士学位论文.

王大朋.2012. 唾液砷作为砷暴露标志物的可行性研究. 苏州：苏州大学硕士学位论文.

王德永.2000. 煤中砷含量分布特征和分级研究. 煤质技术, 6：27.

王敬华，赵伦山，吴悦斌.1998. 山西山阴、应县一带砷中毒病区砷的环境地球化学研究. 现代地质, 12 (2)：243-248.

王连方.1994. 环境砷与地方性砷中毒. 国外医学地理分册, 15 (4)：149-153.

王连方.1997. 地方性砷中毒与乌脚病. 乌鲁木齐：新疆科技卫生出版社：81-82.

王连方，孙幸之，艾海提，等.1994. 新疆准噶尔西南部地方性砷中毒调查报告. 内蒙古地方病防治研究, 19 (增刊)：37-40.

王连方，王生玲，孙幸之.1996. 地方性砷中毒的临床症状定量流行病学——与砷相关症状的探讨. 内蒙古预防医学, 21 (1)：1-4.

王明启，刘晓媛，冯成斌，等.1995. 贵州省某汞矿汞、砷联合危害调查报告. 中国工业医学杂志, 8 (6)：360-362.

王泉海，刘迎晖，张军营，等．2003. CaO 对烟气中砷的形态和分布的影响．环境科学学报，23 (4)：549-551.

王穗英，海新华．1996. 通过皮肤吸收的砷中毒病例观察．广东微量元素科学，3 (1)：33-35.

王振刚，何海燕，严于伦，等．1999. 石门雄黄矿地区居民砷暴露研究．卫生研究，28 (1)：12-14.

王芝芳，郭雄，白广禄，等．2007. 陕南燃煤型砷皮肤损伤危险因素分析．卫生研究，36 (3)：343-346.

韦炳干，高健伟，柴园庆，等．2016. 饮水型砷中毒病区人群砷暴露量及尿砷的季节变化．生态毒理学报，11 (4)：204-210.

翁焕新，张霄宇，邹乐君，等．2000. 中国土壤中砷的自然存在状况及其成因分析．浙江大学学报，34 (1)：87-91.

夏雅娟．2008. 三氧化二砷雌激素样效应及生殖发育毒性的研究．呼和浩特：内蒙古大学博士学位论文．

夏雅娟，郝光，刘东军，等．2009. 慢性砷暴露对小鼠动情周期的影响．中国地方病防治杂志，24 (1)：16-17.

夏亦明，朱莲珍．1987. 血和组织中谷胱甘肽过氧化物酶活力的测定方法．卫生研究，16 (4)：29-33.

徐新云，陆丹，王杰，等．1994. 湖南砷作业工人健康状况分析．中华预防医学杂志，20 (2)：69.

闫李慧．2012. 基于近红外光谱技术的面粉品质研究．郑州：河南工业大学硕士学位论文．

杨大平，李军，黄晓欣，等．2005. 细胞凋亡在燃煤型砷中毒肝损伤中的作用．西南军医，7 (4)：1-3.

杨林生．2001. 我国地方性砷中毒的控制和管理研究．北京：中国科学院地理科学与资源研究所博士学位论文．

杨林生，侯少范，王五一，等．2000. 地方性砷中毒患者皮肤改变与发砷关系研究．中国地方病学杂志，19 (1)：62-64.

杨林生，武克恭．2000. 地方性砷中毒患者皮肤改变与发砷关系研究．中国地方病学杂志，19 (1)：62-64.

杨素珍．2008. 内蒙古河套平原原生高砷地下水的分布与形成机理．北京：中国地质大学博士学位论文．

张爱华，黄晓欣，蒋宪瑶，等．2000. 贵州省燃煤型砷中毒研究进展．中国公共卫生，16 (8)：735-736.

张爱华，洪峰，黄晓欣，等．2003. 燃煤型砷中毒患者遗传损伤及癌变机理．中国地方病学杂志，22 (1)：12-15.

张碧霞，张爱华，蒋天祥，等．2004. 燃煤性砷中毒患者血清 NO、ET 的检测及血流变学等指标的观察．中国微循环，8 (1)：46-47.

张昌延，何江涛，张小文，等．2018. 珠江三角洲高砷地下水赋存环境特征及成因分析．环境科学, 39 (8): 3631-3639.

张军营, 任德贻, 钟秦, 等. 2000. CaO 对煤中砷挥发性的抑制作用. 燃料化学学报, 28 (3): 198-200.

张强, 王芝芳, 郭雄. 2006. 成人饮水砷暴露与尿砷排泄量的关系. 国外医学地理分册, 27 (3): 125-127.

张青喜, 赵亮怀. 2000. 山西省地方性砷中毒调查报告. 中国地方病学杂志, 19 (6): 439-441.

张扬, 郭华明, 贾永峰, 等. 2017. 内蒙古河套平原典型高砷区地下水中砷的演化规律. 水文地质工程地质, 44 (2): 15-22.

张育, 梁虹, 沈维干, 等. 2003. 三氧化二砷对大鼠精子生成及精子运动能力的影响. 中药药理与临床, 19 (4): 16-18.

赵为民, 张建设, 刘和明, 等. 1997. 一起饮用砷污染井水致砷中毒的调查报告. 实用预防医学, 4 (1): 36.

郑宝山, 龙江平, 周代兴. 1994. 贵州高砷煤所致地方性砷中毒. 内蒙古地方病防治研究, 19 (专辑): 41-43.

郑来义, 白广禄, 刘慧兰, 等. 2008. 尿和头发砷含量与地方性砷中毒相关性研究. 中国地方病防治杂志, 23 (3): 168-169.

周代兴, 刘定南, 朱绍廉, 等. 1993. 高砷煤污染引起慢性砷中毒的调查. 中华预防医学杂志, 27 (3): 147-150.

周代兴, 周运书, 周陈, 等. 1994. 燃煤型砷中毒病区居民总摄砷量与病情的相关研究. 中国地方病学杂志, 13 (4): 215-218.

周运书, 程明亮, 吴君, 等. 2007. 贵州与陕西省燃煤型砷中毒的比较分析. 中国地方病学杂志, 26 (6): 679-681.

周运书, 周代兴, 朱绍廉, 等. 1994. 砷中毒病区食物含砷量的调查. 中国公共卫生, 10 (2): 77.

朱巍, 苏小四, 唐雯, 等. 2015. 松嫩平原地下水中氟、砷含量及其水化学影响因素. 南北水调与水利科技, 13 (3): 553-556.

Adonis M, Martínez V, Marín P, et al. 2005. Smoking habit and genetic factors associated with lung cancer in a population highly exposed to arsenic. Toxicology Letters (Shannon), 159 (1): 32-37.

Ahsan H, Chen Y, Parvez F, et al. 2006. Arsenic exposure from drinking water and risk of premalignant skin lesions in Bangladesh: baseline results from the health effects of arsenic longitudinal study. American Journal of Epidemiology, 163 (12): 1138-1148.

Alfthan G, Xu G L, Tan W H, et al. 2000. Selenium supplementation of children in a selenium-deficient area in China: blood selenium levels and glutathione peroxidase activities. Biological Trace Element Research, 73 (2): 113-125.

Aposhian H V, Zakharyan R A, Avram M D, et al. 2004. A review of the enzymology of arsenic metabolism and a new potential role of hydrogen peroxide in the detoxication of the trivalent arsenic species. Toxicology & Applied Pharmacology, 198 (3): 327-335.

Aposhian H V, Zakharyan R A, Wildfang E K, et al. 1999. How is inorganic arsenic detoxified. *In*: Chappell W R, Abernathy C O, Calderon R L. Arsenic Exposure and Health Effects. Amsterdam: Proceedings of the Third International Conference on Arsenic Exposure and Health Effects: 289-297.

Ayotte J D, Belaval M, Olson S A, et al. 2015. Factors affecting temporal variability of arsenic in groundwater used for drinking water supply in the United States. Science of the Total Environment, 505: 1370-1379.

Balakumar P, Kaur J. 2009. Arsenic exposure and cardiovascular disorders: an overview. Cardiovascular Toxicology, 9 (4): 169-176.

Biswas A, Deb D, Ghose A, et al. 2014. Seasonal perspective of dietary arsenic consumption and urine arsenic in an endemic population. Environmental Monitoring & Assessment, 186 (7): 4543-4551.

Brown J L, Kitchin K T. 1996. Arsenite, but not cadmium, induces ornithine decarboxylase and heme oxygenase activity in rat liver: relevance to arsenic carcinogenesis. Cancer Letters, 98 (2): 227-231.

Brown K G, Guo H R, Kuo T L, et al. 1997. Skin cancer and inorganic arsenic: uncertainty-status of risk. Risk Analysis, 17 (1): 37-42.

Buchet J P, Lauwerys R, Roels H. 1981. Urinary excretion of inorganic arsenic and its metabolites after repeated ingestion of sodium metaarsenite by volunteers. International Archives of Occupational & Environmental Health, 48 (2): 111-118.

Bunderson M, Coffin J D, Beall H D. 2002. Arsenic induces peroxynitrite generation and cyclooxygenase-2 protein expression in aortic endothelial cells: possible role in atherosclerosis. Toxicology and Applied Pharmacology, 184 (1): 11-18.

Frandsen F, Dam-Johansen K, Rasmussen P. 1994. Trace elements from combustion and gasification of ification of coal—An equilibrium approach. Progress in Energy & Combustion Science, 20 (2): 115-138.

Fu S, Wu J, Li Y, et al. 2014. Urinary arsenic metabolism in a western Chinese population exposed to high-dose inorganic arsenic in drinking water: influence of ethnicity and genetic polymorphisms. Toxicology and Applied Pharmacology, 274 (1): 117-123.

Gebel T W. 2002. Arsenic methylation is a process of detoxification through accelerated excretion. International Journal of Hygiene and Environmental Health, 205 (6): 505-508.

Guo H M, Zhang Y, Jia Y F, et al. 2013. Dynamic behaviors of water levels and arsenic concentration in shallow groundwater from the Hetao Basin, Inner Mongolia. Journal of Geochemical Exploration, 135: 130-140.

Guo X, Zheng C G, Cheng D. 2004. Characterization of arsenic emissions from a coal-fired power plant. Energy and Fuels, 18 (6): 1822-1826.

Hayakawa T, Kobayashi Y, Cui X, et al. 2005. A new metabolic pathway of arsenite: arsenic-glutathione complexes are substrates for human arsenic methyltransferase Cyt19. Archives of Toxicology, 79 (4): 183-191.

Hinhumpatch P, Navasumrit P, Chaisatra K, et al. 2013. Oxidative DNA damage and repair in children exposed to low levels of arsenic in utero and during early childhood: application of salivary and urinary biomarkers. Toxicology and Applied Pharmacology, 273 (3): 569-579.

Hopenhayn-Rich C, Biggs M L, Fuchs A, et al. 1996b. Bladder cancer mortality associated with arsenic in drinking water in Argentina. Epidemiology, 7 (2): 117-124.

Hopenhayn-Rich C, Biggs M L, Kalman D A, et al. 1996a. Arsenic methylation patterns before and after changing from high to lower concentrations of arsenic in drinking water. Environ Health Persp, 104 (11): 1200-1207.

Hsueh Y M, Chiou H Y, Huang Y L, et al. 1997. Serum beta-carotene level, arsenic methylation capability, and incidence of skin cancer. Cancer Epidemiology Biomarkers & Prevention, 6 (8): 589-596.

Hsueh Y M, Huang Y L, Huang C C, et al. 1998. Urinary levels of inorganic and organic arsenic metabolites among residents in an arseniasis-hyperendemic area in Taiwan. J Toxicol Env Heal A, 54 (6): 431-444.

Huang Y K, Pu Y S, Chung C J, et al. 2008. Plasma folate level, urinary arsenic methylation profiles, and urothelial carcinoma susceptibility. Food and Chemical Toxicology, 46 (3): 929-938.

IARC (International Agency for Research on Cancer) . 1980. Arsenic and arsenic compounds. IARC Monographs on the Evaluation of the Carcinogenic Risk of Chemicals to Humans: Some Metal and Metallic Compounds Volume 23. Lyon: International Agency for Research on Cancer, World Health Organization: 39-141.

IARC. 2004. Some Metals and Metallic Compounds (IARC Monographs on the Evaluation of Carcinogenic Risk to Humans, Vol. 84) . Lyon: International Agency of for Research on Cancer.

James K A, Meliker J R, Marshall J A, et al. 2013. Validation of estimates of past exposure to arsenic in drinking water using historical urinary arsenic concentrations. Journal of Exposure Science and Environmental Epidemiology, 23 (4): 450-454.

Karim M. 2000. Arsenic in groundwater and health problems in Bangladesh. Water Research, 34 (1): 304-310.

Kligerman A D, Doerr C L, Tennant A H, et al. 2003. Methylated trivalent arsenicals as candidate ultimate genotoxic forms of arsenic: Induction of chromosomal mutations but not gene mutations. Environmental & Molecular Mutagenesis, 42 (3): 192-205.

Kurttio P, Pukkala E, Kahelin H, et al. 1999. Arsenic concentrations in well water and risk of bladder and kidney cancer in Finland. Environmental Health Perspectives, 107 (9): 705-710.

Liao W T, Lin P, Cheng T S, et al. 2007. Arsenic promotes centrosome abnormalities and cell colony formation in p53 compromised human lung cells. Toxicology & Applied Pharmacology, 225 (2): 162-170.

Mandal B K, Chowdhury T R, Samanta G, et al. 1996. Arsenic in groundwater in seven districts of West Bengal, India - the biggest arsenic calamity in the world. Current Science, 70: 976-986.

Marchiset-Ferlay N, Savanovitch C, Sauvant-Rochat M P. 2012. What is the best biomarker to assess arsenic exposure via drinking water? Environment International, 39 (1): 150-171.

Matsui M, Nishigori C, Toyokuni S, et al. 1999. The role of oxidative DNA damage in human arsenic carcinogenesis: Detection of 8-hydroxy-2'-deoxyguanosine in arsenic-related Bowen's disease. Journal of Investigative Dermatology, 113 (1): 26-31.

Mazumder D N G, Ghoshal U C, Saha J, et al. 1998. Randomized placebo-controlled trial of 2,3-dimercaptosuccinic acid in therapy of chronic arsenicosis due to drinking arsenic-contaminated subsoil water. Journal of Toxicology and Clinical Toxicology, 36 (7): 683-690.

Navas-Acien A, Sharrett A R, Silbergeld E K, et al. 2005. Arsenic exposure and cardiovascular disease: a systematic review of the epidemiologic evidence. American Journal of Epidemiology, 162 (11): 1037-1049.

Nemec M, Holson J, Farr C, et al. 1998. Developmental toxicity assessment of arsenic acid in mice and rabbits. Reproductive Toxicology, 12 (6): 647-658.

NRC (National Research Council) . 1999. Health Effects of Arsenic. Arsenic in Drinking Water. Washington DC: National Academic Press.

O'Shea B, Stransky M, Leitheiser S, et al. 2015. Heterogeneous arsenic enrichment in meta-sedimentary rocks in central Maine, United States. Science of The Total Environment, 505: 1308-1319.

Piamphongsant T. 1999. Chronic environmental arsenic poisoning. International Journal of Dermatology, 38 (6): 401-410.

Rahbar M H, Samms-Vaughanc M, Ardjomand-Hessabi M, et al. 2012. The role of drinking water sources, consumption of vegetables and seafood in relation to blood arsenic concentrations of Jamaican children with and without autism spectrum disorders. Science of the Total Environment, 433: 362-370.

Rahman M A, Hasegawa H, Rahman M A, et al. 2006. Influence of cooking method on arsenic retention in cooked rice related to dietary exposure. Science of the Total Environment, 370 (1): 51-60.

Rahman M, Al Mamun A, Karim M R, et al. 2015. Associations of total arsenic in drinking water, hair and nails with serum vascular endothelial growth factor in arsenic-endemic individuals in Bangladesh. Chemosphere, 120: 336-342.

Rodríguez R, Ramos J A, Armienta A. 2004. Groundwater arsenic variations: the role of local geology and rainfall. Applied Organometallic Geochemistry, 19: 245-250.

Santra A, Maiti A, Chowdhury A, et al. 2000. Oxidative stress in liver of mice exposed to arsenic-contaminated water. Indian Journal of Gastroenterology, 19 (3): 112-115.

Savarimuthu X, Hira-Smith M M, Yuan Y, et al. 2006. Seasonal variation of arsenic concentrations in tube wells in West Bengal, India. Journal of Health Population and Nutrition, 24 (3): 277-281.

Seppänen K, Kantola M, Laatikainen R, et al. 2000. Effect of supplementation with organic selenium on mercury status as measured by mercury in pubic hair. Journal of Trace Elements in Medicine and Biology, 14 (2): 84-87.

Slotnick M, Meliker J, Avruskin G, et al. 2007. Toenails as a biomarker of inorganic arsenic intake from drinking water and foods. Journal of Toxicology & Environmental Health, 70 (2): 148-158.

Smedley P L, Knudsen J, Maiga D. 2007. Arsenic in groundwater from mineralised Proterozoic basement rocks of Burkina Faso. Applied Geochemistry, 22 (5): 1074-1092.

Smith M A, Banerjee S, Gold P W, et al. 1992. Induction of c-fos mRNA in rat brain by conditioned and unconditioned stressors. Brain Research, 578 (1-2): 135-141.

Suzuki K T, Mandal B K, Katagiri A, et al. 2004. Dimethylthioarsenicals as arsenic metabolites and their chemical preparations. Chemical Research in Toxicology, 17 (7): 914-921.

Tchounwou P B, Yedjou C G, Kalu U, et al. 2019. State of the science review of the health effects of inorganic arsenic: perspectives for future research. Environmental Toxicology, 34 (24): 188-202.

Thundiyil J G, Yuan Y, Smith A H, et al. 2007. Seasonal variation of arsenic concentration in wells in Nevada. Environmental Research, 104 (3): 367-373.

Timbrell J A. 1998. Biomarkers in toxicology. Toxicology, 129 (1): 1-12.

Tondel M, Rahman M, Magnuson A, et al. 1999. The relationship of arsenic levels in drinking water and the prevalence rate of skin lesions in Bangladesh. Environmental Health Perspectives, 107 (9): 727-729.

Tripathi N, Flora S J S. 1998. Effects of some thiol chelators on enzymatic activities in blood, liver and kidneys of acute arsenic (Ⅲ) exposed mice. Biomedical and Environmental Sciences, 11 (1): 38-45.

Tseng C H, Huang Y K, Huang Y L, et al. 2005. Arsenic exposure, urinary arsenic speciation, and peripheral vascular disease in blackfoot disease-hyperendemic villages in Taiwan. Toxicology and Applied Pharmacology, 206 (3): 299-308.

Tseng C H, Tai T Y, Chong C K, et al. 2000. Long-term arsenic exposure and incidence of non-insulin-dependent diabetes mellitus: a cohort study in arseniasis hyperendemic villages in Taiwan. Environ Health Perspect, 108 (9): 847-851.

US EPA. 2011. Exposure Factors Handbook. EPA/600/R-090/052F. Washington, DC: U. S. Environmental Protection Agency.

Vega L, Styblo M, Patterson R, et al. 2001. Differential effects of trivalent and pentavalent arsenicals on cell proliferation and cytokine secretion in normal human epidermal keratinocytes. Toxicology and Applied Pharmacology, 172 (3): 225-232.

Waalkes M P, Keefer L K, Diwan B A, 2000. Induction of proliferative lesions of the uterus, testes, and liver in Swiss mice given repeated injections of sodium arsenate: possible estrogenic mode of action. Toxicol Appl Pharmacol, 166 (1): 24-35.

WHO. 2011. Expert committee on food additives. Geneva: World Health Organization.

Wilhelm M, Pesch B, Wittsiepe J, et al. 2005. Comparison of arsenic levels fingernails with urinary as species as biomarkers of arsenic exposure in residents living close to a coal-burning power plant in Prievidza District, Slovakia. Journal of Exposure Analysis and Environmental Epidemiology, 15 (1): 89-98.

Yang L S, Peterson P J, Williams W P, et al. 2002. The relationship between exposure to arsenic concentrations in drinking water and the development of skin lesions in farmers from Inner Mongolia, China. Environmental Geochemistry and Health, 24 (4): 293-303.

Yamanaka K, Kato K, Mizoi M, et al. 2004. The role of active arsenic species produced by metabolic reduction of dimethylarsinic acid in genotoxicity and tumorigenesis. Toxicology and Applied Pharmacology, 198 (3): 385-393.

Yudovich Y E, Ketris M P. 2005. Arsenic in coal: a review. International Journal of Coal Geology, 61 (3-4): 141-196.

Zeng T, Sarofim A F, Senior C L. 2001. Vaporization of arsenic, selenium and antimony during coal combustion. Combustion and Flame, 126 (3): 1714-1724.